医疗保险对公立医院的激励约束效果及机制研究

廖藏宜　著

中国财经出版传媒集团
中国财政经济出版社

图书在版编目（CIP）数据

医疗保险对公立医院的激励约束效果及机制研究／廖藏宜著．－－北京：中国财政经济出版社，2020.4

ISBN 978－7－5095－9680－7

Ⅰ.①医… Ⅱ.①廖… Ⅲ.①医疗保险－影响－医院－管理－研究－中国 Ⅳ.①R197.32②F842.684

中国版本图书馆CIP数据核字（2020）第035130号

责任编辑：张　莹　　　　　　责任校对：张　凡

封面设计：陈宇琰

中国财政经济出版社出版

URL：http：//www.cfeph.cn

E－mail：cfeph@cfeph.cn

社址：北京市海淀区阜成路甲28号　邮政编码：100142

营销中心电话：010－88191537

北京财经印刷厂印刷　各地新华书店经销

787×1092毫米　16开　23印张　322 000字

2020年5月第1版　2020年5月北京第1次印刷

定价：69.00元

ISBN 978－7－5095－9680－7

（图书出现印装问题，本社负责调换）

本社质量投诉电话：010－88190744

打击盗版举报热线：010－88191661　QQ：2242791300

本书受教育部人文社会科学研究青年基金项目《DRGs付费对三甲医院医疗服务行为的影响机制及效果研究》（19YJC630095）和中国政法大学“双一流”建设专项经费资助出版，特此感谢！

前言

Foreword

“新医改”实施多年，我国公立医院改革收效甚微。虽然经过基本卫生服务均等化水平建设，“看病难”问题有所缓解，但医疗卫生资源却越发向大医院集中，强化了大型公立医院的资源垄断和办医规模，公立医院自身成为阻挠改革的最大利益主体。虽然“全民医保”体系提高了制度覆盖率和政策范围内的报销比例，一定程度上缓解了“看病贵”问题，但医保管理效率低下、激励约束功能不足、医疗费用不合理增长与药价虚高问题仍然很严重。而且在公立医院补偿机制、人事管理和药品采购及流通领域改革滞后的情况下，“药品零差率”政策未能有效改变“以药养医”的局面，医患矛盾加剧、医生诱导需求和不合理用药等现实问题不断拷问着公立医院治理的有效性。“新医改”已经进入深化与攻坚阶段，我国公立医院改革困境究竟如何突破，成为当前医改的最大难题。从中央及各部委近年来密集出台的改革政策亦可反映出当前公立医院改革的困境和严峻局面。

从制度经济学角度看，公立医院改革本质上是一种制度变迁形态。鉴于在体制层面采取“自上而下”的强制性制度变迁方式难以有效突破改革困局，可以从治理机制层面采取诱致性制度变迁方式，以医保为抓手，发挥医保的激励约束作用，推动公立医院在医疗和医药领域的协同改革。这不失为破解公立医院改革困境的有效治理路径，也契合了当前国家推动“三医联动”改革的政策背景和社会治理理论的协同性机理。然而，学术界对于如何发挥医保在公立医院改革中的激励约束作用，如何界定医保的政策作用工具，如何测度医保对公立医院的激励约束效果，进而构建实现公立医院良好治理的医保激励约束机制，已有研究涉及甚少，亟待破题深入。

在以医疗服务市场化为标榜的美国，其管理式医疗通过机制上的创新，发挥医疗保险的“第三方”作用，从医疗费用的被动赔付者转变为介入公立医院治理的“第三方”，通过一体化医疗服务组织网络、科学的医保付费机制、医疗服务管理、健康管理等契约安排或管理手段，克服医疗服务提供的市场失灵和政府失灵，在控制医疗费用、保障医疗服务质量、规范医生行为、引导合理用药等方面具有很好的治理效果。管理式医疗对我国从医保的激励约束层面推动公立医院改革，具有重要的理论启示和借鉴。因此，本书将基于管理式医疗的理论机理，测度医疗保险对公立医院的激励约束效果，探讨及设计医疗保险对公立医院的激励约束机制，以实现公立医院的良好治理目标。

在公立医院改革进入攻坚阶段、国家推进“三医联动”改革的现实背景下，本书所开展的研究为从医保视角探寻公立医院的可行性治理路径提供学理支撑，而且相关研究观点与结论、激励约束机制设计和政策建议亦可成为政府部门政策修订、科研单位学术研究的参考依据，具有重要的政策价值和现实意义。同时，也能弥补已有研究在医保层面系统分析公立医院治理问题的学术空白，丰富公立医院治理的实证研究方法，完善公立医院治理的理论体系，具有重要的理论价值。

有基于此，本书综合运用理论分析与实证研究、经验研究与规范论证相结合的研究方法，按照“现实困境→文献述评与理论机理→历程梳理与问题归纳→实证测度→经验借鉴→机制设计”的研究逻辑，基于已有研究成果和管理式医疗的理论机理，构建管理式医疗下医疗保险对公立医院激励约束的理论模型和分析框架，从公立医院医疗服务提供绩效、医生诊疗行为和公立医院医药行为三个维度，实证测度医保政策工具对公立医院的激励约束效果，结合理论分析、实证结果和美国、英国、日本及我国福建三明市的改革经验，构建实现公立医院良好治理的医保激励约束机制。

遵循以上研究思路，本书内容安排如下：

“第 1 章 绪论”，提出选题的研究背景和研究意义，结合研究要点，对国内外学术界在医疗保险、公立医院治理和管理式医疗等方面的理论及前沿研究成果进行整理评述，国内外已有研究是本书立论的重要理论支撑。同时阐述本书的研究思路和主要研究内容，介绍研究方法，归纳创新点。

“第 2 章 医疗保险对公立医院激励约束的基本分析框架”，是全书逻辑思路的理论基础，首先，界定公立医院、医疗保险、激励约束机制、管理式医疗等核心概念，明确研究范围；其次借鉴利益相关者理论和治理理论的机理，分析公立医院治理中各利益关联方的作用与影响；再次利用信息经济学、博弈论、规制经济学与公共管理的理论思想阐述管理式医疗的理论机理，通过厘定医疗服务的特殊性，分析公立医院医疗服务提供过程中由信息不对称导致的市场失灵和委托代理失效引致的政府失灵问题，进而引入管理式医疗的治理机制——医保对公立医院的激励约束机制，以解决我国公立医院治理的市场和政府双向失灵问题；最后，依据管理式医疗的理论机理建立管理式医疗下医疗保险对公立医院激励约束的理论模型，结合公共政策分析理论，确定医保发挥激励约束作用的政策工具，构建基本分析框架。

“第3章　我国公立医院的改革历程及医保对公立医院的激励约束现状”，是后续实证研究和医保激励约束机制构建的历史观照和现实依据。首先，根据我国经济社会体制从计划经济、改革开放到成熟市场经济的演进历程，将公立医院的发展与改革历程划分为三个阶段：计划经济体制下公立医院的发展与改革探索期（1949～1978年）、改革开放后公立医院的改革探索期（1979～2009年）和“新医改”背景下公立医院的治理探索期（2009年至今），并分别对各个阶段公立医院的改革背景和治理效果进行系统性评价；其次，分析我国公立医院的发展与运行现状，包括医疗资源发展、收入状况、医疗服务提供等方面的情况；再次介绍我国医疗保险的发展现状，描述医疗保险的制度体系及职工医保、城居保和新农合三大制度项目的发展状况，介绍医保基金收支及结余情况，以及医保支付方式的改革现状；最后总结公立医院运行过程中医保激励约束存在的问题，包括医保制度体系与经办机构存在的问题，以及公立医院医疗服务供给层面和需求层面存在的问题。

“第4章　医保控费对公立医院医疗服务提供绩效的影响”，分析了在我国实行医疗费用总额预算管理的现状下，医保实现有效控费的治理机理是保证公立医院医疗服务提供的效率和公益性。基于此，本章首先，对医疗费用规模与公立医院医疗服务效率进行实证测度，建立测度医疗费用规模与医疗服务提供效率的指标体系，运用因子分析法，对我国31个省（市、自治区）的两期截面数据进行实证分析，研究宏观层面上医疗费用增长对公立医院医疗服务提供效率的影响；其次，对医疗费用结构与公立医院医疗服务公益性进行实证测度，选择央属、省属、地级市属、县级市属、县属5类公立医院年均医疗费用和患者人均医疗费用作为被解释变量，选择药占比、检查费占比、医疗服务费占比作为解释变量，构建面板数据模型，从医院和患者的医疗费用结构两个层面来测度与公立医院医疗服务公益性之间的关系，并对实证结果进行政策含义分析；最后，基于医保有效控费与公立医院医疗服务提供满足效率与公益性的绩效原则，以辽宁省为例，利用经典埃文斯模型测算实现公立医院效率与公益性相均衡的医疗服务财政最优补偿水平。

"第5章　医保付费对公立医院医生诊疗行为的影响"，鉴于医生诊疗行为的难以观测特征以及缺乏翔实的微观数据，引入经济学效用最大化的分析思想，运用成本—效用函数及其最优化方法从数理经济学视角研究医保付费对公立医院医生诊疗行为的影响。首先，根据医生诱导需求理论模型建立医生医疗服务的收入函数与效用最大化函数，对其在药品和医疗项目方面的诱导需求行为进行经济学论证；其次，建立医患保三方的成本—效用函数，确定完全信息条件下医保与患者效用最大化的医生诊疗服务要素投入的最优补偿价格，然后分三种不同偏好对按项目付费和预付制两种医保付费方式的激励约束效果进行实证测度，并对测度结果进行政策含义分析；最后，依据实证结果，结合医疗保险付费方式的演进规律及我国国情，从理论层面设计合理的医保付费机制，并阐述其运行机理。

"第6章　医保药品规制对公立医院医药行为的影响"，医保通过有效的规制政策与手段规范公立医院的医药行为是"三医联动"改革的重点治理环节，为此本章将基于政策效果视角，测度医保药品规制政策对公立医院医药行为的影响。首先，对公立医院药品规制的政策效果进行实证测度。鉴于我国药品规制政策还在政策执行阶段以及政策执行具有时滞性，因此选用灰色预测 GM（1，1）模型来测度公立医院药品规制政策效果，选择公立医院门诊人均医药费用、门诊人均药品费用、住院人均医药费用和住院人均药品费用作为测度变量，基于 2000～2014 年四个变量的原始数据列，分别构建四个变量的预测拟合模型来评价 2015～2020 年我国公立医院门诊人均医药费用、门诊人均药品费用、住院人均医药费用和住院人均药品费用的政策规制效果。其次，从微观层面分析“药品零差率”政策的合理性，通过梳理“以药养医”问题产生的政策历程厘定“药品零差率”的政策本质，总结“药品零差率”政策在实施过程中的消极影响，介绍国外药品加成的实践政策，进而探讨“药品零差率”政策的合理性。最后，结合上述分析结果，及世界卫生组织、世界银行和管理式医疗对药品价格和合理用药行为规制的理念与政策工具，并立足我国已有政策体系，设计实现公立医院合理医药行为的药品规制路径。

“第 7 章　医疗保险对公立医院激励约束的典型经验”，从经验研究层面对国内外诸多有益的医保激励约束经验进行归纳和总结，并结合我国“新医改”过程中公立医院治理的现实困境，分析这些治理典范的有益做法，为公立医院良好治理的医保激励约束机制构建提供经验借鉴。具体而言，本章结合研究主题，分别从管理式医疗、医疗服务监管、医疗费用控制和“医疗、医保和医药”联动式改革等视角各有侧重地介绍国内外在医疗保险对公立医院激励约束方面的典型经验。具体包括：介绍美国管理式医疗的激励约束经验；总结英国国民健康服务体系（NHS）的医疗服务监管经验；归纳日本公共医疗保险的费用控制经验；阐述我国福建三明市“三医联动”的改革经验。

“第8章　实现公立医院良好治理的医保激励约束机制构建”，首先，从治理的利益关联方视角来明确医保激励约束机制的目标，包括政治目标、社会目标、经济目标和制度安排目标等。其次，结合我国医保及公立医院的发展环境，构建实现公立医院良好治理的医保激励约束机制。该机制具体包括医保谈判机制、DRGs－PPS医保支付机制、医疗服务评估考核机制、医疗服务智能审核机制、社会参与监督机制和信息披露机制六个方面，并分别阐述其具体内容。最后，为了保障医保激励约束机制的良好运行，进一步从理念、制度设计、机制改革、制度完善等方面提出具体的政策建议，这些政策建议包括：坚持社会治理理念来深化公立医院改革；加快推进服务均等化水平建设；建立法人化的公立医院管理体制；构建科学的公立医院财政补偿机制；改革现有医务人员人事薪酬制度；引入社会资本实现多元化办医格局；完善分级诊疗、医保付费、医疗服务网络、医患保信任等方面的医疗保障运行机制；促进药品市场健康发展；推动“互联网＋”医疗健康和智慧医疗建设。

“第9章　主要结论及研究展望”，归纳以上研究内容的主要结论，并针对研究不足提出后续研究展望。

本书的主要创新之处体现为以下几点：

第一，基于管理式医疗的理论机理，构建了管理式医疗下医疗保险对公立医院激励约束的理论模型与分析框架，研究医疗保险对公立医院的激励约束效果及机制问题。本书分别从医疗服务提供绩效、医生诊疗行为和合理用药三个维度，实证测度了医保政策工具对公立医院的激励约束效果，设计了实现公立医院良好治理的激励约束机制，拓展了已有研究视角，增强了以医保为切入点促进“三医联动”改革的理论解释力度，丰富了公立医院治理的理论体系。本书认为，管理式医疗是医疗服务运行机制上的治理创新方式，通过发挥医保的第三方激励约束作用，正向激励和规范公立医院改革过程中各利益关联方的行为，克服公立医院医疗服务提供的市场和政府双向失灵问题，是从治理机制层面破解公立医院改革困境的有效路径。

第二，依据医保控费机理实证测度医保控费对公立医院医疗服务提供绩效的影响。本书基于我国实行医疗费用总额预算管理的现状，提出了公立医院医疗服务提供效率与公益性相均衡的费用治理机理。根据医保有效控费的理论机理，一方面，从费用规模的宏观层面，实证测度了医疗费用规模对公立医院医疗服务提供效率的影响；另一方面，从费用结构的微观层面，实证测度了医疗费用结构对公立医院医疗服务公益性的影响。同时，结合实证结果，基于医保有效控费和公立医院医疗服务提供满足效率与公益性的原则，运用辽宁省的公立医院发展数据，利用经典埃文斯模型测算了实现公立医院效率与公益性相均衡的医疗服务财政最优补偿水平。本书所提出的医保控费治理机理能为公立医院有效控费提供理论依据，实证测度结果也具有重要的政策价值和现实意义。

第三，引入经济学效用最大化的分析思想，运用成本—效用函数及其最优化方法从数理经济学视角研究医保付费对公立医院医生诊疗行为的影响。通过医生诱导需求理论模型建立医生医疗服务的收入函数与效用最大化函数，对其在药品和医疗项目方面的诱导需求行为进行经济学论证，从理论层面证实了医生会过度提供医疗服务量，并提出“只要药品或医疗服务项目间存在边际利润差，医生就会凭借诊疗信息优势，诱导患者选择高价药品或医疗服务项目”的观点。对于如何激励约束医生的诊疗行为，分别对医保按项目付费和预付制两种付费方式的医生激励约束效果进行了测度，得出“按项目付费和预付制对医生诊疗行为的激励约束效率都不能实现帕累托最优”的结论。同时，对于如何合理选择和设计医保付费方式，结合医疗保险付费方式的演进规律及我国国情，提出“DRGs－PPS是实现公立医院有效控费，激励其保障医疗服务质量，从源头上约束医生诱导需求动机，提高公立医院管理效率的良好机制选择，是对医生诊疗行为激励约束机制的帕累托改进”的观点，并深入阐述了DRGs－PPS付费机制的理论机理和运行原理。

第四，选择灰色预测GM（1，1）模型从政策效果层面测度了医保药品规制政策对公立医院医药行为的影响。根据测度结果，本书得出了“药品规制政策在调整公立医院费用结构、控制药品费用方面取得了一定效果，但药占比下降幅度并不大，说明现行药品规制政策还有进一步强化空间”“从药品规制政策未来的预测效果来看，现行药品规制政策的效果不佳，单纯的药占比下降并不能扭转药品费用的持续加快上涨趋势”等结论。同时，本书还对“药品零差率”政策的合理性进行了探讨，设计了实现公立医院合理医药行为的药品规制路径。

廖藏宜

2020年2月于中国政法大学

目录

Contents

第 1 章

绪　论

1.1　研究背景与研究意义

1.1.1　研究背景

公立医院治理是国家治理体系的重要组成部分，实现公立医院良好的治理目标是国家治理现代化的重要体现。“新医改”实施多年，国家从制度建设与机制改革等层面进行了大刀阔斧的改革，已经实现了“全民医保”的制度保障目标，建立和完善了国家基本药物制度，加大了对基层医疗服务体系和基本公共卫生服务均等化的建设与投入，为公立医院改革提供了坚实的制度保障。在公立医院治理机制改革方面，全面推进破除以药养医为关键环节的管理体制、补偿机制、价格机制、药品采购、分级诊疗、人事管理、收入分配、医保机制、监管机制等层面的改革。

但从已有改革效果来看，公立医院改革收效甚微。虽然经过基本卫生服务均等化水平建设，“看病难”问题有所缓解，但医疗资源却越发向大医院集中，强化了大型公立医院的资源垄断和办医规模，公立医院自身却成为阻挠改革的最大利益主体。虽然“全民医保”体系提高了制度覆盖率和政策范围内的报销比例，一定程度上缓解了“看病贵”问题，但医保管理效率低下、激励约束功能不足、医疗费用不合理增长与药价虚高问题仍然很严重。而且在公立医院补偿机制、人事管理和药品采购及流通领域改革滞后的情况下，推行“药品零差率”政策未能有效改变“以药养医”局面，医患矛盾加剧、医生诱导需求和不合理用药等现实问题不断拷问着公立医院改革的有效性。公立医院改革似乎进入了“体制改革改不动，而机制改革又找不到出路”的困境，“新医改”已经进入深化与攻坚阶段，我国公立医院改革困境究竟如何突破，成为当前医改的最大难题。从中央及各部委近年来密集出台的改革政策亦可反映出当前公立医院改革的困境和严峻局面。

从制度经济学角度看，公立医院改革本质上是一种制度变迁形态。制度变迁分为两种形式：强制性制度变迁和诱致性制度变迁。在医改领域，强制性制度变迁是指由医疗服务“监管者”主导的以强制手段推动的医疗服务体制改革；诱致性制度变迁是指由医疗服务“筹资方”主导的以诱致手段推动的医疗服务机制改革。相较而言，诱致性制度变迁的交易成本低，是一种“市场化治理”的改革方式。因此，鉴于公立医院改革受到利益集团强大阻力的现实状况，在体制改革层面采取“自上而下”的强制性制度变迁方式难以有效突破改革困局的前提下，破解公立医院改革困境的有效治理路径之一是采取诱致性制度变迁方式从治理机制层面撬动体制机制的改革，以医保为抓手，推动公立医院在医疗和医药领域的协同改革。这也契合了社会治理理论的协同性机理。

党的十八届五中全会明确提出，深化医药卫生体制改革要实行医疗、医保、医药“三医联动”，并充分发挥医保在医改中的基础性作用。对于“三医联动”改革，人社部率先出台了具体政策，于2016年6月29日颁布《关于积极推动医疗、医保、医药联动改革的指导意见》（人社部发〔2016〕56号），明确了医保在深化医疗卫生体制改革中的重要作用，特别是对公立医院的激励约束作用，发挥医保对医疗机构和医务人员的激励约束作用、对医疗资源配置的引导与调控作用，强化医保对医疗服务的外部制约及对医疗机构和医务人员医疗服务行为的监管，通过医保支付规范医疗服务行为、控制医疗费用不合理增长。本书认为，以医保为切入点撬动公立医院“三医联动”改革是“市场决定资源配置”和“国家治理能力现代化”在医疗卫生领域的具体实践形式。“三医联动”改革也不乏现实的案例值得借鉴。福建三明市的“三医联动”经验改革获得了中央肯定，并在全国推行，相关改革做法已经纳入当前国家医改的顶层设计和操作范围。因此，研究医保对公立医院的激励约束效果和机制设计问题也契合了当前国家推动“三医联动”改革的政策背景，具有重要的现实意义和政策价值。

然而，对如何发挥医保在公立医院改革中的激励约束作用，如何界定医保的政策作用工具，如何构建实现公立医院良好治理的医保激励约束机制，已有研究涉及甚少，亟待破题深入。在医疗服务市场化的美国，其管理式医疗通过机制上的创新，发挥着医疗保险的“第三方”作用，从医疗费用的被动赔付者转变为介入公立医院治理的“第三方”，通过一体化医疗服务组织网络、科学的医保付费机制、医疗服务管理、健康管理等契约安排或管理手段，克服医疗服务提供的市场失灵和政府失灵，在控制医疗费用、保障医疗服务质量、规范医生行为、引导合理用药等方面具有很好的治理效果。管理式医疗对我国从医保激励约束层面推动公立医院改革，具有重要的理论启示和借鉴。

那么管理式医疗的理论机理是什么？管理式医疗中医保激励约束机制的政策工具有哪些？当前我国医保对公立医院的激励约束效果如何？医保激励约束机制如何影响公立医院医疗服务的提供绩效，如何规范医生的诊疗行为，如何引导公立医院的合理医药行为？国内外又有哪些可供借鉴的治理经验？考虑我国“新医改”的改革成本，应该怎样设计实现公立医院良好治理的医保激励约束机制？对以上问题的思考正是本书立论的出发点，特别是在国家推动公立医院“三医联动”改革的现实背景下，尝试对这些问题进行学术探索，无疑会产生重要的政策价值与现实意义，也能弥补在医保层面系统分析公立医院治理问题的学术空白，丰富已有研究成果，完善公立医院的治理理论体系。

1.1.2　研究意义

理论研究意义方面，从研究视角而言，已有研究中有关公立医院激励约束问题的研究成果甚少，以医疗保险为切入点系统性研究公立医院激励约束效果和机制问题还存在学术空白，因而本书借鉴管理式医疗的理论机理，研究医保对公立医院的激励约束效果及机制问题能为已有研究提供新的分析视角。从充实已有理论而言，本书为以医保激励约束机制为切入点破解公立医院治理的市场失灵和政府失灵问题找到一条可行性的理论途径，完善了公立医院治理的理论体系。从研究方法而言，综合运用定量与定性、经验研究与规范研究等研究方法论证医保政策工具对公立医院的激励约束效果，能够弥补已有研究实证使用方法的不足。例如，运用因子分析法对医疗费用增长规模与公立医院医疗服务效率进行实证测度，构建面板数据模型对医疗费用结构与公立医院医疗服务公益性进行实证分析，利用经典埃文斯模型测算公立医院医疗服务的财政最优补偿水平，利用经济学成本—效用函数等数理分析方法研究医生的诱导需求行为以及不同医保付费方式对医生诊疗行为的激励约束效果，选择灰色预测 GM（1，1）模型来测度药品规制政策效果等。另外，本书的研究范式、研究方法与结论等能为学术界同仁从医保视角探讨公立医院治理问题提供启发。

现实意义方面，在公立医院改革进入攻坚阶段、国家推进“三医联动”改革的现实背景下，本书的研究不仅为从医保视角探寻公立医院的可行性治理路径提供了学理支撑，而且相关研究观点与结论、激励约束机制设计和政策建议亦可成为政府部门政策制定、科研单位学术研究的参考依据，具有重要的政策价值和现实意义。例如，本书梳理医疗保险与公立医院改革的发展现状，有助于决策者掌握我国“三医联动”改革的现状和既存问题；本书总结美国、英国、日本和我国福建三明市相关改革经验，能为政府、科研机构掌握国内外医改的实践动态、研究和制定公立医院改革制度提供实践经验参考；本书测算的公立医院医疗服务财政最优补偿水平、提出的 DRGs－PPS 付费机制和实现公立医院合理用药的医保规制路径、设计的医保激励约束机制，能够为决策部门提供学理支撑和决策依据，具有重要的政策价值；本书的政策建议亦能为人社、卫生等部门制定和健全医保、医疗和医药改革政策提供参考。

1.2　文献述评

1.2.1　国外研究述评

在西方国家，健康是最重要的人权之一，国家对于个人健康的制度保障极为重视。自德国1883年通过《医疗保险法》建立现代意义的社会医疗保险制度以来，美国和英国亦分别基于本国国情建立起了典型的医疗保障制度，形成了当前三种主要的医疗保障模式。同时，这些医疗保险制度对于以互助共济形式分散个人疾病风险起到了重要的健康保障作用。提供医疗卫生服务的医院或公立医院随着医保制度的发展与改革而不断壮大。鉴于医疗服务的特殊性与医改的复杂性，针对医院在医疗服务提供过程中出现的诸多问题，各国政府对医院改革进行了漫长探索。现实问题促进了学术研究的发展，学术研究又为医院改革提供了理论支持与实现方略。在医疗保险与公立医院治理的学术研究方面，国外学者取得丰富的研究成果，特别是经济学、行政学和管理学等理论。例如，公平正义理论对于提供国民享受可及、安全、可靠、可负担的医疗服务；信息经济学对于解决医疗信息不对称问题；委托代理理论对于解决医疗服务提供主体的激励约束问题，都是重要的理论支撑，且治理理论也为医院管理与机制改革开辟了新的理论路径。同时，这些学科的研究方法也为研究公立医院治理问题提供了有效的分析工具。对于本书议题，国外学术界无论是理论探索还是现实问题研究，在不同学科领域都积累了大量的学术成果，为本书提供了重要的理论基础和研究启示。基于此，本书将结合议题，从医疗保险、公立医院治理、医疗服务提供主体行为、医疗费用控制、医药规制政策、管理式医疗等视角对国外已有成果的主要观点进行梳理与评述。

（1）医疗保险方面的研究

医疗保险是社会保障安全网的重要组成部分，对社会稳定和人民健康生活起着不可低估的作用。Preston（1975）① 指出了医疗保险的互助共济功能，国家成立医疗保险制度能够分担患者由于健康风险带来的经济负担。Andersen（1995）② 认为，一个成功的医疗保障制度不仅要使居民能够实现生病时的及时就医，还要避免因病致贫和因病返贫问题。WHO（2008）③ 强调，政府在基本医疗服务领域要承担制度供给、财政支持、监管和实施以及风险兜底的责任，并为弱势群体提供基本医疗保障。

早期对于医疗保险的研究，国外学者主要从经济学视角分析了医疗保险市场的特征，这为医疗保险制度的建立和改革提供了重要的理论基础。针对医疗服务的提供，有诸多学者研究了医疗保险市场的特性。Arrow（1965）④ 指出，医疗保险市场上的两种不确定性——疾病治疗的不确定性和疾病发生的不确定性，这两种不确定性体现了信息的高度不对称特征。Bolhaar 等（2012）⑤ 使用动态面板数据研究了医疗服务市场中信息不对称的来源，以及居民分短期选择私人健康保险和医疗保险的影响，研究结果认为信息不对称的存在对于居民的短期保险选择效应有限，医疗服务市场中的信息不对称有利于提升私人健康保险和医疗保险的利用率。

---

① Preston S. H., 1975, "The Changing Relation between Mortality and Level of Economic Development", *Population Studies*, Vol. 29, No. 2, PP231 - 248.

② Andersen R. M., 1995, "Revisiting the Behavioral Model and Access to Medical Care: Does it Matter?", *Journal of Health and Social Behavior*, Vol. 36, No. 1, PP1 - 10.

③ WHO, 2008, "*The World Health Report: Primary Health Care - Now More Than Ever*".

④ Arrow Kenneth, 1965, "Uncertainty and the Welfare Economics of Medical Care: Reply (The Implications of Transaction Costs and Adjustment Lags)", *American Economic Review*, Vol. 55, No. 1, PP154 - 158.

⑤ Bolhaar J., Lindeboom M., Klaauw BVD., 2012, "A Dynamic Analysis of the Demand for Health Insurance and Health Care", *European Economic Review*, Vol. 56, No. 4, PP669 - 690.

对于如何解决医疗服务市场上由于信息不对称带来的市场失灵问题，竞争理论与规制经济学为医疗保险制度改革提供了重要的理论基础。Demsetz（1968）① 最早提出利用竞争治理的思想来解决政府直接管制带来的低效率问题。而竞争理论中一个重要的理论是标尺竞争理论，该理论包含了激励性管制思想。标尺竞争理论由 Baiman 和 Demski（1980）② 提出，Shleifer（1985）③ 则进行了系统性论述，后来 Laffont 和 Tirole（1993）④ 利用标尺竞争理论来设计激励机制，建立了一个降低信息不对称的模型。标尺竞争理论的典型性实践运用是美国政府医疗保险机构对医生医疗费用的支付，医保向医生支付医疗费用时会参考相似条件下治疗相同病种的平均成本。另外，规制经济学也为解决信息不对称提供了理论基础，Baron 和 Myerson（1982）⑤ 将微观经济学中的信息经济学、非合作委托—代理理论及激励机制框架的设计等研究方法引入规制理论，标志着激励性规制研究的开始。上述这些理论为医疗保险的激励约束机制设计提供了理论支撑。

从医疗保险的功能来看，医疗保险的一大重要功能是通过筹资与基金给付实现对医疗机构的付费功能⑥。在这方面，国外学者有诸多深入见解。Thompson 等⑦（2004）研究认为，医疗保险的公共筹资应成为医疗机构补

---

① Demsetz H.，1968，“Why Regulate Utilities”，*Journal of Law and Economics*，Vol. 11，No. 1，PP55 – 65.

② Baiman S.，Demski J. S.，1980，“Economically Optimal Performance Evaluation and Control Systems”，*Journal of Accounting Research*，Vol. 18，PP184 – 198.

③ Shleifer A.，1985，“A Theory of Yardstick Competition”，*Rand Journal of Economics*，Vol. 16，No. 3，PP319 – 327.

④ Laffont J. J.，Tirole J.，1993，“A Theory of Incentives in Procurement and Regulation”，Cambridge：MIT Press，PP83 – 86.

⑤ Baron D. P.，Myerson R. B.，1982，“Regulating a Monopoly with Unknow Costs”，*Econometrica*，Vol. 50，No. 4，PP911 – 928.

⑥ Riley G. F.，Potosky A. L.，Lubitz J. D.，Kessler L. G.，1995，“Medicare Payments from Diagnosis to Death for Elderly Cancer Patients by Stage at Diagnosis”，*Medical Care*，Vol. 33，No. 8，PP828 – 841.

⑦ Thompson C.，Mckee M.，2004，“Financing and Planning of Public and Private Not – for – Profit Hospitals in the European Union”，*Health Policy*，Vol. 67，No. 3，PP281 – 291.

偿的主要来源。Kumar 等（2011）① 研究显示，国际上医院补偿渠道的改革趋势是逐渐向多元化发展。在付费功能方面，Jegers 等（2002）② 提出，医疗保险实行三方付费制度，对于规范需方、供方、保方三者的责任和行为，特别是加强医疗行为监管，严格控制不合理医疗费用的发生十分重要。Barnum 等（1995）③ 认为，医保支付方式和偿付比例对医疗服务提供者产生重要的激励作用。Strong 等（1998）④、Erlandsen（2007）⑤、Adam（2009）⑥ 和 Wang 等（2011）⑦ 对医疗保险的费用筹集和风险分担、支付方式完善以及竞争机制等方面进行了深入研究。

对于医保付费功能更为微观的研究，即在医保付费方式研究方面，国外学者多围绕医保付费方式如何控制医疗费用和保证医疗服务质量等制度目标进行论证。Martin 等（2002）⑧ 根据医保对医疗机构不同的补偿渠道，将医保付费方式分为总额预算、按病例支付、按住院床日和按人头支付等

---

① Kumar A. S., et al., 2011, "Financing Health Care for All: Challenges and Opportunites", *Lancet*, Vol. 377, No. 9766, PP668 - 679.

② Jegers M., et al., 2002, "The Typology for Provider Payment Systems in Health Care", *Health Policy*, Vol. 60, No. 3, PP255 - 273.

③ Barnum H., Kutzin I., Saxenian H., 1995, "Incentives and Provider Payment Methods", International Journal of Health Planning and Management, Vol. 10, No. 1, PP23 - 45.

④ Strong K, Trickett P, Titulaer I., 1998, "Health in Rural and Remote Australia: The First Report of the Australian Institute of Health and Welfare on Rural Health", Australian Institute of Health and Welfare Canberra.

⑤ Erlandsen E., 2007, "Improving the Efficiency of Health Care Spending: Selected Evidence on Hospital Performance", OECD Publishing.

⑥ Adam W., 2009, "Social Health Insurance vs Tax - Financed Health Systems—Evidence from the OECD", Policy Research Working Paper, World Bank.

⑦ Wang P., Zhai Y., Zhao J., 2011, "Evaluation on the Governance Efficiency in Public Hospital", IEEE.

⑧ Martin M., Judith H., 2002, "Hospitals in a Changing Europe", European Observatory on Health Care Systems Series.

支付方式。Ellis和McGuire（1986）① 认为按项目付费会增强医生过度治疗的动机，而总额预付制则会导致医疗服务的供给不足问题。Calem和Rizao（1995）②、Montefiori（2005）③ 及 Brekke 等（2006）④ 研究了预付制对医疗服务质量的影响，认为预付总额的提高能够促进医疗服务质量的改善。Gravelle和Masiero（2000）⑤ 及 Allard等（2009）⑥ 则认为，虽然预付总额的提高能够改善医疗服务质量，但是这种付费方式的激励效果会因患者信息的缺失而减弱，因而不是最优的付费方式。Carina等（2014）⑦ 实证研究了按病种预付制对医疗服务质量的影响，研究结果显示，按病种预付制对不同类型患者所接受的医疗服务质量影响不同，高成本患者得到的服务质量相对降低，而低成本患者得到的服务质量则有所提高。之后，越来越多的学者认为混合付费机制更有利于发挥医保付费功能。Chalkley和Mal-

---

① Ellis R. P., McGuire T. G., 1986, "Provider Behavior under Prospective Reimbursement Cost Sharing and Supphy", *Journal of Health Economics*, Vol. 5, PP129 – 151.

② Calem P. S., Rizzo J., 1995, "A Competition and Specialization in the Hospital Industry: An Application of Hotelling's Location Model", *Southern Economic Journal*, Vol. 61, PP1182 – 1198.

③ Montefiori M., 2005, "Spatial Competition for Quality in the Market for Hospital Care", *European Journal of Health Economics*, Vol. 6, PP131 – 135.

④ Brekke K. J., Nuscheler R., Straume O. R., 2006, "Quality and Location Choices under Price Regulation", *Journal of Economics & Management Strategy*, Vol. 15, PP207 – 227.

⑤ Gravelle H., Masiero G., 2000, "Quality Incentives in a Regulated Market with Imperfect Competion and Switching Costs: Capitation in General Practice", *Journal of Health Economics*, Vol. 19, PP1067 – 1088.

⑥ Allard M., Leger P., Rochaix L., 2009, "Provider Competition under a Dynamic Setting", *Journal of Economics & Management Strategy*, Vol. 18, PP457 – 486.

⑦ Carina Fourie, Nikola Biller – Andorno, Verina Wild, 2014, "Systematically Evaluating the Impact of Diagnosis – related Groups (DRGs) on Health Care Delivery: A Matrix of Ethical Implications", *Health Policy*, Vol. 115, No. 2 – 3, PP157 – 164.

comson（1998）[1]、Barros（2003）[2]、Jack（2005）[3] 等认为，预付制与成本补偿相结合的混合付费机制更能够解决保证医疗服务质量与控制医疗服务成本问题。Kathryn 和 Wagner（2016）[4] 认为，混合付费机制实质上并没有改变医保作为付费方保障医院为患者提供优质医疗服务的功能。

随着信息技术的发展及各国医疗技术的进步，当前国外学术界对医保支付方式的研究侧重于对按病种分组付费（Diagnosis Related Groups，DRGs）功能的分析上。Rich 和 Freedland（1988）[5] 提出 DRGs 支付方式是控制医疗费用最为有效的制度。Thomas（1991）[6]、Gemma 等（1997）[7]、Evagelia 和 Georgios（2013）[8] 认为，DRGs 在控制医疗费用增长方面具有重要功效。Polyzos 等（2013）[9] 认为，DRGs 系统作为一种医

---

① Chalkley M., Malcomson J., 1998, "Contracting for Health Serviecs When Patient Demand does not Reflect Quality", *Journal of Health Economics*, Vol. 17, No. 1, PP1 – 19.

② Barros P. P., 2003, "Cream – Skimming, Incentives for Efficiency and Payment System", *Journal of Health Economics*, Vol. 22, No. 3, PP419 – 443.

③ Jack W., 2005, "Purchasing Health Care Services from Providers with Unknown Altruism", *Journal of Health Economics*, Vol. 24, No. 1, PP73 – 93.

④ Kathryn L., Wagner, 2016, "Shock, but No Shift: Hospitals′Responses to Changes in Patient Insurance Mix", *Journal of Health Economics*, Vol. 49, No. 9, PP46 – 58.

⑤ Rich M. W., Freedland K. E., 1988, "Effect of DRGs on Three – Month Readmission Rate of Geriatric Patients with Congestive Heart Failure", *American Journal of Public Health*, Vol. 78, No. 6, PP680 – 682.

⑥ Thomas E. McGuire, 1991, "DRGs: The State of the Art, Circa 1990", *Health Policy*, Vol. 17, No. 2, PP97 – 119.

⑦ Gemma B. W. Voss, Pascal G. P. Limpens, Lou J. H. Brans – Brabant, André van Ooij, 1997, "Cost – variance Analysis by DRGs: A Technique for Clinical Budget Analysis", *Health Policy*, Vol. 39, No. 2, PP153 – 166.

⑧ Evagelia L., Georgios G., 2013, "E – health Information Management According Types of DRGs and ICD Classification Systems: Greek Perspectives and Initiatives", *Procedia – Social and Behavioral Sciences*, Vol. 73, PP246 – 250.

⑨ Polyzos N., Karanikas H., Thireos E., Kastanioti C., Kontodimopoulos N., 2013, "Reforming Reimbursement of Public Hospitals in Greece During the Economic Crisis: Implementation of a DRG System", *Health Policy*, Vol. 109, No. 1, PP14 – 22.

疗费用管理工具，在控制公立医疗机构无序扩张作用方面也非常显著。Gong 等（2004）① 和 Wang 等（2016）② 通过中国的数据和案例研究了 DRGs 对中国公立医院控费的正向作用。但 Uwe Klein – Hitpaβ 和 David Scheller – Kreinsen（2015）③ 也提出 DRGs 并非最好的付费方式，其实施过程也会产生很多问题，比如会出现医院对患者进行选择性治疗的问题，不愿意接收重症患者，或更倾向于按高收费病种诊断等。同时 Zeynep（2014）④ 认为，DRGs 付费方式相对于监控医疗成本而言，不容易观测对患者的医疗服务质量。

（2）公立医院治理方面的研究

整理国外学者对公立医院治理的研究成果，主要集中于以下方面：

在公立医院功能定位与作用研究方面，诸多学者已经有了共识性结论，认为公立医院需要提供正外部性的公共服务，即公立医院应具备社会性功能，比如传染病防治、医学研究与医学教育、基本健康的预防（Overt 和 Watanabe，2003⑤），为弱势群体提供低廉甚至免费的医疗服务（Filmer

① Gong Z. P., Stephen J. D., David G. L., Pei L. K., 2004, "Describing Chinese Hospital Activity with Diagnosis Related Groups (DRGs): A Case Study in Chengdu", *Health Policy*, Vol. 69, No. 1, PP93 – 100.

② Wang T., Li X. D., Liao P. C., Fang D. P., 2016, "Building Energy Efficiency for Public Hospitals and Healthcare Facilities in China: Barriers and Drivers", *Energy*, Vol. 103, No. 5, PP588 – 597.

③ Uwe Klein – Hitpaβ, David Scheller – Kreinsen, 2015, "Policy Trends and Reforms in the German DRG – Based Hospital Payment System", *Health Policy*, Vol. 119, No. 3, PP252 – 257.

④ Zeynep Or., 2014, "Implementation of DRG Payment in France: Issues and Recent Developments", *Health Policy*, Vol. 117, No. 2, PP146 – 150.

⑤ Over M., Watanabe N., 2003, "*Evaluating the Impact of Organizational Reforms in Hospitals*", in Preker A. S. & Harding A. (eds.), Innovations in Health Service Delivery: The Corporatization of Public Hospitals, Washington D. C.: The World Bank, PP105 – 166.

等，2000①）。Barnum（1993）② 认为，尽管发展中国家的公立医院运转存在很多问题，但公立医院体系仍然是重要的医疗服务提供主体。Altman 等（1989）③ 认为无论是发达国家，还是发展中国家，公立医院都承担着许多社会经济职能，而且这些职能之间存在冲突。Bond 和 Gomes（2009）④ 认为，公立医院中管理者效用函数有多重目标，而且管理者与医生之间存在多任务委托代理关系，管理者必须依靠医生完成多项任务，医生在这些任务之间如何配置其努力程度及各项任务完成的绩效，取决于管理措施中的激励机制。医疗服务中存在着严重的医患信息不对称，如果医疗服务全部由营利性医疗机构提供，医院很可能在利润的刺激下提供过多不必要的医疗服务。有些医疗服务的消费具有外部性特征，如防治传染病的非强制性疫苗接种服务⑤，这类医疗服务的需求带有较大的随机性⑥，消费者的支付意愿低于医疗服务成本，所以医疗机构提供这类医疗服务的边际收益小于边际成本。如果没有政府补偿，以利润为核心的营利性医院不可能提供具有较大消费外部性的服务。

在公立医院治理结构研究方面，国外学者主要基于“产权”与“治理”两个方面进行，这与西方国家极度强调“产权明晰”和“效率”有

① Filmer D., Hammer J. S., Pritchett L. H., 2000, "Weak Link in the Chain II: A Prescription for Health Policy in Poor Countries", *Work Bank Research Observer*, Vol. 15, No. 1, PP199 - 224.

② Barnum H., 1993, "Public Hospitals in Developing Countries: Resource Use, Cost, Financing", Johns Hopkins University Press.

③ Altman S. H., et al., 1989, "Competition and Compassion: Conflicting Roles for Public Hospital", Health Administration Press.

④ Bond P., Gomes A., 2009, "Multitask Principal - agent Problems: Optimal Contracts, Fragility, and Effort Misallocation", *Journal of Economic Theory*, Vol. 144, No. 1, PP175 - 211.

⑤ Pauly M. V., 1971, "Medical Care at Public Exsistense", New York: Praeger Publishing.

⑥ Joskow P., 1979, "The Effects of Competition and Regulation on Hospital Bed Supply and the Reservation Quality of the Hospital", *Bell Journal of Economics*, Vol. 13, No. 11, PP421 - 447.

关系（Liu 等，2009①）。Bupe 等（2015）② 认为，产权结构是公立医院治理的最大影响因素。Joanna Anna Jończyk（2015）③ 指出，医院产权影响医院成本的原因是对效率的关注度不同，不同组织形式的医院有不同的目标最大化。Abbott（2011）④ 认为，私立医院比公立医院更能实现改革的诉求。实证研究发现，私立医院在追求利润方面有时候比公立医院动机更弱。Preker 和 Harding（2003）⑤ 指出，从官办向民营转变是推进公立医院民营化的关键策略之一。Bernd Rechel 等（2016）⑥ 认为，全世界医院都面临着快速增长的变化所带来的压力，这些压力可以来自人口的改变、疾病形式的改变、新技术和新知识带来的医学介入的机会，以及公众和政治家们的期望，但是在欧洲，绝大多数的医院主要靠政府，特别是在医院融资和投资方面，政府是医疗市场的主导力量。也有一些学者反对私有化，魏伯乐等（2006）⑦ 指出，尽管“私有化是件好事，但有局限，推行私有化要趋利避害，避免好事过头”。

---

① Liu G.，Li L.，Hou X.，Xu J.，Hyslop D.，2009，“The Role of For - profit Hospitals in Medical Expenditures：Evidence from Aggregate Data in China”，*China Economic Review*，Vol. 20，No. 4，PP625 - 633.

② Bupe. G. Mwanza，Charles Mbohwa，2015，“An Assessment of the Effectiveness of Equipment Maintenance Practices in Public Hospitals”，*Procedia Manufacturing*，Vol. 4，PP307 - 314.

③ Joanna Anna Jończyk，2015，“The Impact of Human Resource Management on the Innovativeness of Public Hospitals in Poland”，*Procedia - Social and Behavioral Sciences*，Vol. 213，No. 12，PP1000 - 1007.

④ Abbott A. L.，2011，“Community Benefits and Health Reform：Creating New Links for Public Health and Not - for - Profit Hospitals”，*Public Health Management Practice*，No. 6，No. 11，PP524 - 529.

⑤ Alexander S. Preker，April Harding，2003，“Innovations in Health Service Delivery”，Washington，D. C.：The World Bank，PP28.

⑥ Bernd Rechel，et al.，2016，“Hospitals in Rural or Remote Areas：An Exploratory Review of Policies in 8 High - income Countries”，*Health Policy*，Vol. 120，No. 7，PP758 - 769.

⑦ 魏伯乐，奥兰·扬，马塞厄斯·芬格著．王小卫，周缨，译．私有化的局限［M］．上海：上海人民出版社，2006.

关于医院治理评价方面，Preker 和 Harding（2003）① 提出用投资决策权、剩余索取权、市场风险、问责制和社会功能五个维度来衡量公立医院改革的效果，其中，投资决策权、剩余索取权、市场风险三个维度用以考察效率和质量，而问责制和社会功能两个维度是度量公益性的重要指标。他们认为，只有当五个维度相匹配，才能保证公立医院在保证运行效率的同时履行相应的社会责任。Weiner 等（2006）② 提出，应以医疗服务质量来评价医院的治理效果。Andrea 等（2016）③ 在评估发展中国家的医院治理效果时，提出了 10 项可供参考的评价指标，具体包括战略、协商、法制、公开、反应性、公平、效率、问责、情报、道德。

另外，对于中国公立医院改革所面对的卫生费用增长、患者看病的经济负担、医疗服务质量、医患关系、合理用药等问题，一些学者也提出了共识性建议：需要在医疗服务体制方面实现供方改革的突破，即对公立医院进行治理与改革，合理引导公立医院的医疗服务提供行为，控制医疗费用，规范医生的诊疗行为，促进健康公平（Liu 等，2008④；Wagstaff 等，2009⑤；Ramesh 和 Wu，2009⑥）。

---

① Alexander S. Preker, April Harding, 2003, "Innovations in Health Service Delivery", Washington, D. C.: The World Bank.

② Weiner B. J., et al., 2006, "Quality Improvement Implementation and Hospital Performance on Quality Indicators", *Health Services Research*, Vol. 41, No. 2, PP307－334.

③ Andrea L. Kjos, Nguyen Thanh Binh, Caitlin Robertson, John Rovers, 2016, "A Drug Procurement, Storage and Distribution Model in Public Hospitals in a Developing Country", *Research in Social and Administrative Pharmacy*, Vol. 12, No. 3, PP371－383.

④ Liu Y., Rao K., Wu J., Gakidou E., 2008, "China's Health System Performance", *Lancet*, Vol. 372, No. 9653, PP1914－1923.

⑤ Wagstaff A., Yip W., Lindelow M., Hsiao W. C., 2009, "China's Health System and Its Reform: A Review of Recent Studies", *Health Economics*, Vol. 18, No. S2, PP7－23.

⑥ Ramesh M., Wu X., 2009, "Health Policy Reform in China: Lessons from Asia", *Social Science & Medicine*, Vol. 68, No. 12, PP2256－2262.

(3) 医疗服务提供主体行为方面的研究

医疗服务提供主体主要指医院和医生，由于委托代理问题的存在，一些学者认为需要强化对医疗机构的监管，以控制医疗费用与保证医疗服务质量（Ma，1994①；Eggleston，2005②；Dumont 等，2008③），同时也要对医生的诊疗行为进行约束，从而规避可能产生的供方诱导需求问题（Gerdtham 和 Jonsson，2000④；Levaggi，2005⑤；Yip 等，2012⑥）。

对于医院医疗行为研究方面，Pauly 和 Redisch（1973）⑦ 认为，美国医院是医生的卡特尔组织，当医院属于营利性医院时，营利性医院为了追求自身利润最大化，可能会拒绝加入医生卡特尔，为维护医生的卡特尔组织，当地医疗服务组织会控制营利性医院的规模。Adam Oliver（2005）⑧ 利用 1979～2005 年英国 NHS 的医疗支出数据研究了医院的运行状况，认为英国公立医院系统在 1999 年以来的效率更差，这与政府对公立医院控费

---

① Ma C. A. , 1994, "Health Care Payments Systems: Cost and Quality Incentives", *Journal of Economics & Management Strategy*, Vol. 3, No. 1, PP93 – 112.

② Eggleston K. , 2005, "Multitasking and Mixed Systems for Provider Payment", *Journal of Health Economics*, Vol. 24, No. 1, PP211 – 223.

③ Dumont S. N. S. , 2008, "Physicians' Multitasking and Incentives: Emprical Evidence from a Natural Experiment", *Journal of Health Economics*, Vol. 27, No. 6, PP1436 – 1450.

④ Gerdtham U. , Jonsson B. , 2000, "*International Comparison of Health Expenditure*", in: Culyer A. J. & Newhouse J. P. (eds.), Handbook of Health Economics, Vol. 1A, Amsterdam: Elsevier, PP11 – 53.

⑤ Levaggi R. , 2005, "Hospital Healthcare: Pricing and Quality Control in A Spatial Model with Asymmetry of Information", *International Journal of Health Care Finance and Economics*, Vol. 5, No. 4, PP327 – 349.

⑥ Yip W. , Hsiao W. , Chen W. , et al. , 2012, "Early Appraisal of China's Huge and Complex Health – care Reforms", *Lancet*, Vol. 379, No. 9818, PP833 – 842.

⑦ Pauly, M. V. , M. Redisch, 1973, "The Not – for – Profit Hospital as a Physicians' Cooperative", *American Economic Review*, Vol. 63, No. 1, PP87 – 99.

⑧ Adam Oliver, 2005, "The English National Health Service: 1979 – 2005", *Health Economics*, Vol. 14, No. S1, PPS75 – S99.

失效有关。Bloomberg Business（2006）① 认为，美国退伍军人事务部（Veterans Affairs，VA）所管理医疗机构的效率为美国最好，VA的监管使各级医院在提供医疗服务可及性与公平性、参与科研教学、参与应对突发性事件救援方面承担了更为优越的职能。Brekke等（2011）② 在考虑利益偏好的前提下，认为管制者的盈利限制会对医院的质量竞争产生影响。也有学者对非营利性医院的行为模式（Zweifel和Breyer，1997）③，不同所有权形式的医院在行为目标、医生行为、医疗服务成本、医疗服务价格、服务质量、医疗技术等方面的影响进行了经验性研究（Relman，1980④；Freeman，2002⑤；Diana Rojas等，2014⑥；William等，2015⑦）。

有关医生医疗行为研究方面的成果很多，主要观点体现为以下方面：

---

① Bloomberg Business, 2006, "*The Best Medical Care in The U. S.: How Veterans Affairs Transformed Itself - and What it Means for the Rest of U. S.*", Business Week.

② Brekke K. R., Siciliani L., Straume O. R., 2011, "Hospital Cometition and Quality with Regulated Prices", The *Scndinavian Journal of Economics*, Vol. 113, PP444-469.

③ Zweifel, P., F. Breyer, 1997, "*Health Economics*", New York: Oxford University Press.

④ Releman A. S., 1980, "The New Medical - Industrial Complex", *New England Journal of Medicine*, Vol. 303, No. 17, PP963-970.

⑤ Freeman T., 2002, "Using Performance Indicators to Improve Healthcare Quality in the public Sector: A Review of the Literature", *Health Service Management Research*, Vol. 15, No. 2, PP126-137.

⑥ Diana Rojas, Chiara Seghieri, Sabina Nuti, 2014, "Organizational Climate: Comparing Private and Public Hospitals within Professional Roles", *Suma de Negocios*, Vol. 5, No. 11, PP10-14.

⑦ William B. Weeks, Marie Jardin, Alain Paraponaris, 2015, "Characteristics and Patterns of Elective Admissions to For - Profit and Not - For - Profit Hospitals in France in 2009 and 2010", *Social Science & Medicine*, Vol. 133, No. 5, PP53-58.

Hellerstein (1998)①、Coselli (2000)②、Lundin (2000)③ 及 Iizuka (2007)④ 等学者认为在处方药品选择方面，医生处于主导地位，容易产生医方的诱导需求问题。Sorensen 和 Grytten (1999)⑤ 把医生的诱导需求问题理解为由于医生与患者之间的信息不对称，医生为了追求自身的经济利益，诱导患者过度消费医疗服务。Follan (2002)⑥ 认为，医疗市场存在信息不对称，即医生容易利用其信息优势诱导病人过度利用医疗服务。这是医疗服务市场上市场失灵的重要表现，需要政府进行管制。

对于医生诱导需求问题产生的原因，Yip (1998)⑦ 根据诱导需求假说推断：当医师的职业项目受收入效应影响时会通过增加服务量来弥补收入的减少。Rice (1983)⑧ 发现医师服务费用下降后，医疗服务量会上升。Katherine 等 (2013⑨) 认为，产生医生诱导需求问题的主要原因在于按项

---

① Hellerstein J., 1998, "The Importance of the Physician in the Generic versus Trade Name Decision", *Rand Journal of Economics*, Vol. 29, PP108 - 136.

② Coscelli A., 2000, "The Importance of Doctors' and Patients' Preferences in the Prescription Decision", *Journal of Industrial Economics*, Vol. 48, PP349 - 369.

③ Lundin D., 2000, "Moral Hazard in Physician Prescription Bahavior", *Journal of Health Economics*, Vol. 19, PP632 - 662.

④ Iizuka T., 2007, "Experts' Agency Problems: Evidence from the Prescription Drug Market in Japan", *Rand Journal of Economics*, Vol. 38, PP844 - 862.

⑤ Sorenson R. J., Grytten J., 1999, "Competition and Supplier - Induced Demand in a Health Are System with Fixed Fees", *Health Economics*, No. 8, PP497 - 508.

⑥ Follan S., 2002, "*The Economics of Health and Health Care*", Upper Saddle River: Prentice Hall, PP205 - 213.

⑦ Yip W. C., 1998, "Physician Response to Medicare Fee Reductions: Changes in the Volume of Coronary Artery Bypass Grafe (CABG) Surgeries in the Medicare and Private Sectors", *Journal of Health Economics*, Vol. 17, PP675 - 699.

⑧ Rice T., 1983, "The Impact of Changing Medicare Reimbursement Rates on Physician - induced Demand", *Medical Care*, Vol. 21, PP803 - 815.

⑨ Katherine Baicker, Michael E. Chernew, Jacob A. Robbins, 2013, "The Spillover Effects of Medicare Managed Care: Medicare Advantage and Hospital Utilization", *Journal of Health Economics*, Vol. 32, No. 6, PP1289 - 1300.

目付费机制的不合理。Liu 等 (2000)① 研究了中国的医疗定价政策，认为中国的医方诱导需求行为产生主要是国家对于医疗费用的控制失效和对医院的补贴政策不合理。

对于如何规范医疗服务提供主体的行为研究方面，Folland 等 (2001)② 提出要引入政府管制来解决医疗服务市场上这种明显的市场失灵问题。Varian (1989)③ 和 Stole (2007)④ 认为要对医院收费进行价格管制，禁止医院通过差别定价而谋求利润最大化，产生不合理诊疗行为。相反，Jay Pan 等 (2013)⑤ 认为放松管制更有利于规范医院与医生的医疗服务提供行为。Robert 等 (1996)⑥ 认为，要设计合理的医生激励机制，特别是要强调医生在社会舆论中的地位和医生个人声望的重要性。Langenbrunner 等 (2005)⑦ 认为，需要对医生的不合理诊疗行为进行约束，解决该问题的有效办法就是实施医疗保险的付费方式改革，即针对医疗费用的绝大部分实施组合型预付制，以取代后付制为特征的按项目付费。但 Shi

① Liu X., Liu Y., Chen N., 2000, "The Chinese Experience of Hospital Price Regulation", *Health Policy and Planning*, Vol. 15, No. 2, PP157 - 163.

② Folland S., Goodman A., Stano M., 2001, "*The Economics of Health and Health Care*", Prentice - Hall, Inc.

③ Varian H. R., 1989, "Price Discrimination", *Handbook of Industrial Organization*, Vol. 1, Edited by Schmalensee R., Willing R. D., Elsevier B. V., Oxford.

④ Stole L. A., 2007, "Price Discrimination and Competition", *Handbook of Industrial Organization*, Vol. 3, edited by Armstrong M., Porter R., Elsevier B. V., Oxford.

⑤ Jay Pan, Gordon G. Liu, Chen Gao, 2013, "How does Separating Government Regulatory and Operational Control of Public Hospitals Matter to Healthcare Supply?", *China Economic Review*, Vol. 27, No. 12, PP1 - 14.

⑥ Robert M. Politzer, et al., 1996, "Matching Physician Supply and Requirements: Testing Policy Recommendations", *Inquiry*, Vol. 33, No. 2, PP181 - 194.

⑦ Langenbrunner J. C., et al., 2005, "Purchasing and Paying Providers", in: Figueras J., et al. (eds.), Purchasing to Improve Health Systems Performance, Buckingham: Open University Press, PP236 - 262.

和 *Singh* (2010)① 和 Sutherland (2011)② 则认为医保支付方式具有复杂性特征，大多数国家难以全面推广预付制付费方式，按项目付费仍然有现实合理性。Rikke 等 (2015)③ 认为建立对公立医院合理的报酬体系是规范医生诊疗行为的重要内容。

(4) 医疗费用控制方面的研究

国外学者对卫生费用控制方面的研究起步较早，无论是基础理论探索还是现实问题分析，都取得了大量可供借鉴的成果。下面将从卫生费用增长及其原因、卫生费用控制等方面对国外现有主要研究成果进行评述。

有关卫生费用增长及其原因的研究，世界银行 (1991) 在其早期报告中指出，1990 年全球卫生费用估计达 17 000 亿美元，占全球国民生产总值的 8%，其中发达国家占总费用的 87%，政府负担了 60% 以上。西方国家卫生费用增长速度最快的时期是 20 世纪 60 年代至 70 年代，被称为“高速增长期”，增长速度要快于国民生产总值；70 年代以后，增长速度趋缓；80 年代后，尽管各国采取了一系列控费措施，并取得一定效果，但卫生费用的增长速度仍然很快，给政府和个人造成沉重的经济负担 (Smit P. C., 2012)。Daniel Skinner (2014)④ 的研究提到，2012 年美国的医疗保健支出为 1.42 万亿美元，占 GDP 的 18%。医疗卫生费用的快速增长成为各国

---

① Shi L., Singh D. A., 2010, “*Essentials of the U. S. Health Care System*”, Jones and Bartlett Publishers.

② Sutherland J. M., 2011, “*Hospital Payment Policy in Canada: Options for the Furture*”, Canadian Health Services Research Foundation.

③ Rikke Sϕgaard, Sϕren Rud Kristensen, Mickael Bech, 2015, “Incentivising Effort in Governance of Public Hospitals: Development of a Delegation – based Alternative to Activity – based Remuneration”, *Health Policy*, Vol. 119, No. 8, PP1076 – 1085.

④ Daniel Skinner, 2014, “Health Care and the Disembodied Politics of American Liberalism”, in Austin Sarat (ed.) *Special Issue: Law and the Liberal State* (*Studies in Law, Politics and Society*, *Volume* 65) Emerald Group Publishing Limited, PP107 – 136.

医疗卫生体制改革的重要内容之一（Freiman，2009①）。Zweifel 等(1999)② 等利用瑞士数据得出年龄对于医疗支出的作用有限，老龄化在导致医疗费用增长方面的作用不大。

相关国际组织（国际社会保障协会，ISSA；经济合作与发展组织，OECD；国际劳工组织，ILO；世界卫生组织，WHO）均提出各国控制医疗卫生费用的重要性，并对卫生费用增长动向及增长原因进行了分析。ISSA（2006）列出了一些国家卫生费用增长的共同原因，如人口增长及老龄化、生活水平的提高、疾病结构的变化、文化教育水平的提高、医疗科学的发展等。ILO（2010）认为，社会保障服务范围的扩大、住院医疗的重视和发展、医疗支付方式的变化、医疗设施建设费用的增加、管理不善及经营费用的增长等是各国卫生费用增长的主要原因。Guterman 和 Dobson(1986)③ 的研究认为，美国医疗保险费用的增长受新技术、新药物、人口老龄化、患者人均被提供更多服务、保险制度等因素影响。Theo Hitiris(2010)④ 通过建立医疗费用的宏观经济模型研究了欧盟各国医疗卫生费用的增长问题，结果显示影响卫生费用增长的变量包括人均 GDP、收入、医疗消费品的价格、通货膨胀率和国家的有关政策变量等。

就如何控制卫生费用研究方面，20 世纪 70 年代后期开始，发达国家开始关注卫生费用的控制问题。一些国家具体的卫生费用控制政策有：①改革医疗保险方式，完善医疗保险制度；②加强预防工作，加强初级卫生保健；③增加个人费用自付比例；④限制医疗价格；⑤加强对医疗供给的

① Freiman R. N. , 2009, "Specific Variants of General Transcription Factors Regulate Germ Cell Development in Diverse Organisms", *Biochimica Et Biophysica Acta*, Vol. 1789, No. 3, PP161 - 166.

② Zweifel, P. , Felder S. , Meiers M. , 1999, "Aging of Population and Health Care Expenditure: A Red Herring?", *Journal of Health Economics*, Vol. 8, No. 6, PP485 - 496.

③ Guterman S. , Dobson A. , 1986, "Impact of the Medicare Prospective Payment System for Hospitals", *Health Care Financing Review*, Vol. 7, No. 3, PP97 - 114.

④ Theo Hitiris, 2010, "Health Care Expenditure and Integration in the Countries of the European Union", *Applied Economics*, Vol. 29, No. 1, PP1 - 6.

控制，加强对医生和医院的检查和监督（Peter John Huxley，2015①）。同时相关学者从供给方和需求方两个方面来研究如何控制卫生费用也取得了一定成果。

从供给方控制卫生费用方面，Gaynor 等（1984）②、Gemma 等（1994）③ 提出了按疾病诊断相关组分类付费的方法（Diagnosis Related Group，DRGs），即针对供方费用控制的成本分担制度。这种方法是根据病例的特征及资源耗费类型，将病例分成若干类，规定每一类病人及其疾病的治疗费率。Martine 等（2013）④、David 等（2013）⑤、Taran Thune 和 Andrea Mina（2016）⑥ 等学者验证了 DRGs 对控制各国医疗费用的有效性。Light（1994）⑦ 等学者将其称为美国卫生经济学的一场革命。后来，美国出现一种新的费用控制方式——管理式医疗（Managed Care）。管理式医疗是把费用控制与各方利益结合起来的一种医疗保险服务模式，目的是

---

① Peter John Huxley, 2015, "The Development and Results of the European Mental Health Integration Index (2014)", *Journal of Public Mental Health*, Vol. 14, No. 4, PP205 – 210.

② Gaynor JM Jr., Kant D. A., Mills E. M., 1984, "DRGs: Regulatory Adjustments", NLN Publications, PP109 – 116.

③ Gemma B. W. E. Voss, etc., 1994, "Explaining Cost Variations in DRGs 'Acute Myocardial Infarction' by Severity of Illness", *Health Policy*, Vol. 28, No. 1, PP37 – 50.

④ Martine M. Bellanger, Wilm Quentin, Siok Swan Tan, 2013, "Childbirth and Diagnosis Related Groups (DRGs): Patient Classification and Hospital Reimbursement in 11 European Countries", *European Journal of Obstetrics & Gynecology and Reproductive Biology*, Vol. 168, No. 1, PP12 – 19.

⑤ David Scheller – Kreinsen, Wilm Quentin, Alexander Geissler, Reinhard Busse, 2013, "Breast Cancer Surgery and Diagnosis – related Groups (DRGs): Patient Classification and Hospital Reimbursement in 11 European Countries", *The Breast*, Vol. 22, No. 5, PP723 – 732.

⑥ Taran Thune, Andrea Mina, 2016, "Hospitals as Innovators in the Health – care System: A Literature Review and Research Agenda", *Research Policy*, Vol. 45, No. 8, PP1545 – 1557.

⑦ Light D. W., 1994, "Managed Care: False and Real Solutions", *The Lancet*, Vol. 344, No. 8931, PP1197 – 1199.

通过有效使用医疗服务来降低医疗保险费用（Denise Anthony，2003①）。这种方式通过科学的付费方式、有效的质量监督手段等来控制医疗服务量，成功抑制了医疗保险费用高涨的局面（David 等，2002②；Alessandra Ferrario 和 Panos Kanavos，2015③）。

从需求方控制卫生费用方面，Pauly（1986）④ 对医疗保险遭受个体道德风险的程度进行了分析，认为最优的医疗保健政策应该是建立一种病人和国家共同付费以及设立保险免赔或保险起付标准的新机制，病人应该根据其可能产生的道德风险程度而承担一定的费用，这是由需方控制医疗费用和道德风险思想的起源，并由此奠定了现代医疗保险制度支付原则的理论基础。另外，需求控费失效也是政府规制失灵的重要问题（Braverman 和 Stiglitz，1986⑤）。拉丰和梯若尔（2014）⑥ 认为在市场信息不充分状态下会存在最优合同，即政府可以对服务提供者有最优购买合同或最优管制措施，从而实现

① Denise Anthony, 2003, "Changing the Nature of Physician Referral Relationships in the US: The Impact of Managed Care", *Social Science & Medicine*, Vol. 56, No. 10, PP2033 - 2044.

② David E Grembowski, Karen S Cook, Donald L Patrick, Amy Elizabeth Roussel, 2002, "Managed Care and the US Health Care System: A Social Exchange Perspective", *Social Science & Medicine*, Vol. 54, No. 8, PP1167 - 1180.

③ Alessandra Ferrario, Panos Kanavos, 2015, "Dealing with Uncertainty and High Prices of New Medicines: A Comparative Analysis of the Use of Managed Entry Agreements in Belgium, England, the Netherlands and Sweden", *Social Science & Medicine*, Vol. 124, No. 1, PP39 - 47.

④ Pauly M. V. , 1986, "Taxation, Health Insurance, and Market Failure in the Medical Economy", *Journal of Economic Literature*, Vol. 24, PP629 - 675.

⑤ Braverman A. , Stiglitz J. E. , 1986, "Cost - sharing Arrangements under Sharecropping: Moral Hazard, Incentive Flexibility, and Risk", *American Journal of Agricultural Economics*, Vol. 68, No. 3, PP642 - 652.

⑥ 让·雅克·拉丰，让·梯若尔．政府采购与规制中的激励理论［M］．石磊，王永钦，译．上海：格致出版社，2014.

医疗费用的上限控制。Christina 和 Patrick （2016）① 研究了医疗保险中医生和病人之间由于信息不对称而带来的需求偏向，认为医疗保险需求是一种供给诱导需求，政府应该制定强有力的干预政策和健全的管理体制来约束医生的行为（供给方），保护病人（需求方）的利益。

（5）药物规制政策方面的研究

在医疗服务领域，药品与药费一直是各国政府医疗保障极为关注的问题②。Karen Eggleston （2009）③ 在其研究中指出，药品费用虚高、不合理用药是国际医疗服务领域的一个普遍现象。Soonman Kwon （2009）④ 认为，东亚国家和地区具有某种较多依赖药物医疗的传统，因而其药品费用水平比其他国家平均水平要高。为此，各国政府致力于制定合理的药物政策，以抑制药品费用过高和药品滥用问题，实现医疗机构的合理用药。Vogler 等 （2016）⑤ 提出，基本药物政策是政府规制药品问题的政策工具，当前有 160 多个国家拥有基本药物目录，有超过 100 个国家制定了国家药物政策。

---

① Christina Marsh Dalton, Patrick L. Warren, 2016, "Cost Versus Control: Understanding Ownership Through Outsourcing in Hospitals", *Journal of Health Economics*, Vol. 48, No. 7, PP1 – 15.

② Reid G., Devaney M. L., Baldwin S., 2006, "Drug Production, Trafficking and Trade in Asia and Pacific Island Countries", *Drug & Alcohol Review*, Vol. 25, No. 6, PP647 – 650.

③ Karen Eggleston, 2009, "Prescribing Cultures and Pharmaceutical Policy in the Asia – Pacific", Staford CA.: The Walter H. Shorenstein Asia – Pacific Research Center, PP3.

④ Soonman Kwon, 2009, "*Pharmaceutical Policy in South Korea*", in Karen Eggleston (ed.), Prescribing Cultures and Pharmaceutical Policy in the Asia – Pacific, PP33.

⑤ Vogler S., 2016, "Pharmaceutical Policies in A Crisis? Challenges and Solutions Identified at the PPRI Conference", *Journal of Pharmaceutical Policy & Practice*, Vol. 9, No. 1, PP1 – 5.

但是，Ratanawijitrasina 等（2001）[①]、Vongchak 等（2005）[②] 指出了各国药物规制政策的含义与政策关注重点有所差异。Austvoll－Dahlgren 等（2008）[③] 对不同医疗保障制度国家的药品政策及其对合理用药的影响进行了研究，认为低收入国家和欠发达国家政府应将药物政策的重点放在确保药物供应和保证药物可及性方面；而中等收入国家和高收入国家应将药物政策的重点放在药品质量控制、合理用药监管、药品生产研发、人力资源等方面。有关学者也对各国药物制度与政策的控制重点进行了整理，总结有以下几种：以分级基本药物目录为特点的“津巴布韦模式”[④]；以“两个信封招标”为手段中央药品管理的印度“德里模式”[⑤]；以药品津贴计划（PBS）为推动的“澳大利亚模式”[⑥] 等。

在对药物政策实施效果研究方面，学者们多对药物政策的效果进行评价或对政策效果的影响因素进行研究。Hamidi（2001）[⑦] 运用价格模型和

---

① Ratanawijitrasina S., Soumeraib B. S., Weerasuriya K., 2001, “Do National Medicinal Drug Policies and Essential Drug Programs Improve Drug Use?: A review of Experiences in Developing Countries”, *Social Science & Medicine*, Vol. 53, No. 7, PP831－844.

② Vongchak T., et al., 2005, “The Influence of Thailand's 2003 ‘War on Durgs’ Policy on Self－Reported Drug Use among Injection Drug Users in Chiang Mai, Tailand”, *International Journal of Drug Policy*, Vol. 16, No. 2, PP115－121.

③ Austvoll－Dahlgren A., et al., 2008, “Pharmaceutical Policies: Effects of Cap and Co－payment on Rational Drug Use”, *Cochrane Database of Systematic Reviews*, Vol. 63, No. 1, PP845－848.

④ Laing R., Ruredzo R., 1989, “The Essential Drugs Programme in Zimbabwe: New Approaches to Training”, *Health Policy and Planning*, Vol. 4, No. 3, PP229－234.

⑤ Cottingham J., Berer M., 2011, “Access to Essential Medicines for Sexual and Reproductive Health Care: The Role of the Pharmaceutical Industry and International Regulation”, *Reproductive Health Matters*, Vol. 19, No. 19, PP69－84.

⑥ Doran E., Alexander H. D., 2008, “Australian Pharmaceutical Policy: Price Control, Equity, and Drug Innovation in Australia”, *Journal of Public Health Policy*, Vol. 29, No. 1, PP106－120.

⑦ Hamidi S., Younis M. Z., Forgione D. A., 2008, “Implementing an Essential Medicines List: Effects on Pricing and Utilization in West Bank, Palestine”, *Journal of Health Care Finance*, Vol. 34, No. 4, PP10－30.

DDD方法，对基本药物目录的实施效果及药物政策对药品定价、使用及费用节约影响进行了实证研究，认为基本药物目录政策对控制药品费用不合理增长有积极作用。Doshi等（2007）① 利用logical回归测度了美国1997～2000年基本药物使用与药物福利计划之间的关系，认为基本药物政策的使用有利于促进药物福利计划的顺利推进。Glatz等（2010）② 分析了斯洛伐克的药物制度，认为该国药物政策显著降低了药品费用在医疗总费用中的比重。但也有相反的研究结果，Pilote（2002）③ 以加拿大为例，研究了心肌梗死患者处方中心血管基本药物的效果，认为心血管基本药物的使用与基本药物政策没有明显相关性。Fortess（2008）④ 研究了美国药品报销限度与体弱老年人用药之间的关系，认为药品报销限制政策降低了患者对基本药物的可及性。Klepser等（2007）⑤ 采用倍差法，通过对照组和干预组评价了美国补偿政策对药物费用和利用效果的影响，认为对照组和干预组之间没有显著差异性。Wang等（2010）⑥ 也认为美国1996～2005

---

① Doshi J. A., Polsky D., 2007, "Drug Benefit Generosity and Essential Medication Use among Medicare - eligible Retirees", *American Journal of Managed Care*, Vol. 13, No. 7, PP425 - 431.

② Glatz P., Navska A., Hloska A., Filko, 2010, "PHP76 Drug Policy in Slovakia: Impact of Pricing and Reimbursement Reforms", *Value in Health*, Vol. 13, No. 3, PPA95.

③ Pilote L., Beck C., Richard H., Eisenberg M. J., 2002, "The Effects of Cost - Sharing on Essential Drug Prescriptions, Utilization of Medical Care and Outcomes After Acute Myocardial Infarction in Elderly Patients", *Canadian Medical Association Journal*, Vol. 167, No. 3, PP246 - 252.

④ Fortess E. E., Soumerai S. B., McLauqhlin T. J., Ross - Deqnan D., 2001, "Utilization of Essential Medications by Vulnerable Older People After a Drug Benefit Cap: Importance of Mental Disorders, Chronic Pain, and Practice Setting", *Journal of the American Geriatrics Society*, Vol. 49, No. 6, PP793 - 797.

⑤ Klepser D. G., Huehter J. R., Handke L. J., Williams C. E., 2007, "Effect on Drug Utilization and Expenditures of a Cost - Share Change from Copayment to Coinsurance", *Journal of Managed Care Pharmacy Jmcp*, Vol. 13, No. 9, PP765 - 777.

⑥ Wang P. S., et al., 2010, "Impact of Drug Cost Sharing on Service Use and Adverse Clinical Outcomes in Elderly Receiving Antidepressants", *Journal of Mental Health Policy & Economics*, Vol. 13, No. 1, PP37 - 44.

年报销政策的实施对药品利用的影响不大。Rodwin（2013）[①] 研究了制度腐败与医药政策的影响，认为制药企业的资金输入政治选举影响了医药政策的正确性导向，甚至某些医药学研究、药品知识、药品临床实验结果、用药安全、美国 FDA 的监管等都受到了制药行业的腐败侵染，影响了医药政策的实施效果。另外，Jacobzone（2000）[②]、Sun 等（2008）[③]、Gerber 等（2011）[④]、Leopold 等（2014）[⑤]、Gray 和 Suleman（2015）[⑥] 亦从不同视角对 OECD 国家、中国、德国、芬兰和葡萄牙、低收入和中低收入国家的药物或药品政策进行了研究。

（6）管理式医疗方面的研究

管理式医疗起源于美国，对于遏制美国医疗费用的持续增长趋势发挥了重要作用。[⑦] 管理式医疗创造了一种将医疗服务质量和成本控制相结合

---

① Rodwin M. A., 2013, "Introduction: Institutional Corruption and the Pharmaceutical Policy", *Journal of Law Medicine & Ethics*, Vol. 41, No. 3, PP544 – 552.

② Jacobzone S., 2000, "Pharmaceutical Policies in OECD Countries: Reconciling Social and Industrial Goals", *Oecd Labour Market & Social Policy Occasional Papers*, Vol. 29, No. 2, PP239 – 240.

③ Sun Q., et al., 2008, "Pharmaceutical Policy in China", *Health Affairs*, Vol. 27, No. 4, PP1042 – 1050.

④ Gerber D. A., Stock S., Dintsios C. M., 2011, "Reflections on the Changing Face of German Pharmaceutical Policy", *Pharmacoeconomics*, Vol. 29, No. 7, PP549 – 553.

⑤ Leopold C., et al., 2014, "Impact of Pharmaceutical Policy Interventions on Utilization of Antipsychotic Medicines in Finland and Portugal in Times of Economic Recession: Interrupted Time Series Analyses", *International Journal for Equity in Health*, Vol. 13, No. 1, PP1 – 9.

⑥ Gray A. L., Suleman F., 2015, "The Relevance of Systematic Reviews on Pharmaceutical Policy to Low and Middle Income Countries", *International Journal of Clinical Pharmacy*, Vol. 37, No. 5, PP1 – 9.

⑦ Peter R Kongstvedt, Cap Gemini Ernst, Young McLean VA, 2002, "*Managed Care, What It is and How It Works*", Gaithersburg: Aspen Publishers, PP27.

的管理和运营模式（Fox，2000①）。James（2002）② 认为，管理式医疗是把医疗保健的融资和提供合为一体的契约安排，购买者与所选的医疗提供者集团签订契约，后者按照事先约定的价格提供特定的医疗服务。Luft（2001）③ 认为，管理式医疗是将健康保险计划与医疗服务提供相结合的系统，保险组织与医疗服务提供者在共享利益、共担风险机制下，通过健康风险管理、服务利用管理和医疗质量管理等方式，共同参与医疗服务质量，从而达到医疗服务成本—效益最优化。

在管理式医疗效果研究方面，Glied 和 Janus（1999）④ 认为所有形式的管理式医疗的平均保费都要低于传统补偿保险。威廉·默瑟公司的调查显示，1998 年加入传统补偿保险计划的雇员平均年保费为 3 788 美元；而健康维护组织的平均保费为 3 165 美元，优先提供者组织的保费为 3 321 美元，服务点计划保费为 3 481 美元，这三类管理式医疗组织分别比传统补偿保险计划的保费低了约 16%、12% 和 8.1%⑤。Manning 等（1984）⑥ 证实了健康维护组织在住院方面节省医疗成本的优势。Murray 等（1992）⑦ 研究结果认为，健康维护组织的病人在高血压治疗时会做更少的化验，医

---

① Fox P. D., 2000, "An Overview of Managed Care, The Managed Health Care Handbook", Gaithersburg: Aspen Publishers, PP3.

② James W. Henderson, 2002, "*Health Economics & Policy*", 2th Edition, Cengage Learning.

③ Luft H. S., 2001, "Managed Care", *International Encyclopedia of the Social & Behavioral Sciences*, Vol. 13, No. 16, PP9156 - 9162.

④ Glied S., Janus K., 1999, "Managed Care", *Handbook of Health Economics*, Vol. 107, No. 10, PP195 - 202.

⑤ Carol Gentry, 1999, "A Surprisingly Popular U. S. Export: Managed Care", *Wall Street Journal*, B1, B4.

⑥ Manning W., et al., 1984, "A Controlled Trial of the Effect of a Prepaid Group Practice on Use of Services", *New England Journal of Medicine*, Vol. 310, No. 23, PP1505 - 1510.

⑦ Murray J., et al., 1992, "Ambulatory Testing for Capitation and Fee - for - Service Patients in the Same Practice Setting: Relationship to Outcome", *Medical Care*, Vol. 30, No. 2, PP252 - 261.

疗成本更低。*Cesar* 和 *Diana* (2009)①、David 和 Edward (2010)②、James 等 (2014)③、Genni Lynch 等 (2015)④ 也通过相应的案例和实证数据证实了管理式医疗有助于控制医疗费用的增长。

在医疗服务质量方面，管理式医疗注重对医疗质量的管理，包括：制定医生资质认证标准，评估医生的临床治疗方法，确定住院标准，监督和纠正医疗违规行为，评估治疗效果，设立正常的投诉渠道等。⑤ Robinson (2000)⑥ 评价了 1988~1995 年管理式医疗计划的医疗服务效率，认为管理式医疗有更低的住院率、更短的住院时间、更低水平的可供使用的服务。Lyles 等 (1997)⑦ 认为，管理式医疗组织有助于评估临床治疗的药物使用效果，特别是对于新药的选择方面。Ewan Ferlie 等 (2012)⑧ 和 Rob-

---

① Cesar E. A. , Diana G. O. , 2009, "Bureaucratic Itineraries in Colombia: A theoretical and Methodological Tool to Assess Managed - care Health Care Systems", *Social Science & Medicine*, Vol. 68, No. 6, PP1153 - 1160.

② David E. Harrington, Edward A. Sayre, 2010, "Managed Care and Measuring Medical Outcomes: Did the Rise of HMOs Contribute to the Fall in the Autopsy Rate?", *Social Science & Medicine*, Vol. 70, No. 2, PP191 - 198.

③ James M. , Aaron Y. , Jeffery C. T. , 2014, "A Tale of Two Cities? The Heterogeneous Impact of Medicaid Managed Care", *Journal of Health Economics*, Vol. 36, No. 7, PP47 - 68.

④ Genni Lynch, Marion Tower, Lorraine Venturato, 2015, "Identifying Outcomes Associated with Co - managed Care Models for Patients Who have Sustained a Hip Fracture: An Integrative Literature Review", *International Journal of Orthopaedic and Trauma Nursing*, Vol. 19, No. 3, PP140 - 154.

⑤ The Health Insurance Association of America, 1993, "Managed Care: A Health Strategy for Today and Tomorrow", Managed Care & Insurance Products Report, PP32 - 33.

⑥ Robinson R. , 2000, "Managed Care in the United Sates: A Dilemma for Evidence - Based Policy", *Health Economics*, Vol. 9, No. 1, PP1 - 7.

⑦ Lyles A. , Bryan R. L. , Anne M. R. , 1997, "Managed Care Pharmacy, Socioeconomic Assessments and Drug Adoption Decisions", *Social Science & Medicine*, Vol. 45, No. 4, PP511 - 521.

⑧ Ewan Ferlie, Gerry Mcgivern, Louise FitzGerald, 2012, "A New Mode of Organizing in Health Care? Governmentality and Managed Networks in Cancer Services in England", *Social Science & Medicine*, Vol. 74, No. 3, PP340 - 347.

ert等（2016）① 研究认为，管理式医疗有助于对癌病和严重哮喘等具体病种治疗的服务质量。Margaret McManus等（2015）② 认为，管理式医疗起到医疗管理效率的核心因素在于对客户的健康教育和疾病预防策略。Amir Shmueli等（2015）③、Bobbitt和Rockswold（2016）④ 分别论证了各管理式医疗组织对医疗服务提供机构行为的约束和服务质量监控方面的正向激励效果。

国外研究述评： 综合以上可以看到，医疗保险和公立医院治理亦是国外学者关注的热点问题，诸多学者从经济学、行政学和管理学等不同学科视角对医疗保险和公立医院治理进行了卓有成效的研究，比如医疗保险的功能定位、筹资与付费方式选择、公立医院治理结构、医院和医生诊疗行为规范、医疗费用控制、药物政策规制等方面的研究成果为我国医疗保险改革和公立医院治理提供了重要的理论启示和政策参考。特别是在管理式医疗研究中，国外学者已经论证了管理式医疗对于控制医疗费用增长、保障医疗服务质量等有积极作用，这为本书从管理式医疗视角研究医疗保险对公立医院的激励约束问题提供了重要的理论启发，亦是本书重要的理论基础。

鉴于我国医疗保险与公立医院发展与改革有其特殊性，国外学者

① Robert S. Zeiger, etc., 2016, "Utilization and Costs of Severe Uncontrolled Asthma in a Managed - Care Setting", *The Journal of Allergy and Clinical Immunology: In Practice*, Vol. 4, No. 1, PP120 - 129.

② Margaret McManus, etc., 2015, "Incorporating the Six Core Elements of Health Care Transition Into a Medicaid Managed Care Plan: Lessons Learned From a Pilot Project", *Journal of Pediatric Nursing*, Vol. 30, No. 5, PP700 - 713.

③ Amir Shmueli, Piet Stam, Jürgen Wasem, Maria Trottmann, 2015, "Managed Care in Four Managed Competition OECD Health Systems", *Health Policy*, Vol. 119, No. 7, PP 860 - 873.

④ B. L. Bobbitt, E. Rockswold, 2016, "Behavioral Health Service Delivery, Managed Care, and Accountable Care Organizations", *Encyclopedia of Mental Health (Second Edition)*, PP150 - 155.

的理论与现实方略不能全盘借鉴，如何运用这些理论和分析思维促进我国公立医院改革，还需要进一步结合我国国情进行深入探讨。同时，国外学界对于管理式医疗的定义未统一；管理式医疗的理论机理是什么，是否有利于促进我国公立医院治理绩效；如何选择合理的医保付费方式；怎样进行医保控费；如何规制我国的药品政策及设计合理的医保激励约束机制等，国外研究未有涉足。这也是本书立论的起点，基于国外成熟的理论和分析思想，借鉴管理式医疗的治理机制，为从医保激励约束层面推进公立医院“三医联动”改革探寻一条有效的治理路径，以实现我国公立医院的良好治理目标。

1.2.2 国内研究述评

20 世纪 80 年代至今，我国医疗卫生体制经历了好几轮改革，但国民看病的可及性、可靠性和可负担性问题仍然未得到有效解决。而且医疗体制越改，国民“看病难、看病贵”问题越突出，医疗卫生体制改革陷入了改革困境（谢作诗、王亚男，2015①）。作为承担医疗卫生服务供给责任的公立医院，其治理历程漫长而又艰难。21 世纪以来，公立医院的公益性问题异常突出，严重威胁了社会和谐稳定与国民健康保障水平。公立医院改革凸显了国家治理能力，但当前公立医院改革进展缓慢，占总服务量近 80% 的县级以上公立医院仍维持着逐利创收旧机制（李玲，2014②）。公立医院改革举步维艰的现实背景推高了国内学术界的研究兴趣，公立医院治理问题日渐受到学者们的关注，研究成果不断增多，部分研究成果鞭辟入里，对于剖析问题和探寻治理良方具有重要的学术价值和政策意义。就本

① 谢作诗，王亚男．经济学视野中的医患矛盾［J］．学术月刊，2015（1）：85～92.

② 李玲．医改和国家治理现代化［J］．中国机构改革与管理，2014（12）：30～31.

书的研究议题而言，国内诸多学者对医疗保险、公立医院公益性、费用控制、医药问题、管理式医疗、激励约束等问题从不同视角进行了深入研究，已有成果为本书提供了深厚的理论基础、研究方法和研究视角启发。

（1）有关医疗保险的研究

医疗保险是保障国民健康权的重要制度安排，具有防范疾病、减轻看病负担、恢复健康等作用。对于医保功能与作用的研究，李珍（2012）① 认为，医疗保险提供的是一种医疗费用保险，作为医疗费用的第三方付款人在一定程度上制约着医疗服务供需双方的行为，同时医疗保险市场和医疗服务市场普遍存在的市场失灵增加了医疗保险制度设计和管理的难度。董黎华和华黎（2013）② 认为，社会医疗保险是政府和患者与医疗机构之间独立的“第三方”，与公立医院是契约化的服务购买关系，与参保者是委托—代理关系，作为代表参保人利益的经纪人向公立医院团购医疗服务，对服务价格、服务质量等进行市场化集体谈判。金双华和于洁（2016）③ 以辽宁省为例实证研究了社会医疗保险对不同收入阶层的影响，认为城镇基本医疗保险缩小了收入差距，具有再分配效应；而在收入总量不变的情况下，门诊统筹有利于实现各收入阶层医疗保险的公平性。陈迪和谭丽焱（2016）④ 认为，医疗服务公平和公民健康是国家医疗保障制度的两个重要目标。他们通过对比美国、日本、英国三国医疗卫生支出责任的划分结构，发现政府提高医疗卫生支出比重有益于医疗服务的筹资公平性，中央政府的责任承担是社会医疗保险实现医疗服务筹资公平性的保

---

① 李珍．社会保障理论（第二版）［M］．北京：中国劳动社会保障出版社，2012：179.

② 董黎明，华黎．公立医院补偿长效机制研究——基于优化补偿结构的视角［J］．现代经济探讨，2013（12）：91～95.

③ 金双华，于洁．医疗保险制度对不同收入阶层影响的实证研究——基于辽宁省城镇居民的分析［J］．经济与管理研究，2016（2）：107～114.

④ 陈迪，谭丽焱．政府支出对医疗服务健康公平影响的比较和启示［J］．西北人口，2016（3）：71～77.

证。于保荣和许晴（2016）① 研究了医保对居民健康和疾病经济负担的影响。研究结果显示：医保与居民健康成正相关，且随着医保的发展和政府财政在公共卫生服务方面的持续投入，个人卫生支出比重在不断下降，而家庭灾难性健康支出变化不大。于大川（2016）② 基于中国老年健康影响因素追踪调查的截面数据，实证研究了医疗保险对代际医疗支持的影响。研究结果认为，医疗保险对代际医疗支持存在"挤出"和"挤入"双重效应，其中代际医疗费用支持具有"挤出"效应，而代际医疗照料支持具有"挤入"效应。

对于我国医疗保险制度存在的问题，吴成丕（2003）③ 和解垩（2009）④ 认为，我国医疗保险制度的公平性亟待加强。谢春艳等（2010）⑤ 总结了各地医保支付方式改革的问题。郑功成（2015）⑥ 在梳理我国医保制度20多年的改革历程后，总结了当前医疗保障制度存在的三大问题：一是体制短板，主要表现为城乡医保管理体制的割裂影响了医保制度的科学性、公平性和资源效率；二是机制短板，主要表现为筹资机制不稳定不规范，各制度之间的协调性差，重特大疾病保障机制缺失和相关配套机制不健全；三是法制短板，缺乏与医疗保险相关的配套法规和实施细

① 于保荣，许晴．社会医疗保障对居民健康和疾病经济负担的影响［J］．中国卫生事业管理，2016（5）：346～349.

② 于大川．社会医疗保险对代际医疗支持的影响——"挤入"还是"挤出"效应？［J］．中南财经政法大学学报，2016（1）：54～61.

③ 吴成丕．中国医疗保险制度改革中的公平性研究——以威海为例［J］．经济研究，2003（6）：54～63.

④ 解垩．与收入相关的健康及医疗服务利用不平等研究［J］．经济研究，2009（2）：92～109.

⑤ 谢春艳，等．我国医疗保险费用支付方式改革的探索与经验［J］．中国卫生经济，2010（5）：27～29.

⑥ 郑功成．理性促使医保制度走向成熟——中国医保发展历程及"十三五"战略［J］．中国医疗保险，2015（12）：9～13.

则，导致医保改革没有法律依据。姚中宝等（2016）① 认为，不同的医疗保险制度在患者住院费用方面的差异性显著，政府应当促进卫生服务的公平性。袁涛和仇雨临（2016）② 认为，由于缺乏制度顶层设计，我国城乡居民医疗保险的统筹进展主要以地方行政力量推动为主，不同的驱动力量影响了制度模式和经办服务的选择，因而医保制度所追求的形式公平要大于实质公平。王翔（2016）③ 认为，当前取消医疗机构、零售药店的医保定点资格行政审批政策不利于医保管理，也给医保基金支付带来了压力。胡乃军和杨燕绥（2016）④ 基于B市2007～2012年的数据，分析了城镇职工基本医疗保险支付方式、参保人年龄结构对医疗保险基金支付风险的影响。研究认为，随着我国城镇人口结构的变化，现有医保基金支付方式导致医疗保险“基金支付风险”异于按不同年龄分布的“医疗费用风险”，使相对年轻的“老龄”群体的“医保基金支付风险”增加，这种“扭曲”和改变将会伴随我国人口老龄化的趋势而加重医保基金支付的整体风险，因此医疗保险必须控制医疗费用支付的风险。彭波等（2016）⑤ 分析了“市场在医疗资源配置中起决定作用”观点的学术分歧和悖论，认为虽然市场机制在卫生资源配置中起重要作用，但应基于充分竞争的市场环境，否则容易出现患者“用脚投票”的问题和风险。

对于如何改革和完善我国医疗保险制度，一些学者结合我国实际提出了诸多有益的建议。杨燕绥（2011）⑥ 认为，健康风险具有黏性，人们一

---

① 姚中宝，等．不同医疗保险制度对住院费用影响的比较研究［J］．中国农村卫生事业管理，2016（2）：149～151.

② 袁涛，仇雨临．从形式公平到实质公平：居民医保城乡统筹驱动路径反思［J］．社会保障研究，2016（1）：55～60.

③ 王翔．取消“两定”审批对医保管理的影响及对策［J］．卫生经济研究，2016（3）：56～58.

④ 胡乃军，杨燕绥．支付方式、参保人年龄结构与医疗保险基金支付风险——以B市医保基金政策和数据为例［J］．社会保障研究，2016（1）：47～54.

⑤ 彭波，王玲，李健．市场机制下患者“用脚投票”的风险与解决路径［J］．卫生经济研究，2016（3）：6～10.

⑥ 杨燕绥．社会保障［M］．北京：清华大学出版社，2011：66.

旦患有疾病，会同时发生经济负担、劳动力缺失和心理不适等方面的损害，因而需要国家提供人人享有的、可及的、买得起的医疗服务，在卫生资源配置、医疗服务价格、服务体系建设方面做出制度安排。许飞琼（2015）① 认为，我国完善的医疗保障体系应由医疗救助、社会医疗保险和商业健康保险组成，其中社会医疗保险制度是整个医保体系的基石，而商业保险的基本业务来源应是承担超过基本医疗保险水平、超越基本药物目录等风险保障。翟方明（2016）② 基于公民未来基本医疗保障权的价值取向，认为社会医疗保险制度改革应该在坚持普惠、适度的基础上朝实现权利均等化的目标靠近。杨颖华等（2010）③ 提出可以从保障投入、建立标准、激励制约等机制层面着手改革我国医保机构，以防止可能产生的低效率和腐败问题。李亚青（2015）④ 研究了我国医保制度的整合问题，运用保险精算方法测算了未来36年社会医疗保险的人均筹资和财政补贴增长情况，评估了医保财政补贴的可持续性，认为现有城乡医保制度的财政补贴政策具有长期可持续性，未来我国医保制度的财政补贴标准应当体现城乡差异和进一步突出年龄差异，补贴总量需要实现从新农合向居民医保的重心转移。

赵云（2016a⑤，2016b⑥）针对我国医保经办机构存在的问题提出要将当前公立垄断性经办机制转变为多元竞争性经办机制，让医保经办机构

---

① 许飞琼．厘清基本医保与商保的职责与边界［J］．中国医疗保险，2015（12）：27.

② 翟方明．我国基本医疗保险制度发展的价值取向：差异化还是均等化？——兼与周爱国老师商榷［J］．湖北社会科学，2016（4）：46~51.

③ 杨颖华，等．对社区卫生服务机构收支两条线管理内涵和相关观点的探讨［J］．中国卫生资源，2010（2）：86~89.

④ 李亚青．社会医疗保险财政补贴增长及可持续性研究——以医保制度整合为背景［J］．公共管理学报，2015（1）：70~83.

⑤ 赵云．社会医疗保险竞争性经办机制的构建［J］．医学与社会，2016（2）：2~5.

⑥ 赵云，许世华，吴琪俊．付费方式的联动改革与医疗服务的供求均衡［J］．中国卫生事业管理，2016（5）：346~349.

具备控制医疗费用和保障医疗服务质量的功能；同时，对于如何进行“三医联动”改革问题，提出了有别于传统“三医联动”的“新三医联动”改革观点，认为当前全面深化医疗卫生体制改革应是付费方式、经办机制和医疗体制的“新三医联动”，改革的路径应是以预付费方式带动经办机制和医疗体制改革。周尚成和方鹏骞（2016）① 分析了帕累托最优、契约论等理论在医保谈判机制中的应用，认为通过医保各主体间责权利的规范可以实现帕累托改进，医疗保险的协议管理可以保障医保谈判机制中的主体、客体和内容在法律层面的关系。崔月颖等（2014）② 分析了 OECD 国家医疗保险制度的改革特点和趋势，认为 OECD 国家医改的目标是朝全民医保方向努力，促进卫生筹资的合理性、医疗服务供给的有效性以及保障居民的健康风险，其改革对我国医改的启示是在完善基本医疗保险制度和医疗救助基础上，发展商业医疗保险和公益慈善救助，构建综合性的医疗保障网络。黄润龙和刘敏（2016）③ 以我国台湾地区为例分析了人口老龄化对社会医疗保险的影响，认为如果人口结构处于45岁以上，则医保的医疗费用支出会呈不断增长态势。为了有效应对人口老龄化带来的医疗费用增长问题，中国大陆可以学习台湾地区全民健康保险制度的改革经验，加大社会管理的精细化、促进私营医疗机构的发展、提高社会医疗保险的市场化和信息化程度等。陈柳婷和陈永法（2016）④ 通过介绍韩国、泰国和我国台湾地区的药物经济学评价技术，认为政府应当设立专门机构，发布药物经济学评价指南，并将其应用于医保报销决策，以提高医疗资源的使

---

① 周尚成，方鹏骞．医疗保险谈判机制理论基础及政策设计［J］．湖北医药学院学报，2016（1）：62～69．

② 崔月颖，刘双梅，王小万．OECD 国家医疗保险制度改革的特点与趋势［J］．中国卫生经济，2014（12）：25～30．

③ 黄润龙，刘敏．老龄化后的社会医疗保障——以台湾地区为例［J］．人口与社会，2014（4）：67～70．

④ 陈柳婷，陈永法．药物经济学评价在医保报销决策中的应用［J］．卫生经济研究，2016（6）：29～32．

用效率。郑功成（2015）① 提出，“十三五”期间我国医保的改革内容应包括三个方面：一是加大推进城乡居民医保、医保与生育保险、医保管理体制及医保经办机制的整合；二是提升医保在筹资机制、统筹层次、职工医保个人账户、医保和医疗行为的智能监控、医保支付方式等方面的效率；三是加快医疗保险的立法进程。

（2）有关公立医院公益性方面的研究

“新医改”过程中，对于公立医院治理的核心目标是如何使公立医院回归公益性轨道。在这方面，很多学者对公立医院的公益性内涵与外延、公益性缺失的原因和如何解决公益性问题进行了深入研究。

在公立医院公益性内涵与外延界定方面，李玲（2012）② 认为，公立医院的公益性要求包括三个方面：资源分布和服务的公平可及性、满足效率要求，以及完成政策性职能。刘国恩（2009）③ 则认为，公益性是指医疗服务的公益性，国家财政部分买单是确保公益性的基础，但是不能把医疗服务的公益性与医疗服务机构的公益性等同，否则就会使很多医院变成福利机构和慈善机构。邓大松和徐芳（2012）④ 利用文献分析法研究了公立医院公益性的内涵和外延，认为当前学界并未对公立医院的公益性达成共识，这种模糊概念的认识是对各方利益博弈状态的反映。从公益性的外延表现和实现路径来看，公立医院公益性只是问题表象，解决问题的实质取决于政府的机构改革。唐梦莎等（2016）⑤ 建立了三级公立医院公益性

---

① 郑功成．理性促使医保制度走向成熟——中国医保发展历程及“十三五”战略［J］．中国医疗保险，2015（12）：9～13.

② 李玲．中国公立医院改革：问题、对策和出路［M］．中国科学文献出版社，2012.

③ 刘国恩．公立医院改革要提高效率［N］．中国经济导报，2009（4）.

④ 邓大松，徐芳．自利性与公益性：公立医院改革的困境与突破——基于相关文献的内容分析［J］．江汉论坛，2012（9）：64～70.

⑤ 唐梦莎，等．三级公立医院公益性评价模型设计与构建［J］．辽宁医学院学报（社会科学版），2016（2）：55～59.

评价指标体系，该体系包含5个维度21个条目，包含医疗技术质量、医疗服务质量、医疗服务效率、患者费用负担和社会责任五个方面。

学术界普遍认为，当前严重不合理的公立医院价格补偿机制是产生公立医院公益性问题的重要原因。朱恒鹏（2007）① 认为，政府对医疗市场的价格管制导致医务人员劳务价值的严重低估。赵明和马进（2009）② 认为，当前医疗服务的价格主要依据实物耗费成本制定，以人力资本为主的无形资产未能在医疗服务价格中得到充分体现。同时，医疗市场的信息不对称，又为具有信息优势方的医生“以药养医”和“以械养医”提供了空间。干春晖等（2007）③ 认为，医患信息不对称带来供给者诱导需求问题，从而导致医疗费用的增加。高春亮等（2009）④ 认为，医生充分利用信息不对称和医疗过程的不确定性，诱导更多医疗需求，增加了病患或医疗体系的卫生支出。马本江（2007）⑤ 认为，在医患信息不对称条件下，当前国内各类大、中、小型医院普遍采取的医师药单收益提成、科室收益提成的激励制度是形成“看病贵”的主要原因之一。寇宗来（2010）⑥ 认为，政府将诊疗价格控制在较低水平，但“医”和“药”具有强烈的互补性，由于存在医疗信息不对称，医生能够通过开高价药，以及增加药品抽租提高患者就诊的“麻烦成本”，前者导致“看病贵”，而后者导致“看病

---

① 朱恒鹏．医疗体制弊端与药品定价扭曲［J］．中国社会科学，2007（4）：89～103.

② 赵明，马进．公立医院公益性测度与影响因素研究［J］．上海交通大学学报（医学版），2009（6）：737～740.

③ 干春晖，周习，郑若谷．不完美信息、供给者诱导需求与医疗服务质量［J］．财经研究，2007（8）：97～107.

④ 高春亮，毛丰付，余晖．激励机制、财政负担与中国医疗保障制度演变［J］．管理世界，2009（4）：66～74.

⑤ 马本江．基于委托代理理论的医患交易契约设计［J］．经济研究，2007（12）：72～81.

⑥ 寇宗来．“以药养医”与“看病贵、看病难”［J］．世界经济，2010（1）：49～68.

难”。侯建林和王延中（2012）① 总结了国外相关国家公立医院薪酬制度的改革经验，认为工资制是国际上公立医院薪酬支付的主要方式，公立医院医生收入水平基本上处于社会收入分配的较高层次，且同时享受多种非经济性薪酬待遇。

对于公立医院公益性淡化的原因研究，罗力（2009）② 认为，政府财政投入不足、已有财政补偿机制不合理及国家宏观经济政策导向等是造成公立医院公益性淡化的主要原因。马路宁（2009）③ 则认为，不能忽视经营成本过高对公立医院逐利性的驱动。郑大喜（2009）④ 认为，公立医院公益性淡化的根源在于补偿机制扭曲、公立医院公益性意识淡化、政府主导责任缺失和资源配置不合理等。张金等（2015）⑤ 从外部性视角分析了公立医院公益性淡化的原因，认为对公立医院医疗服务活动正外部性重要性和负外部性危害性认识不足导致公立医院公益性淡化，而且医疗服务活动中交易成本、产权不明引发的外部效应又进一步加剧了公益性淡化。王云岭和高鉴国（2015）⑥ 的观点则较为独特，他们认为公立医院回归公益性的命题起源于政府和公众对公立医院现状的不满，如若从理论源头上讲，则是卫生事业的伦理定位受西方个人主义、平等主义思想的影响，但由于我们常把医疗卫生事业的公益性和医疗卫生事业提供者的公益性相混淆，导致公立医院公益性问题的认识误解。公立医院是医疗服务提供的载体而非主体，通过医疗服务福利性和公益性的辨析，他们认为无论是接受

① 侯建林，王延中．公立医院薪酬制度的国际经验及其启示［J］．国外社会科学，2012（1）：69～77.

② 罗力．我国公立医院逐利的目的、动机、条件和内部激励［J］．中国卫生政策研究，2009（3）：23～28.

③ 马路宁．对公立医院公益性的思考［J］．卫生软科学，2009（1）：28～29.

④ 郑大喜．从新医改方案看公立医院落实公益性的难点及其对策［J］．中国卫生政策研究，2009（8）：22～27.

⑤ 张金，刘兆兰，金今花．公立医院公益性的外部性理论分析［J］．中国医学伦理学，2015（1）：112～114.

⑥ 王云岭，高鉴国．当下公立医院缘何难以回归公益性［J］．探索与争鸣，2015（5）：46～50.

个人主义、平等主义的哲学理念，还是以儒家家庭主义为理论基础，在我国现行医疗卫生体制下，公立医院都不可能具有公益性，因而回归公益性无从谈起。

另外，对于如何使公立医院回归公益性，郑安琪等（2016）① 认为，从公立医院的非营利属性而言，政府应该维护公立医院的公益性责任。罗力（2010）② 认为，实现公立医院回归公益性目标，预计还需要30年时间。曹永福等（2011）③ 认为，公立医院回归公益性的根本途径在于对医疗卫生体制进行重构。李文敏和方鹏骞（2013）④ 认为，政府到均衡的医疗服务市场上购买公益性产品有益于公立医院公益性的实现。代志明（2014）⑤ 通过测算得到公立医院冗员安置的改制成本约为504亿元的结论。李枫和李济广（2015）⑥ 认为，单靠补偿机制和药品零差价制度、禁止医务人员收入与药品和医学检查收入挂钩等政策无法促使公立医院回归公益性。刘丽英和陈晶（2015）⑦ 认为，应从公立医院的政府职责、补偿机制、运行机制以及激励机制等方面寻求公立医院公益性回归的途径。此

---

① 郑安琪，沈晓，马宗奎．非营利视角下政府维护公立医院公益性的责任［J］．卫生经济研究，2016（4）：18～21.

② 罗力．中国公立医院改革——关注运行机制和制度环境［M］．上海：复旦大学出版社，2010：2.

③ 曹永福，等．公立医院回归公益性的体制难题及政策建议［J］．山东大学学报，2011（1）：152～156.

④ 李文敏，方鹏骞．中国公立医院法人治理的基本条件与政策障碍分析——基于委托代理理论视角［J］．公共管理与政策评论，2013（1）：45～51.

⑤ 代志明．中国公立医院的改制成本测算及其分担优化研究——以公立医院的冗员安置为例［J］．现代经济探讨，2014（7）：88～92.

⑥ 李枫，李济广．彻底的公益性：公立医院体制改革必须坚持的价值取向［J］．桂海论丛，2015（1）：98～103.

⑦ 刘丽英，陈晶．公立医院公益性的回归［J］．中国卫生经济，2015（3）：47～49.

外，张亨明（2009）①、李玲等（2010）② 和刘自敏等（2015）③ 提出了要从政府职能、保障机制以及公共财政、社会资本竞争、医院规模和配置水平、公益性效率、产权治理等方面进行政策改进。

（3）有关公立医院医药问题的研究

从2009年国家实施“新医改”的改制初衷来看，主要是为了解决21世纪以来我国国民在看病方面出现的“看病难”和“看病贵”问题，而尤其又以“看病贵”最为突出。不论学术界还是政府决策部门，都承认医疗服务领域存在药品价格虚高、公立医院“以药养医”政策不合理的问题。国内有关公立医院医药问题研究的文献较多，本书主要归纳医疗服务价格和“医药分开”政策方面的研究成果。

对于医疗服务领域的价格不合理和规制失效问题，诸多学者进行了深入研究。郝模（2000）④ 提出物价部门收费政策僵化、财政部门的财政自筹政策和医疗保障体制不健全等原因导致“看病贵”，同时政府要重新审视其在医疗服务提供过程中应当承担的责任。侯振刚和蒋承（2004）⑤ 认为，医患双方信息的严重不对称会对双方行为产生影响，导致双方医疗服务议价能力出现不对等。汪丁丁（2004）⑥ 认为，对医生服务进行准确定

---

① 张亨明．非公立医疗卫生产品的公益性问题研究［J］．江淮论坛，2009（3）：126～130.

② 李玲，等．公立医院的公益性及其保障措施［J］．中国卫生政策研究，2010（5）：7～11.

③ 刘自敏，张昕竹，孟天广．公立医院经济性目标与公益性目标监管分析——基于共同代理理论的研究［J］．上海交通大学学报（医学版），2015（1）：117～123.

④ 郝模．我国职工医疗保险制度实施中若干问题的思考［J］．中华医院管理杂志，2000（1）：7～12.

⑤ 侯振刚，蒋承．医院所有制的经济学分析［J］．经济学（季刊），2004（S1）：151～166.

⑥ 汪丁丁．理性选择与道德判断——第三种文化的视角［J］．社会学研究，2004（4）：31～38.

价是解决中国医改问题的关键。邹富良（2006）[①] 以经济寻租为视角，指出导致医疗服务价格持续走高的原因是：多环节、多主体为维持既得利益或者获得利益，所付出的巨大寻租支出推动了成本刚性上升。朱恒鹏（2012）[②] 认为，医院等级和地区差价设置不合理、实际运行成本与医疗服务价格标准差距过大、护理价值没有充分体现是目前我国医疗服务价格管理的主要问题。李玲和陈剑锋（2014）[③] 认为，维持基础医疗服务的低价格，同时允许大型、高科技医疗设备和药品以高于成本价提供的价格规制方案，并没有切实减轻医疗服务消费者以及整个社会的医疗费用负担。

而对于如何规制公立医院的医疗服务价格，顾昕（2005）[④] 指出，国家对医疗服务实行了严格的价格规制，但是医疗费用仍然没有得到有效控制，“以药养医”问题也未得到有效解决。李鹏飞等（2006）[⑤] 建立了一个用于评价医疗服务价格管制的分析框架，分析结果表明，医疗服务价格管制会导致“以药养医”体制的形成，而且“以药养医”这一间接定价机制无法使患者的效用水平达到只存在道德风险和有限责任约束时的次优水平。贾洪波和刘玮玮（2013）[⑥] 认为，医疗体制改革的重点在于放松对医疗服务价格的管制。佟珺和石磊（2010）[⑦] 认为，价格规制措施的不得当

---

① 邹富良．寻租活动对医疗服务价格影响的分析［J］．中国卫生经济，2006（5）：38～41.

② 朱恒鹏．放开医疗服务价格可消除以药养医［J］．中国社区医师，2012（6）：25.

③ 李玲，陈剑锋．区域医疗信息化的作用效果识别研究——监管效应与医疗费用控制［J］．苏州大学学报（哲学社会科学版），2014（4）：10～14.

④ 顾昕．全球性医疗体制改革的大趋势［J］．中国社会科学，2005（6）：121～128.

⑤ 李鹏飞，汪德华，郑江淮．医疗服务价格管制与“以药养医”［J］．南方经济，2006（8）：68～76.

⑥ 贾洪波，刘玮玮．医疗服务价格管制：理论模型与我国的改革取向［J］．中国卫生经济，2013（7）：29～31.

⑦ 佟珺，石磊．价格规制、激励扭曲与医疗费用上涨［J］．南方经济，2010（1）：38～46.

是医疗费用增长的重要原因，针对医生的技术服务价格和药品价格实行不同定价方式使医生在技术成本得不到补偿的情况下进行药品加价，相应的传导机制使本来致力于控制医疗费用的价格规制反而由于规制手段不得当而推动了医疗费用的增长。代涛（2015）[①] 研究发现，在公立医院自主化经营背景下，医疗服务价格调整的补偿方式可以激励医院增加医疗服务提供数量，政府拨款的补偿方式会使医院减少服务提供数量，并在一定程度上抑制药品销售数量。在这两项改革措施的综合作用下，医院更愿意通过增加医疗服务数量以补偿取消药品加成所减少的收入。肖增敏等（2015）[②] 应用系统动力学方法分析了医疗服务费调整对医务人员诊疗行为、患者就医行为以及医药企业营销行为的影响，认为医疗服务费调整对医改具有关键作用，促使医方合理用药，提高诊疗质量，促使患者就诊分流，满意度提高，促使医药企业以药品质量赢得市场。

针对"以药养医"问题，国家对"医药分开"实施了系列改革政策，国内学者也对"医药分开"议题展开了一定研究。王虎峰（2009）[③] 认为，医和药的分开是一个发展方向，医和药是否分开既是一个经济问题，还涉及人事管理和科研管理问题。陈竺和张茅（2012）[④] 认为，"医药分开"有助于建立统一开放的市场，打破医疗机构对医药产业的制约，以及切断医药之间的必然联系，避免不合理用药和有限医疗资源浪费，使医患关系回归正常。王贤吉等（2013）[⑤] 指出，"医药分开"的本质应当是实

---

① 代涛．补偿机制改革对公立医院服务提供行为作用机制研究［J］．中华医院管理杂志，2015（5）：321～324.

② 肖增敏，杨莉，王莉．医疗服务费对公立医院公益性影响的系统动力学分析［J］．价值工程，2015（17）：249～253.

③ 王虎峰．中国新医改理念和政策［M］．北京：中国财政经济出版社，2009.

④ 陈竺，张茅．取消"以药补医"机制，深化公立医院改革［J］．求是，2012（9）：33～35.

⑤ 王贤吉，等．医药分开的内涵与实现途径探讨［J］．中国卫生政策研究，2013（1）：36～39.

现医院和医生的利益与药品利润脱钩。徐杰（2016）[①]认为，药品二次议价是当前政府价格控制、招标采购、医保议价这三项行政管控政策不能解决药价虚高问题的有效办法，药品的二次议价能够挤压药价水分，从源头上解决药品回扣问题，是降低公立医院成本、实现补偿和成本均衡的重要手段。

对于国家围绕“医药分开”实施的基本药物制度和“药品零差率”政策的改革效果及其对公立医院影响等研究方面，有部分学者认为在公立医院实施基本药物制度和药品零差率政策后，次均门诊费、次均住院费都有一定程度下降，药品规制政策取得了一定效果（于春富、牟蔚平，2012[②]；沈荣生，2013[③]）。段晖和刘畅（2015）[④]研究了北京公立医院实施“医药分开”政策后就医者的满意状况，认为零差率政策形成了“药品价格洼地”效应，使病人就医时间和就医方便性的满意度下降，而且“医药分开”政策给不同支付方式的就医者也带来了不同影响。刘军安等（2014）[⑤]分析了国家基本药物制度对村卫生室处方费用变化的影响，实证研究表明基本药物实施前后村卫生室平均处方费用分别为29.89元和21.69元，降低了27.43%，因而国家基本药物制度能够有效抑制村卫生室处方费用的增长及保障基层医疗卫生机构的合理用药。

相关学者的调研数据也显示，药品零差率规制政策并没有实现政策制

---

① 徐杰．药品二次议价该管不该禁［J］．中国农村卫生事业管理，2016（2）：147～148.

② 于春富，牟蔚平．陕西省县级公立医院改革的做法与启示［J］．中国卫生政策研究，2012（8）：30～33.

③ 沈荣生．公立医院改革药品零差率后对药品使用的影响［J］．中国医院，2013（1）：42～43.

④ 段晖，刘畅．北京市公立医院“医药分开”政策下患者满意度状况研究——基于模糊综合评价法的分析［J］．公共管理与政策评论，2015（4）：78～90.

⑤ 刘军安，罗庆，刘欢，梁渊，孙奕，卢祖洵．国家基本药物制度下的村卫生室处方费用及影响因素分析［J］．中国卫生经济，2014（12）：22～24.

定的既定目标（金春林、陈卓蕾，2011①）。岳经纶和王春晓（2016）② 研究了广东省县级公立医院实施药品零差率政策后的补偿机制改革政策效果，认为药品零差率政策并没有降低患者的医疗费用，而且单纯的药品价格规制政策对控费作用有限，公立医院改革的关键在于适度放松直接规制性工具，比如通过公共财政改革、第三方控费、财务政策、信息公开等手段约束医院行为和控制医疗费用。

（4）有关公立医院医疗费用控制的研究

如同国外学术界的关注方向一样，国内学者对控制公立医院医疗费用也较为重视，并取得了一定的研究成果。对文献进行整理可发现，现有研究成果主要集中在我国医疗费用增长的现状、医疗费用增长的原因及如何控制医疗费用不合理增长等方面。

卫生部（2013）③ 在一项报告中指出我国医疗费用增长迅速，1990～2010 年，年均增长 19%，扣除物价上涨因素，实际增长 13%，控制医疗费用增长是我国医疗卫生体制改革的重要目标之一。郝模（2015）也认为近年来我国医疗卫生费用增长过于迅速，国家卫生总费用的增长速度快于 GDP 的增长速度，人均卫生医疗支出的速度也快于个人工资收入增长水平。

有诸多学者对医疗费用增长的影响因素进行了分析，朱恒鹏（2007a④，2011b⑤）认为，医药生产流通体制和医疗管理体制的弊端导致

---

① 金春林，陈卓蕾．药品零差率对上海市公立医院经济运行有何影响［J］．中国卫生资源，2012（6）：431～433.

② 岳经纶，王春晓．堵还是疏：公立医院逐利机制之破除——基于广东省县级公立医院实施药品零差率效果分析［J］．武汉大学学报（哲学社会科学版），2016（2）：29～38.

③ 卫生部．中国卫生总费用研究报告 2013［M］．北京：卫生部卫生经济研究所，2013.

④ 朱恒鹏．医疗体制弊端与药品定价扭曲［J］．中国社会科学，2007（4）：89～103.

⑤ 朱恒鹏．管制的内生性及其后果：以医药价格管制为例［J］．世界经济，2011（7）：64～90.

了药价虚高，使个人出现“看病贵”问题。另外，现行扭曲式的医疗服务价格体制导致国家医疗费用和个人看病支出超承受能力增长的后果。姚宇（2014）① 认为，中国医疗费用增长部分源于合理的健康需求。通过中国营养与健康调查数据进行实证分析发现，由于政府投入不足、医院和医生缺乏控制医疗费用的激励，使医疗费用出现不合理上涨趋势。封进等（2015）② 通过实证分析得出医疗保险扩大覆盖面是我国医疗费用上涨的主要原因的结论。毛瑛等（2014）③ 则指出，我国不合理医疗费用增长由诱导需求引起，鉴于存在医生过度提供医疗服务行为，不规范好医生的价格收费行为就无法从根本上解决患者的看病问题。范兆媛和周少甫（2016）④ 认为，经济增长与老龄化是我国医疗费用快速增长的两个重要影响因素。但是，如何甄别合理与不合理的医疗费用增长在当前是个重要的学术难题（封进等，2015⑤）。

在如何控制医疗费用不合理增长方面，相关学者认为政府应在控制医疗费用不合理增长方面起主导责任（张亚东等，2004⑥；林枫，2007⑦）。

---

① 姚宇．控费机制与我国公立医院的运行逻辑［J］．中国社会科学，2014（12）：60～80.

② 封进，余央央，楼平易．医疗需求与中国医疗费用增长——基于城乡老年医疗支出差异的视角［J］．中国社会科学，2015（3）：85～103.

③ 毛瑛，等．我国医疗费用控制策略研究［J］．中国卫生经济，2014（9）：31～34.

④ 范兆媛，周少甫．经济增长与老龄化对医疗费用增长的空间效应分析［J］．中国卫生经济，2016（6）：62～64.

⑤ 封进，余央央，楼平易．医疗需求与中国医疗费用增长——基于城乡老年医疗支出差异的视角［J］．中国社会科学，2015（3）：85～103.

⑥ 张亚东，等．医疗价格过快增长的供需原因与对策［J］．中国卫生经济，2004（8）：58～60.

⑦ 林枫．城镇居民基本医疗保险费用补偿［J］．中国社会保障，2007（3）：44～46.

孟庆跃（2002）[①] 论述了医疗保险支付方式对费用控制的重要性。胡苏云（2000）[②] 提出提高自付比例、实行分级付费方式可以控制需方医疗保险费用的观点。顾昕（2010）[③] 也主张从需方进行控费管理。姚宏（2011）[④] 认为，推进门诊统筹和付费方式改革是实现医疗费用控制目标的基本思路。梁万年（2011）[⑤] 认为，医生的激励机制是医改的“螺丝钉”，解决好医生的激励问题才是消除“以药养医”现象的根本，以从源头上“拧紧”医疗费用无序增长的“阀门”。姚宇（2014）[⑥] 认为，要重构我国医疗体制中的控费机制。但是，如何设计具体操作方式来控制我国医疗费用的不合理增长，当前鲜有文献进行研究。

（5）有关管理式医疗的研究

在对管理式医疗研究方面，国内学者的研究成果不多，基本上立足于对美国管理式医疗制度状况和作用功能等层面的梳理与分析。

方刚和杨波（2005）[⑦] 介绍了美国管理式医疗组织（MCO）的组织结构、支付方式及改革趋势。杨燕绥和岳公正（2006）[⑧] 提出了“社会化管理式医疗的概念”，指出社会化管理式医疗是一个置于“二维四圈型医

---

① 孟庆跃. 医疗保险支付方式改革对费用控制的影响分析 [J]. 卫生经济研究，2002（9）：18～21.

② 胡苏云. 医疗保险中的道德风险分析 [J]. 中国卫生资源，2000（3）：128～129.

③ 顾昕. 公共财政转型与政府卫生筹资责任的回归 [J]. 中国社会科学，2010（2）：103～120.

④ 姚宏. 事关医改全局的两件大事——推进门诊统筹和付费方式改革的基本思路 [J]. 中国医疗保险，2011（7）：12～14.

⑤ 梁万年. 完善激励机制，留住医改“螺丝钉” [J]. 中国社区医师，2011（23）：26.

⑥ 姚宇. 控费机制与我国公立医院的运行逻辑 [J]. 中国社会科学，2014（12）：60～81.

⑦ 方刚，杨波. 美国的管理式医疗及思考 [J]. 中国医院，2005（12）：70～74.

⑧ 杨燕绥，岳公正. 中国医疗服务治理机制的目标范式 [J]. 中国医院管理，2006（9）：5～7.

疗服务机制”之下的社会化医疗服务管理机制，即医生自律、医院管理、第三方付费制约、社会评价与监督四者之间相互影响和相互作用的机制。在其后续研究中又拓展为“两维五圈医疗服务治理机制”。“两维”指诊断合规和财务合理，“五圈”指医患首诊合同、医院服务合同、药物合同、医保支付合同、社会参与评价。他们提出，在该治理机制中要发挥医保的引擎作用，通过支付方式改革抑制医患道德风险，引导医疗资源合理配置，构建协议定价平台，实现合理控费的医疗服务治理目标。① 彭晓娟和王健（2008）② 分析了传统医疗保险模式与管理式医疗模式在信息不对称条件下医生的医疗行为。胡爱平（2010）③ 全面介绍了美国管理式医疗的组织形式、管理结构、医疗服务网络、医疗费用控制方法、市场运营方式以及法律与监管体系等经验。冯变玲等（2011）④ 翻译了 ISPOR 药物成本工作组关于从管理式医疗视角测量药物成本的报告，认为管理式医疗角度下药物成本的测算应包括药费和处方费，再加上扣除共付金额、折扣和其他原因减少的药物价格。张涛和袁伦渠（2013）⑤ 认为，管理式医疗的实质是医保机构从游离于医患关系之外的被动赔付者转变为介入医患关系的“第三方”，通过一体化医疗服务网络、预付费制度、医疗服务管理、健康管理等契约安排或管理手段，克服医患关系中的市场失灵，解决医疗费用

---

① 杨燕绥，岳公正，杨丹．医疗服务治理结构和运行机制［M］．北京：中国劳动社会保障出版社，2009.

② 彭晓娟，王健．管理式医疗保险——多重信息不对称下的医疗行为［J］．兰州商学院学报，2008（3）：67～71.

③ 胡爱平．管理式医疗：美国的医疗服务与医疗保险［M］．北京：高等教育出版社，2010.

④ 冯变玲，宗欣，吴晶．成本—效果分析中药物成本测量的良好研究规范：管理式医疗视角——ISPOR 药物成本工作组报告之三［J］．中国药物经济学，2011（4）：88～96.

⑤ 张涛，袁伦渠．“管理式医疗”机制：美国经验与我国借鉴［J］．河南社会科学，2013（6）：28～32.

和质量问题。阎惠中（2013）[①] 指出，管理式医疗并不是要求医疗部门主管医疗，而是医疗行业自治与政府管理的内行与外行协作式管理医疗。黄海（2014）[②] 从保障医疗质量和控制医疗费用角度研究了美国管理式医疗的运行机理。

对于美国管理式医疗的作用，袁振（2006）[③] 认为，管理式医疗制度能够有效整合医疗服务提供者和保险人之间的契约关系，使其能在保证医疗服务质量前提下降低医疗费用。王晓燕和孙晓琳（2016）[④] 也分析了管理式医疗对美国医疗服务的整合状况，认为管理式医疗通过引入医疗服务成本制约机制极大地提高了医疗服务效率；同时，管理式医疗发挥了医疗资源的整合作用，使医保部门在与医疗机构谈判过程中具有强势地位，保证患者享受高质高效的医疗服务。但是，杨晴川（2005）[⑤] 却认为，管理式医疗计划在美国医疗体制中存在矛盾的两面性，虽然管理式医疗能够为病人提供医疗服务选择的自由权，但该计划不能掩盖美国医疗体制效率低、浪费大、公平性较差和分配不合理等缺陷。美国卫生总费用、人均医疗费用或总费用占国内生产总值的比例均为全世界最高，而且在衡量卫生事业产出的人均寿命等方面国民健康指标并不乐观。施祖东等（2013）[⑥] 也认为，虽然美国管理式医疗在降低医疗费用和医疗保险运行成本方面发挥了重要作用，但在医疗服务质量、服务可及性和临床医疗的长远发展方

---

① 阎惠中. 论“管理式医疗”——政府对医疗功能扩张与行业自律弱化的对策 [J]. 中国医院，2013（10）：19～21.

② 黄海. 美国管理式医疗及对我国控制医疗费用的启示——医疗质量与医疗费用的博弈 [J]. 医院院长论坛，2014（2）：58～63.

③ 袁振. 管理式医疗及其对我国医疗保险制度改革的借鉴分析 [J]. 天津社会科学，2006（2）：42～44.

④ 王晓燕，孙晓琳. 管理式医疗框架下的美国医疗服务整合 [J]. 医药卫生：文摘版，2016（24）：216～217.

⑤ 杨晴川. 美国管理式医疗整合效率与公平 [J]. 医院领导决策参考，2005（18）：48～49.

⑥ 施祖东，等. 美国管理式医疗的发展历程及对国内医保的借鉴 [J]. 中国卫生法制，2013（4）：37～39.

面还存在很多问题。

在如何借鉴美国管理式医疗的经验和做法方面，肖柳珍（2016）① 认为，我国应理性借鉴美国管理式医疗的经验，从管理式医疗侵权责任来看，管理式医疗计划会加重医生传统侵权责任并新增合同责任与守门人责任，同时对那些签订了协议的医疗机构也可能因资格审查、医疗项目评估及节约成本等承担侵权责任。魏小雷（2012）②、尚颖和贾士彬（2012）③、丁爱华和杨芳（2010）④ 等从控制医疗费用、规范医生诊疗行为、改革医保支付方式等方面研究了管理式医疗。

（6）有关公立医院激励约束机制方面的研究

从已有研究来看，国内学术界有关公立医院激励约束机制的研究成果甚少，基于医疗保险视角专门研究公立医院治理的激励约束机制成果还存在一定的研究空白。

从中国知网的搜索结果看，仅有 2 篇有关公立医院激励约束机制研究的学位论文。陈欣博士（2005）⑤ 针对我国大中型公立医院的发展现状，从委托代理关系、激励约束机制、信息显示机制和机制的系统整合与实现等方面对公立医院的激励约束机制进行过深入分析。崔冰硕士（2007）⑥ 以吉林省吉林市二级乙等以上综合性公立医院为分析对象，研究了公立医院医生职业行为的激励与约束机制问题，并建立了医生职业行为激励与约

---

① 肖柳珍．论管理式医疗侵权责任对我国基本医疗立法的启示［J］．湖南医科大学学报（社会科学版），2016（1）：36～41.

② 魏小雷．美国管理式医疗保险模式介绍及对我国基本医疗保险的启示［J］．中国卫生产业，2012（124）：169～170.

③ 尚颖，贾士彬．美国管理式医疗保险费用控制机制分析及借鉴［J］．中国保险，2012（3）：62～64.

④ 丁爱华，杨芳．借鉴管理式医疗，降低商业医疗保险中的道德风险［J］．金融纵横，2010（1）：53～56.

⑤ 陈欣．公立医院激励约束机制研究［D］．天津大学，2005.

⑥ 崔冰．医生职业行为激励与约束机制研究——以吉林市二级乙等以上综合性公立医院为例［D］．首都经济贸易大学，2007.

束机制的经济学模型。

其他成果则零散地聚焦于公立医院的委托代理、内部治理、医护人员、药品规制等激励约束问题研究方面。张利萍等（2010）① 从委托—代理理论视角分析了公立医院建立信息非对称条件下的激励约束机制问题。庄俊汉等（2007）② 和代涛等（2008）③ 分别研究了医院院长和医护人员的激励约束问题。胡洋和戴萌（2009）④ 从医院内部效率与约束的视角，分析了公立医院的激励约束问题。唐要家和吕忠禄（2009）⑤ 认为，在药品纵向交易关系中，医生和医院在药品零售环节的推动是导致药品价格扭曲的根本原因，而收益率管制政策则进一步诱导医院进销高价药品，解决纵向价格扭曲需要加强委托—代理双方的激励约束作用，对医生开展声誉激励约束，设立信息披露机制，减少政府管制，打破公立医院的垄断地位，从根本上实现“医药分离”。陈建国（2010）⑥ 认为，我国现行公立医院运行体制违背了委托—代理理论的激励约束相容原则，应该对管理者、医生和患者三者之间的关系进行调整。安健等（2012）⑦ 认为，公立医院法人化的治理结构实际上是委托—代理关系的一组合约安排，其核心是激励约束机制的建立，激励机制关键要解决激励相容问题和参与约束问

---

① 张利萍，郑彦玲，王春燕．信息非对称条件下委托—代理关系的公立医院激励约束机制研究［J］．科技情报开发与经济，2010（5）：189～191.

② 庄俊汉，张亮，吴小龙．基于委托代理关系的公立医院院长激励约束机制研究［J］．中国医院管理，2007（10）：34～36.

③ 代涛，何平，王小万．我国公立医院医护人员激励约束机制现状分析与建议［J］．中国医院，2008（3）：29～31.

④ 胡洋，戴萌．基于委托代理理论的公立医院内部激励约束机制研究［J］．中国医院管理，2009（10）：37～39.

⑤ 唐要家，吕忠禄．药价虚高与纵向激励扭曲［J］．价格月刊，2009（9）：23～25.

⑥ 陈建国．委托—代理视角的公立医院管理体制改革［J］．经济体制改革，2010（1）：34～39.

⑦ 安健，等．公立医院“公法人化”治理制度设计研究［J］．中国卫生经济，2012（9）：8～10.

题。魏来等（2013）[①] 认为，对于医保而言，合适的费用激励约束是促成组织结构整合、服务合作机制建立及其医务人员行为互动而形成的一种动态均衡状态。段丁强（2013）[②] 从药品价格规制视角研究了公立医院的激励约束问题，针对当前我国药价管制政策存在的管制俘获问题，认为必须利用激励约束机制规范医生的用药行为。陈建华等（2014）[③] 提出，要建立以市场竞争为内容的公立医院激励约束机制，促进供需双方利益相容。郭科和顾昕（2015）[④] 从多任务委托代理理论视角研究了公立医院管理者与医生之间的委托代理关系，认为在固定薪酬制下，医生的激励效果较差，如果实施强激励因素的分成制和租金制，可以有效激励医生的产出与努力程度。

（7）公立医院治理的其他研究视角

在公立医院管理体制研究方面，顾昕（2006a[⑤]，2010b[⑥]）研究了全球性公立医院的法人治理模式变革过程，认为法人化治理模式更有效率，是实现国家监管与市场效率平衡的重要路径，同时认为公立医院管理体制改革的本质是去行政化。李玲（2010）[⑦] 认为，美国退伍军人医院的病人

---

① 魏来，等．医保支付和经济激励：整合的医疗服务系统形成的“引擎”[J]．中国卫生经济，2013（5）：35～38.

② 段丁强．药品零差率改革的管制俘获困境及对策[J]．中国卫生经济，2013（5）：16～18.

③ 陈建华，朱跃州，鲁翔．公立医院兼顾公益性与积极性的发展趋势和实现路径[J]．医学与社会，2014（4）：30～32.

④ 郭科，顾昕．公立医院管理中的激励机制：多任务委托代理理论的视角[J]．经济学动态，2015（10）：49～58.

⑤ 顾昕．全球性公立医院的法人治理模式变革——探寻国家监管与市场效率之间的平衡[J]．经济社会体制比较，2006（1）：46～55.

⑥ 顾昕．去行政化是公立医院改革的精髓[J]．中国医疗保险，2010（10）：68～75.

⑦ 李玲．公立医院管理与考核的国际经验及启示[J]．中国卫生政策研究，2010（5）：12～15.

信息管理系统经验值得我国借鉴，可以满足医疗服务的可及性，以及降低国家的财政投入和医院的管理成本。罗力（2010）① 认为，公立医院管理体制改革要么等待大社会制度环境变迁，要么收拢公立医院的管理主体，这样才能使公立医院获得真正的办医自主权。胡万进（2012）② 以公共行政学的"整体性治理理论"梳理了公立医院"管办分开"的主体、内涵、性质等，在比较国内外公立医院治理模式的基础上，提出了一个基于整体性治理的公立医院"管办分开"的操作路径。李银才（2014）③ 则认为，管办不分的公立医院管理体制是医生道德风险产生的根源。赵建国和廖藏宜（2014）④ 利用 Preker - Harding 模型，选取上海申康法人化管理模式、北京海淀契约式管理模式、潍坊自主化管理模式、无锡托管式管理模式和宿迁民营化管理模式五种典型基层公立医院管理体制改革实践模式作为研究对象，将这五种改革模式量化为组织变革、所有者职能、投资决策权、人事管理权、财务管理权、社会功能、政府监管和制度环境八个具体评价指标，分析了各实践模式的优势与不足。此外，黄四爽（2014）⑤、孔令大和刘国恩（2014）⑥、傅黎瑛和吕晓敏（2016）⑦ 等从国外治理经验、产权改革、引入审计治理模式等方面进行了相应研究。

---

① 罗力．中国公立医院改革——关注运行机制和制度环境［M］．上海：复旦大学出版社，2010.

② 胡万进．我国公立医院"管办分开"的整体性治理分析［J］．江苏社会科学，2012（3）：83～89.

③ 李银才．管办不分：公立医院医生道德风险的本源［J］．现代经济探讨，2014（6）：88～92.

④ 赵建国，廖藏宜．我国基层公立医院管理体制改革实践模式分析［J］．财经问题研究，2014（12）：123～130.

⑤ 黄四爽．公立医院三级托管发展模式的实践与研究［J］．现代医院管理，2014（5）：44～47.

⑥ 孔令大，刘国恩，等．公立医院管理体制改革研究［J］．中国卫生事业管理，2014（3）：164～167.

⑦ 傅黎瑛，吕晓敏．我国公立医院审计委员会制度构想［J］．财经论丛，2016（1）：65～73.

在公立医院改革模式研究方面，方鹏骞（2010）① 从法人治理视角总结了我国公立医院的四种治理实践模式，即内部管理机制变革型、政事分开型、管办分开型、产权所有者变更型。叶靖和赵云（2014）② 认为，当前应当探索公立医院的公益性和积极性均衡化改革模式，并提出了实现公立医院公益性和医务人员积极性均衡的四条路径：政府主导路径、市场主导路径、社会主导路径和公共管理路径。代志明（2015）③ 认为，“三明医改”模式难以在全国推广，其原因在于“三明医改”所倡导的政府强势介入医疗服务的政策导向背离了国际医疗改革的大势，同时“三明医改”回避了改革成本的合理分担及医生的改革参与权等问题。宋士华（2016）④ 从法人治理结构本质及其背后政治原理视角提出了我国公立医院治理结构的权力制衡路径。

在公立医院多元化办医研究方面，王虎峰（2009）⑤、鲁盛康和杨忆文（2011）⑥、彭玉和董军（2015）⑦ 研究了公立医院私有化及社会资本办医等问题。邓国营等（2013）⑧ 通过实证研究认为去民营医疗机构就诊的患者，其医疗费用显著低于公立医院，且在患者就医满意度和等待时间等变量上，民营医疗机构的医疗服务水平和质量也显著高于公立医院。樊鹏

---

① 方鹏骞．中国公立医院法人治理结构及其路径研究［M］．北京：科学出版社，2010.

② 叶靖，赵云．公立医院改革中公益性与积极性均衡的实现路径［J］．卫生经济研究，2015（1）：30～32.

③ 代志明．“三明医改”模式可以复制吗？——兼与钟东波先生商榷［J］．郑州轻工业学院学报（社会科学版），2015（4）：35～38.

④ 宋士华．公立医院治理结构与权力制衡制度设计的思考［J］．管理观察，2016（2）：171～174.

⑤ 王虎峰．国际非营利医疗机构发展概述［J］．国外社会科学，2009（2）：92～99.

⑥ 鲁盛康，杨忆文．管窥我国公立医院利用社会资本之现状［J］．武汉理工大学学报（社会科学版），2011（6）：869～872.

⑦ 彭玉，董军．国外公立医院私有化的研究与借鉴［J］．卫生经济研究，2015（6）：50～52.

⑧ 邓国营，窦晨彬，龚勤林．医疗机构性质、医疗费用与服务质量［J］．经济评论，2013（1）：120～129.

(2013)① 通过梳理德国公立医院“非公化”改革的历程和效果认为我国要谨慎参考德国经验。虽然德国政府通过市场和政府力量鼓励非公医院的发展，调整了原有医疗服务格局，降低了政府负担，但是整个德国医疗体系服务能力整体上却在下降，其原因在于“多元化”和“社会化”破坏了以政府为核心的公共服务能力。“公”与“非公”都是手段和机制，关键在于如何保障公共服务的持续供应能力，这需要在我国医疗体系改革时特别注意。农圣等（2014)② 认为，我国卫生服务市场的准入、竞争、筹资和顾客身份等要素条件限制了社会资本办医。尼燕（2015)③ 利用 2008～2013 年数据对比分析了公立医院和民营医院在医疗资源、业务量和经济运行状况等方面的绩效。

国内研究述评：上述研究成果展现了国内学术界对于公立医院治理问题的关注热度和研究程度，从已有研究来看，诸多学者对医疗保险、公立医院内部治理机制与改革问题、医疗费用控制、医疗服务行为、管理式医疗等问题进行了深入研究，而且学术界对公立医院存在的公益性缺失、医疗服务中的不合理医药行为、医疗费用过快增长、缺乏有效的激励约束机制等问题达成了一定共识。在发挥医保的激励约束作用方面，部分学者也肯定了医保对医疗服务提供方的激励约束效果，也有一些学者对美国管理式医疗在保障医疗质量和控制医疗费用方面的作用进行过少量研究。但是，鉴于公立医院改革问题的复杂性，已有研究中有关公立医院激励约束机制的研究成果甚少，以医疗保险为切入点系统性地研究公立医院的激励约束问题还存在学术空白。

① 樊鹏．公共服务体系“非公化”须谨慎——基于德国医院体系改革成效的经验分析 [J]．经济社会体制比较，2013 (3)：125～137.

② 农圣，李卫平，农乐根．基于平等市场主体地位的社会资本办医条件分析 [J]．中国卫生经济，2014 (12)：11～13.

③ 尼燕．我国公立医院与民营医院经济运行趋势对比分析 [J]．中国卫生经济，2015 (10)：64～67.

因而，本书尝试借鉴管理式医疗的理论机理，建立分析框架，研究医疗保险对公立医院的激励约束问题，具有一定的学术价值和理论创新性，以期能为公立医院治理方面的学术探索提供新的研究视角，在研究方法、研究结论方面丰富已有研究成果，完善公立医院治理的理论体系。

1.3　研究思路和研究内容

1.3.1　研究思路

本书以在推动“医疗、医保、医药”三医联动改革背景下实现公立医院良好治理为研究目标，综合运用理论分析与实证研究、经验研究与规范论证相结合的研究方法，按照“现实困境→文献述评与理论机理→历程梳理与问题归纳→实证测度→经验借鉴→机制设计”的研究逻辑，基于已有研究成果和管理式医疗的理论机理，构建管理式医疗下医疗保险对公立医院激励约束的理论模型和分析框架，从公立医院医疗服务提供绩效、医生诊疗行为和公立医院医药行为三个维度，实证测度医保政策工具对公立医院的激励约束效果，结合理论分析、实证结果和美国、英国、日本及中国福建三明的改革经验，构建实现公立医院良好治理的医保激励约束机制。

1.3.2　研究内容

基于以上研究思路，本书的研究内容拟安排如下：

“第 1 章　绪论”，提出选题的研究背景和研究意义，结合研究要点，对国内外学界在医疗保险、公立医院治理和管理式医疗等方面的理论和前沿研究成果进行整理和评述，国内外已有研究是本书立论的重要理论支撑。同时阐述研究思路和主要研究内容，介绍研究方法，归纳创新点。

“第 2 章　医疗保险对公立医院激励约束的基本分析框架”，是全书逻辑思路的理论基础，首先，界定公立医院、医疗保险、激励约束机制、管理式医疗等核心概念，明确研究范围；其次，借鉴利益相关者理论和治理理论的机理，分析公立医院改革中各利益关联方的作用与影响；再次利用信息经济学、博弈论、规制经济学与公共管理的理论思想阐述管理式医疗的理论机理，通过厘定医疗服务的特殊性，分析公立医院医疗服务提供过程中由信息不对称导致的市场失灵和委托代理失效引致的政府失灵问题，进而引入管理式医疗的治理机制——医保对公立医院的激励约束机制，以解决我国公立医院改革的市场和政府双向失灵问题；最后，依据管理式医疗的理论机理建立管理式医疗下医疗保险对公立医院激励约束的理论模型，结合公共政策分析理论，确定医保发挥激励约束作用的政策工具，构建基本分析框架。

“第 3 章　我国公立医院的改革历程及医保对公立医院的激励约束现状”，是后续实证研究和医保激励约束机制构建的历史对照和现实依据。首先，根据我国经济社会体制从计划经济、改革开放到成熟市场经济的演进历程，将公立医院的发展与改革历程划分为三个阶段：计划经济体制下公立医院的发展与改革探索期（1949～1978 年）、改革开放后公立医院的改革探索期（1979～2009 年）和“新医改”背景下公立医院的治理探索期（2009 年至今），并分别对各阶段公立医院的改革背景和治理效果进行系统性评价；其次，分析我国公立医院的发展与运行现状，包括医疗资源发展、收入状况、医疗服务提供等方面的情况；再次介绍我国医疗保险的发展现状，描述医疗保险的制度体系及职工医保、城居保和新农合三大制度项目的发展状况，介绍医保基金收支及结余情况，以及医保支付方式的改革现状；最后，总结公立医院运行过程中医保激励约束存在的问题，包括医保制度体系与经办机构存在的问题，以及公立医院医疗服务供给层面和需求层面存在的问题。

“第 4 章　医保控费对公立医院医疗服务提供绩效的影响”，分析了医保通过费用补偿来激励约束公立医院的医疗服务行为，控制公立医院医疗费用的不合理增长是其费用治理的重要目标。在我国实行医疗费用总额预算管理的现状下，医保实现有效控费的治理机理是保证公立医院医疗服务提供的效率和公益性。基于此，本章首先，对医疗费用规模与公立医院医疗服务效率进行实证测度，建立测度医疗费用规模与医疗服务提供效率的指标体系，运用因子分析法，对我国 31 个省（市、自治区）的两期截面数据进行实证分析，研究宏观层面上医疗费用增长对公立医院医疗服务提供效率的影响；其次，对医疗费用结构与公立医院医疗服务公益性进行实证测度，选择央属、省属、地级市属、县级市属、县属 5 类公立医院年均医疗费用和患者人均医疗费用作为被解释变量，选择药占比、检查费占比、医疗服务费占比作为解释变量，构建面板数据模型，从医院和患者的医疗费用结构层面来测度与公立医院医疗服务公益性之间的关系，并对实证结果进行政策含义分析；最后，基于医保有效控费和公立医院医疗服务提供满足效率与公益性的绩效原则，以辽宁省为例，利用经典埃文斯模型测算实现公立医院效率与公益性相均衡的医疗服务财政最优补偿水平。

“第 5 章　医保付费对公立医院医生诊疗行为的影响”，鉴于医生诊疗行为的难以观测特征以及缺乏翔实的微观数据，引入经济学效用最大化的分析思想，运用成本—效用函数及其最优化方法从数理经济学视角研究医保付费对公立医院医生诊疗行为的影响。首先，根据医生诱导需求理论模型建立医生医疗服务的收入函数与效用最大化函数，对其在药品和医疗项目方面的诱导需求行为进行经济学论证；其次，建立医患保三方的成本—效用函数，确定完全信息条件下医保与患者效用最大化的医生诊疗服务要素投入的最优补偿价格，然后分三种不同偏好对按项目付费和预付制两种医保付费方式的激励约束效果进行实证测度，并对测度结果进行政策含义分析；最后，依据实证结果，结合医疗保险付费方式的演进规律及我国国情，从理论层面设计合理的医保付费机制，并阐述其运行机理。

“第 6 章　医保药品规制对公立医院医药行为的影响”，医保通过有效的规制政策与手段规范公立医院的医药行为是“三医联动”改革的重点治理环节，为此本章将从政策效果视角测度医保药品规制政策对公立医院医药行为的激励约束效果。首先，对公立医院药品规制的政策效果进行实证测度，鉴于我国药品规制政策还在政策执行阶段以及政策执行具有时滞性，因此选用灰色预测 GM（1，1）模型，选择公立医院门诊人均医药费用、门诊人均药品费用、住院人均医药费用和住院人均药品费用作为测度变量，基于 2000～2014 年四个变量的原始数据列，分别构建四个变量的预测拟合模型来评价 2015～2020 年我国公立医院门诊人均医药费用、门诊人均药品费用、住院人均医药费用和住院人均药品费用的政策规制效果；其次，从微观层面分析“药品零差率”政策的合理性，通过梳理“以药养医”问题产生的政策历程厘定“药品零差率”的政策本质，总结“药品零差率”政策在实施过程中的消极影响，介绍国外药品加成的实践政策，进而探讨“药品零差率”政策的合理性；最后，结合上述分析结果，及世界卫生组织、世界银行和管理式医疗对药品价格和合理用药行为规制的理念与政策工具，基于我国已有政策体系，设计实现公立医院合理医药行为的药品规制路径。

“第 7 章　医疗保险对公立医院激励约束的典型经验”，本章结合研究主题，分别从管理式医疗、医疗服务监管、医疗费用控制和“医疗、医保和医药”联动式改革等视角各有侧重地介绍国内外在医疗保险对公立医院激励约束方面的典型经验。具体包括：介绍美国管理式医疗的激励约束经验；总结英国国民健康服务体系（NHS）的医疗服务监管经验；归纳日本公共医疗保险的费用控制经验；阐述我国福建三明市“三医联动”的改革经验。

“第 8 章　实现公立医院良好治理的医保激励约束机制构建”，首先，从治理的利益关联方视角来明确医保激励约束机制的目标；其次，结合我国医保及公立医院的发展环境，构建实现公立医院良好治理的医保激励约束机制，并阐述其具体内容；最后，为了更有效地发挥医保激励约束机制的作用，分别从理念、制度设计、机制改革、制度完善等方面提出具体的政策建议，这些政策建议也是实现公立医院良好治理、保障医保激励约束机制有效运行的配套措施。

“第 9 章　研究结论及研究展望”，将综合以上研究内容，归纳研究结论，然后，针对研究不足提出后续研究展望。

基于上述研究内容，本书的技术路线图可以勾勒为如图 1 -1 所示。

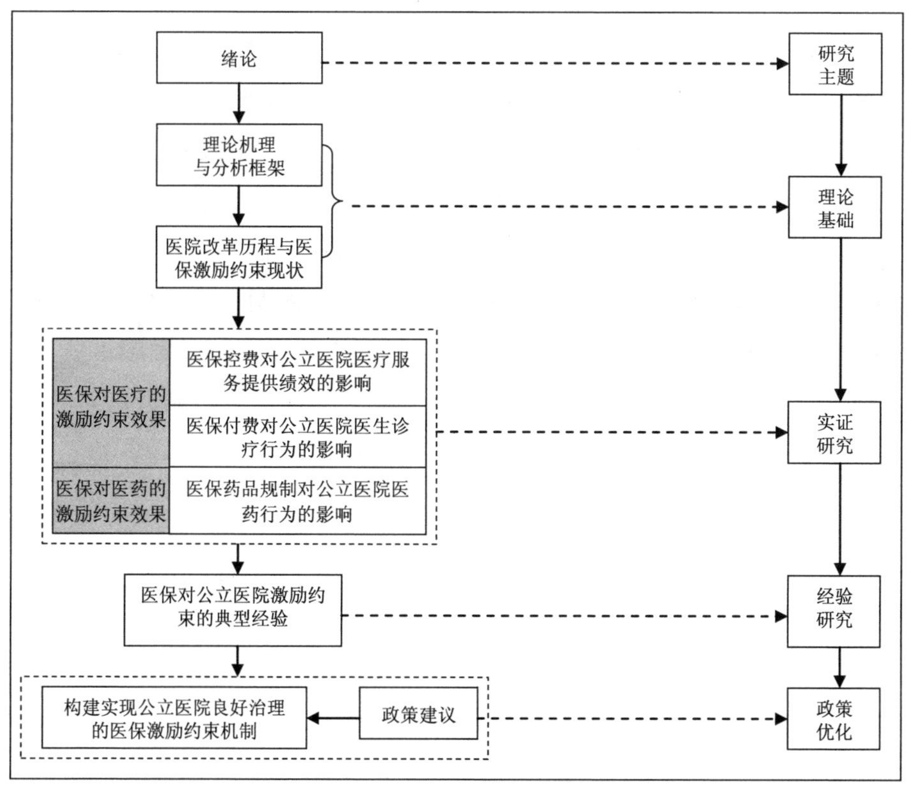

图 1 -1　本书研究的技术路线图

1.4 研究方法

科学的研究方法是重要的问题分析工具，有利于提升本书的研究深度和研究水平。本书将综合采用理论分析与实证研究、经验研究与规范论证相结合的研究方法，展开医疗保险对公立医院激励约束效果及机制方面的研究，具体的研究方法包括：

（1）文献评述与理论分析

国内外成熟的理论与已有研究成果奠定了本书的理论基础。在国内外文献评析与理论阐述中，本书明确了医疗保险对激励约束公立医院医疗服务主体的作用，提炼了管理式医疗的理论机理，同时相关研究也对本书研究方法的使用有一定启发，能为本书研究逻辑和分析框架提供理论支撑。健康经济学、信息经济学、数理经济学、博弈论、制度经济学、公共管理、公共政策、社会治理等学科基础理论，为本书明确医保激励约束的政策作用工具，确定医保激励约束机制对公立医院医疗服务提供绩效、医生诊疗行为和医药行为的影响机理，建立分析框架，提供重要理论基础。

（2）实证研究与数理分析方法

在测度医保政策工具对公立医院医疗服务提供绩效、医生诊疗行为和合理用药三个维度的激励约束效果方面，本书大量运用定量分析和数理分析的方法，提升了研究内容的深度和研究结论的质量。比如，运用因子分析法对我国 31 个省（市、自治区）的医疗费用增长规模与公立医院医疗服务效率进行实证测度，构建面板数据模型对医保总额控费下医院和患者的医疗费用结构与医疗服务公益性进行实证测度，利用经典埃文斯模型测算实现公立医院效率与公益性相均衡的医疗服务财政最优补偿水平，选择灰色预测 GM（1，1）模型来测度药品规制政策效果。同时，鉴于医生诊疗行为的难以观测特征，本书引入经济学效用最大化的分析思想，运用成本一效用函数及其最优化方法从数理经济学视角研究医生的诱导需求行为以及不同医保付费方式对公立医院医生诊疗行为的激励约束效果，数理分析结果有力地佐证了现实情况下医疗服务信息不对称所导致的医生不合理诊疗行为。

（3）制度分析和比较研究

“他山之石，可以攻玉。”公立医院治理与医保激励约束改革方面，国内外不乏成功的经验可供借鉴，特别在医疗改革领域，发达国家面临更多的问题，其改革历程漫长且积累了丰富的治理经验。这些典型治理经验能为我国完善体制机制，选择有效的治理方式，提供有益借鉴。本书结合研究主题，选取美国管理式医疗、英国 NHS 医疗服务监管、日本医保控费和我国福建三明“三医联动”改革的实践经验进行制度分析和比较研究，能为我国探寻合理的公立医院治理路径和实现公立医院良好治理的医保激励约束机制构建，提供理论和实践层面的政策参考。

（4）规范分析方法

依据管理式医疗的理论机理与公共政策理论，确定医保发挥激励约束作用的政策工具，建立医疗保险对公立医院激励约束的基本分析框架；同时，结合理论分析、实证结果和经验研究，构建实现公立医院良好治理的医保激励约束机制。基本分析框架与激励约束机制的构建，是规范分析方法的重要体现。

1.5 主要创新点

第一，基于管理式医疗的理论机理，构建了管理式医疗下医疗保险对公立医院激励约束的理论模型与分析框架，研究医疗保险对公立医院的激励约束效果与机制问题。分别从医疗服务提供绩效、医生诊疗行为和合理用药三个维度，实证测度了医保政策工具对公立医院的激励约束效果，设计了实现公立医院良好治理的激励约束机制，拓展了已有研究视角，增强了以医保为切入点促进“三医联动”改革的理论解释力度，丰富了公立医院治理的理论体系。从已有研究来看，有关公立医院激励约束问题的研究成果甚少，以医疗保险为切入点系统性地研究公立医院激励约束问题还存在学术空白，因此，本书能为已有研究提供新的分析视角。同时，本书认为管理式医疗是医疗服务运行机制上的治理创新方式，通过发挥医保的第三方激励约束作用，正向激励和规范公立医院改革过程中各利益关联方的行为，克服公立医院医疗服务提供的市场和政府双向失灵问题，是从治理机制层面破解公立医院改革困境的有效路径，因而，引入管理式医疗分析公立医院改革问题，丰富了已有研究成果和理论体系，也契合了当前国家推动“三医联动”改革的政策背景，为从医保视角探寻公立医院的可行性治理路径提供了学理支撑。

第二，依据医保控费机理实证测度了医保控费对公立医院医疗服务提供绩效的影响。基于我国实行医疗费用总额预算管理的现状，提出了公立医院医疗服务提供效率与公益性相均衡的费用治理机理。根据医保有效控费的理论机理，一方面，从费用规模的宏观层面，实证测度了医疗费用规模对公立医院医疗服务提供效率的影响，建立测度指标体系，运用因子分析法，对我国31个省（市、自治区）医疗费用增长规模与医疗服务质量的两期截面数据进行了定量分析；另一方面，从费用结构的微观层面，实证测度了医疗费用结构对公立医院医疗服务公益性的影响，构建面板数据模型，选择央属、省属、地级市属、县级市属、县属5类公立医院年均医疗费用和患者人均医疗费用作为被解释变量，选择药占比、检查费用占比、医疗服务费用占比作为解释变量，从医院和患者的医疗费用结构层面测度了与公立医院医疗服务公益性之间的关系。最后，结合实证结果，基于医保有效控费与公立医院医疗服务提供满足效率与公益性的绩效原则，运用辽宁省的公立医院发展数据，利用经典埃文斯模型测算了实现公立医院效率与公益性相均衡的医疗服务财政最优补偿水平。本书所提出的医保控费治理机理能为公立医院有效控费提供理论依据，而且定量分析方法的使用弥补了学界对于公立医院费用治理问题实证研究的不足，测度结果也具有重要的政策价值和现实意义。

第三，引入经济学效用最大化的分析思想，运用成本—效用函数及其最优化方法从数理经济学视角研究医保付费对公立医院医生诊疗行为的影响。通过医生诱导需求理论模型建立医生医疗服务的收入函数与效用最大化函数，对其在药品和医疗项目方面的诱导需求行为进行经济学论证，从理论层面证实了医生会过度提供医疗服务量，并提出“只要药品或医疗服务项目间存在边际利润差，医生就会凭借诊疗信息优势，诱导患者选择高价药品或医疗服务项目”的观点。对于如何激励约束医生的诊疗行为，分别对医保按项目付费和预付制两种付费方式的医生激励约束效果进行了测度，得出“按项目付费和预付制对医生诊疗行为的激励约束效率都不能实现帕累托最优”的结论。同时，对于如何合理选择和设计医保付费方式，结合医疗保险付费方式的演进规律及我国国情，提出“DRGs－PPS是实现公立医院有效控费，激励其保障医疗服务质量，从源头上约束医生诱导需求动机，提高公立医院管理效率的良好机制选择，是对医生诊疗行为激励约束机制的帕累托改进”的观点，并深入阐述了DRGs－PPS付费机制的理论机理和运行原理。总之，引入经济学思想分析医疗服务提供中公立医院医生的诊疗行为，解决了由于医生诊疗行为的难以观测特征以及缺乏翔实的微观数据而带来的研究缺陷，为分析医生的医疗服务行为提供了一种新的研究思路，也为设计规范医生诊疗行为的医保付费机制提供了理论支撑，同时所提出的 DRGs – PPS 付费机制也为现行付费机制改革提供了政策启示。

第四，选择灰色预测 GM（1，1）模型从政策效果层面测度了医保药品规制政策对公立医院医药行为的影响。鉴于我国药品规制政策还在政策执行阶段以及政策执行具有时滞性，本书采用灰色预测 GM（1，1）模型来测度药品规制政策效果，选择公立医院门诊人均医药费用、门诊人均药品费用、住院人均医药费用和住院人均药品费用作为测度变量，基于 2000 ~ 2014 年四个变量的原始数据列，分别构建四个变量的预测拟合模型来评价 2015 ~ 2020 年我国公立医院门诊人均医药费用、门诊人均药品费用、住院人均医药费用和住院人均药品费用的政策规制效果。根据测度结果，得出了“药品规制政策在调整公立医院费用结构、控制药品费用方面取得了一定效果，但药占比下降幅度并不大，说明现行药品规制政策还有进一步强化空间”“从药品规制政策未来的预测效果来看，现行药品规制政策的效果不佳，单纯的药占比下降并不能扭转药品费用的持续加快上涨趋势”等结论。同时，本书还对“药品零差率”政策的合理性进行了探讨，设计了实现公立医院合理医药行为的药品规制路径。总之，定量研究方法的使用弥补了已有研究对公立医院医药行为在实证测度方面的不足，研究结论和所设计的药品规制路径有助于改进当前的药品规制政策。

第2章

医疗保险对公立医院激励约束的基本分析框架

本章是全书逻辑思路的理论基础，通过借鉴管理式医疗的理论机理，建立管理式医疗下医疗保险对公立医院的激励约束理论模型和分析框架，为后续各章节内容的深入探讨提供理论支撑。基于此，本章将对公立医院、医疗保险、激励约束机制、管理式医疗等核心概念进行界定，明确公立医院治理中各利益关联方的作用与影响，提出管理式医疗的理论机理，以及建立管理式医疗下医疗保险对公立医院的激励约束理论模型和分析框架。

2.1 核心概念界定

2.1.1 公立医院

公立医院是指由政府财政和集体财政投资兴办的承担公共医疗职能的非营利性医疗机构，其产权属于政府或民众，具有公益性和福利性性质，承担着为民众提供最基本的临床服务、维护社会公平等社会责任。① 我国在 20 世纪 50 年代初期便建立起了庞大的公立医院体系，各类型的公立医院主要由卫生部门所属医院和国有企事业单位医院组成，随着改革开放以来政府逐渐放松对医院举办的管制，开始出现私立医疗机构。截止到 2016 年 4 月底，我国有各类医院 28 072 所，其中公立医院有 12 982 所，民营医院有 15 090 所。虽然民营医院在数量上超过了公立医院，但是在医疗服务提供方面，公立医院是我国基本医疗服务提供的核心力量，2016 年 1 ~ 4 月，全国医院总诊疗人次为 10.3 亿人次，其中有 9 亿人次选择到公立医院

① 赵建国，廖藏宜．我国基层公立医院管理体制改革实践模式分析［J］．财经问题研究，2014（12）：123 ~ 130.

就诊，公立医院承担了全国医疗服务提供总量的 87.38% 。①

于我国而言，公立医院产生的渊源决定了其应该承担疾病治疗、康复、保健预防等职能。本书对我国公立医院具体职能的界定可以用图 2 -1 来表示，需要特别指出的是，公立医院由政府举办，它只是医疗服务提供的载体与平台，而非医疗服务提供的主体，这个主体应该是政府。而且，也非只有公立医院才能提供公益性的基本医疗服务，这只是从产权性质上界定公立医院的“公立”性质，在市场经济环境中，私立医疗机构也能提供公益性的医疗服务，而且多元化的医疗服务提供市场更有效率。

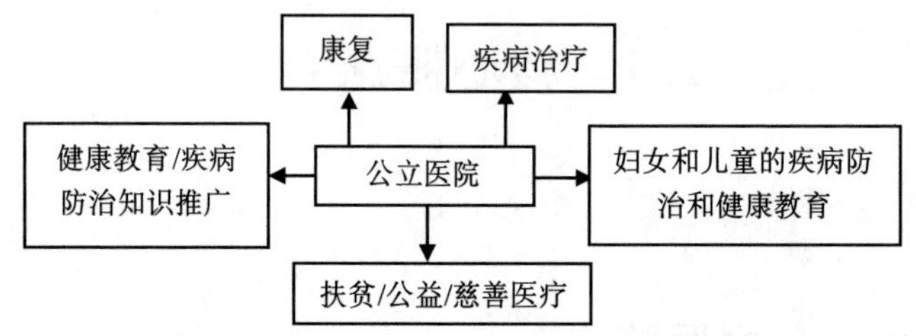

图 2 -1　我国公立医院承担的具体职能

资料来源：赵棣．困境与未来：中国公立医院的改革之路［M］．北京：科学出版社，2011：3.

2.1.2　医疗保险

本书所提及的医疗保险是指我国的社会医疗保险，又简称为“医保”，是确保人人享有（买得起）医疗服务的制度体系，涉及医疗服务提供方、患者和第三方支付人三方关系，其具体制度项目包括免费医疗、医疗保险、互助医疗、医疗救助等。② 医疗保险是国家承担国民健康风险责任的

① 2016 年 4 月底全国医疗卫生机构数［EQ/BL］．卫计委统计信息中心，2016 - 07 - 05， http：//www. moh. gov. cn/mohwsbwstjxxzx/s7967/201607/6714e12ea8ce49c48e1ec3270c26a61a. shtml.

② 杨燕绥．社会保障［M］．北京：清华大学出版社，2011：106 ~ 107.

制度安排，通常由财政拨款、企业和个人缴费等渠道筹集资金，由专门机构进行管理，在参保人看病产生医疗费用时，依据相关制度对定点医疗机构进行医疗费用支付。其运行原理是基于大数法则，通过较大范围的筹资实现人群间的互助共济，分散疾病风险，解除医患双方对医疗费用的担忧，是实现社会公平的一种健康制度安排。

医疗保险作为政府主导的健康保障制度，其制度安排具有三大环节：资金筹集和基金管理、医疗服务提供和参保患者受益、医疗费用结算和支付，其制度安排中的主体结构和运行关系可以用图 2－2 来刻画。资金筹集涉及政府补贴、单位缴费和个人缴费。运行主体主要是医、患、保三方：医保经办机构、医疗机构（包括定点医院、医生、药品供应等及非定点机构）和参保患者。由于医、患、保三方主体都是有限理性的经济人，有自身的利益需求，效用目标通常不一致，因而产生了在医疗服务过程中的博弈关系。

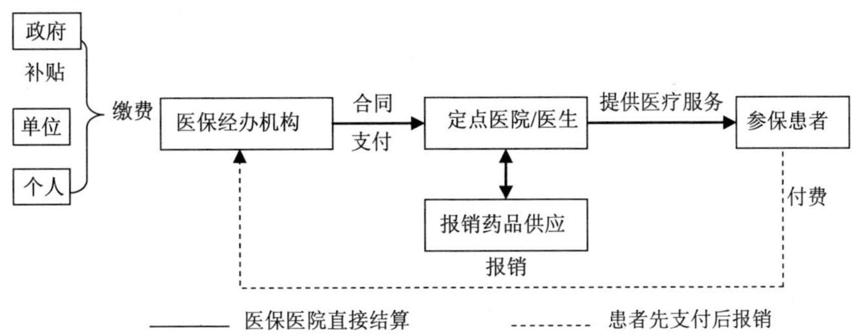

图 2－2　医疗保险制度安排的主体结构及运行关系

在公立医院治理过程中，医保发挥第三方付费的功能，具有重要的激励约束作用。从医保制度体系的安排、医保机构的设立和资金筹集来看，医保要承担政府赋予的付费、控费、质量监督、效率管理等职能。而从医保的功能属性来看，医保要履行分散参保患者疾病风险的职能。因而，医疗保险对公立医院医疗行为的作用机制主要表现为医疗和医药领域内的保障医疗服务可及性、医疗费用支付、控制医疗费用不合理增长、规范医生诊疗行为、引导医院合理用药等方面。下文论证医保对公立医院医疗和医药行为的影响亦将围绕这些功能与作用展开。

2.1.3 激励约束机制

激励与约束是源于管理学的概念。激励（Motivate）指提供一种行为的动机，有诱导、驱使之意；约束（Restriction）含有控制、管束和抑制之意。激励与约束是管理的手段，而手段发挥作用的载体是机制。机制是机器的制式，一部机器由不同部件组成，设置部件，各部件相互联系和相互作用，并由此产生低耗能和高效率的动力。借助机器制式原理研究问题，其意义在于关注各项制度的利益相关人、利益冲突和结合点、合理的治理结构，以打造有效的运行机制。①

依据委托代理理论的机理，由于委托人与代理人都是“自私”的理性人，在信息不对称存在的情况下，委托人对代理人不能实现完全监督，需要通过设计激励约束机制来提高代理效率，以实现委托人的利益目标。激励约束机制设计的最终目标是追求激励和风险分担的最优替代，实现激励与风险分担的平衡，以控制代理成本和效率损失在可以接受的范围内。因此，可以定义激励约束机制为：通过资源的合理配置及管理方式方法的优化组合，所形成的激励与约束代理人行为，实现委托人利益目标的一系列制度与工作规范。

在公立医院治理过程中，政府及其行政部门是办医的委托人，各级医疗机构是代理人，医保机构兼具委托人和代理人双重身份，对政府而言，医保机构是代理人，而对定点医疗机构而言则是委托人。政府及其行政部门作为办医委托人，其目标价值取向是保障国民基本医疗卫生服务的需求、保证看病的可及性、安全性和可靠性。各级医疗机构作为医疗服务的

---

① 杨燕绥，岳公正，杨丹．医疗服务治理结构和运行机制——走进社会化管理型医疗［M］．北京：中国劳动保障出版社，2009：77.

代理人，具有医疗服务的信息优势，它们的价值取向决定了医疗服务的效率与公益性、医疗费用的合理增长和药物的合理使用等。医保机构要兼顾上游委托人、下游代理人以及自身的三重性利益目标，其效用目标比较复杂，包含有经济目标、社会目标与政治目标等方面。因而，在设计公立医院良好治理的激励约束机制时要充分考虑委托代理人的价值取向和利益目标，使公立医院的行为与政府和医保机构的政策目标趋于一致。

2.1.4　管理式医疗

管理式医疗（Managed Care）是医疗服务领域的一种有效治理理念，兴起于二十世纪中期的美国医疗保险市场，即管理式医疗保险。管理式医疗将科学管理引入医疗保险领域，将参保人、患者、医生、医疗机构、医药企业、保险公司、第三方服务者和政府等利益关联方联系起来，集融资和供应、医疗与保险为一体，对医疗服务三要素——医疗服务质量、医疗费用和医疗服务利用度进行治理的医保方式。在美国，管理式医疗在实践层面的主要运作模式有健康维护组织（Health Maintenance Organizations, HMO）、优先提供者组织（Preferred Provider Organizations, PPO）、指定服务组织（Exclusive Provider Organization, EPO）和定点服务计划（Point of Service Plans, POS）等。

（1）管理式医疗的概念界定

目前学术界对管理式医疗尚未形成统一的概念，Gield（1999）将管理式医疗定义为医保机构、医疗机构和患者之间形成的一系列用于控制医疗费用、提高医疗服务质量的契约安排和管理手段。① 胡爱平和王明平（2010）认为管理式医疗是将医疗服务的所需资金与服务提供者相结合的

---

① Glied S., 1999, "*Managed Care*", In Culyer, A. J. And Newhouse, J. P. Eds, Handbook of Health Economics, Vol. 1, Elsevier Science, B V.

一种运行系统，这种系统的医疗服务对象是加入该系统的成员，通过与经过挑选的医疗服务提供者（医院、医生）达成协议，制定改善医疗服务质量和严格的医药审核计划，向加入系统的成员提供预防疾病和治疗疾病等一系列的医疗保健服务，其核心是通过医疗资源的合理使用来控制医疗费用。① 杨燕绥等（2009）从治理结构和运行机制角度将管理式医疗概念界定为有管理的医疗服务，是一种有医患双方、第三方乃至全部利益相关人的多方主体介入的良好治理结构和运行机制。②

本书亦认同杨燕绥教授对于管理式医疗的内涵界定，认为管理式医疗并非医疗卫生体制层面的变革，而是运行机制层面的治理创新。从公立医院治理视角来定义管理式医疗的概念，本书认为管理式医疗是医疗、医保和医药领域运行机制的治理方式，在公立医院治理过程中，发挥我国医疗保险作为第三方的激励约束作用，通过医保付费机制、控费机制、医疗服务谈判机制、医疗服务质量监管机制等政策工具或手段，控制公立医院医疗费用不合理增长，保证医疗服务提供的效率与公益性，规范医生诊疗行为，引导公立医院合理用药，实现医疗资源合理配置，促进各利益关联方回归本职功能，最终实现公立医院的良好治理目标。

（2）管理式医疗的运行机制与特点

管理式医疗是医疗服务治理机制创新的典范，通过医疗服务提供机制——整合型医疗服务体系（Integrated Delivery System，IDS）、医疗费用偿付机制——预付制（Perspective Payment System，PPS）、医疗服务管理机制（Medical Management）、疾病防控（Disease Prevention）与健康管理（Health Management）机制等具体运行机制或管理手段，克服医疗服务提供的市场失灵和政府失灵，这种医保介入医疗服务的管理方式，有效解决

① 胡善平，王明平．管理式医疗——美国的医疗服务与医疗保险［M］．北京：高等教育出版社，2010：4.

② 杨燕绥，岳公正，杨丹．医疗服务治理结构和运行机制——走进社会化管理型医疗［M］．北京：中国社会保障出版社，2009：33.

了医疗费用不合理增长、保障医疗服务质量、规范医生行为等问题。于此来看，管理式医疗的特点有以下几点：

第一，基于成本—效益原则选择签约医生或医院，组建自己的医疗服务网络，为参保人提供医疗服务。管理式医疗较之传统医疗保险最大的变革在于其整合了医疗机构和保险机构的利益关系，改变了传统模式下医疗机构及医生的行为模式。在管理式医疗保险模式下，病人要到指定的医院和找指定的医生看病；保险机构直接参与对医疗保险整个运行过程的管理，与医院谈判医疗服务价格；改变了医疗费用实报实销的支付方式。

第二，在医疗费用偿付方式上，管理式医疗保险采用按病种分组付费下的预付制（DRGs－PPS）①，由被动控费变成主动控费。这种偿付方式将医疗服务筹资和医疗服务提供有机结合，管理式医疗组织与诊所和医院签订合同或者直接拥有自己的医院和诊所，将部分财务风险转移给医生，促使医生树立控费意识。

第三，在医疗服务管理方面，管理式医疗通过服务利用审核机制和医疗质量监控程序，主动参与临床治疗管理，以提高签约医院医疗服务质量和资源利用效率。管理式医疗组织也会通过所成立的第三方协会对医院的医疗质量进行监督、计量和评估。

第四，管理式医疗的一个重要特点在于重视疾病的预防与健康管理。管理式医疗组织通过健康教育、预防保健等措施，引导参保人重视自身健康状况，加强健康检查，防范和降低疾病风险，从而控制医疗费用的无序增长。

---

① DRGs，即 Diagnosis Related Groups，是当前一种科学的医保付费方式，学术界一般翻译为（疾病）诊断相关分类或诊断分型等，是按病种付费的一种演进方式，不同于我国目前主流采用的单病种付费方式。鉴于国家政策文件中将 DRGs 命名为“按病种分组付费”（详见《人力资源社会保障部关于积极推动医疗、医保、医药联动改革的指导意见》，人社部发〔2016〕56 号），因此，本书后续研究统一将 DRGs 译为按病种分组付费。

（3）管理式医疗与传统健康保险的区别

从管理式医疗的特点来看，它在运行机制和管理目标上与传统健康保险有本质区别，如表2－1所示。传统健康保险只有简单的医疗费用偿付功能，不重视医疗服务成本的控制和医疗质量的监控，其资金筹集后的导向侧重于支付参保人的疾病治疗，一定程度上助长了医疗费用的增加，在信息不对称的情况下，不能解决患者和医疗机构的逆向选择和道德风险问题。

而管理式医疗通过建立医疗保险组织网络，强化了与医疗机构的签约管理，将财务、保险与医疗服务提供和费用给付等功能融合起来，串联了医保、医院、医生、患者、药品器械、第三方监督者等利益关联方，将医疗服务治理的相关主体联系起来，在节省医疗成本、提高服务效率的同时，也加强了对服务利用的管理和临床治疗的监督，约束了各方行为，能够更好地为参保人服务。总之，管理式医疗在成本控制、医疗服务质量监督及医疗行为约束等方面有明显的成效。

表2－1　传统健康保险与管理式医疗的区别

传统健康保险	管理式医疗
保方是独立的行动人	串联了医、患、保、社会团体等利益关联方
对于医疗服务提供者的选择没有限制	鼓励或要求使用经过挑选的医疗服务提供者
按服务付费方式支付给医疗服务提供者	按事先协商的费用标准支付给医疗服务提供者
医疗服务提供系统与资金供给系统相互脱离	医疗服务提供系统与资金供给系统相互结合
没有相关机制来控制医疗费用	注重医疗成本管理与费用控制
没有约束医生规范行医的动力	能够监督与约束医生的临床治疗行为
保方不关心医疗服务质量与合理性	管理式医疗组织关注医疗服务质量与合理性

2.2 公立医院治理的利益关联方分析

Freeman（1984）认为，在一个组织中，利益相关者能够影响组织目标的实现，组织不应单纯追求个体利益的最大化，而应考虑与其利益关联方的利益，努力满足不同利益者的要求，实现组织整体功效的最大化。①这是利益相关者理论的核心观点，也与治理理论机理相契合，即治理是多方相关主体的认同、参与管理、积极合作的过程②，包括约定（合同）的行为规则、一致的行为方式、和谐的行为过程和多方受益的绩效结果。协同是治理的核心思想，因此，公立医院治理要关注各治理主体的利益诉求，明晰各利益关联方的功能与影响作用，寻求合理的治理方式，以实现公立医院良好的治理目标。

在管理式医疗中，管理式医疗组织将医疗服务过程中的利益关联方联系起来，寻找利益均衡点，在此基础上进行有条件的合作，达到各方共赢的目标。管理式医疗强调对所有利益关联方的关注与参与式治理，在公立医院医疗服务过程中，利益关联方围绕医生诊疗、医院运营、医保付费和社会参与等四个环节进行利益关联博弈，而政府则以保障公民健康责任者的角色出现。总之，公立医院治理的利益关联方涉及患者、医生、医院、药品和医疗器械供应方、医疗保险方、社会公众和政府部门，各利益关联方的角色、作用和影响均有不同。

2.2.1　患者

患者是公立医院医疗服务提供的受众，医疗服务的需求者，医疗保险的缴费人，也是医生诊疗行为和医院医疗服务质量的评价者，因而患者是最直接的利益关联方。患者具有一定的行为特征：①信息不对称，不了解疾病隐情，一旦患病很少人知道自己的病情和药物的疗效与手术风险，也不了解医疗服务成本，缺乏主动控费能力，没有能力与医生进行价格谈

---

① Freeman, 1984, "Strategic Management: A Stakeholder Approach", Boston: MA Pitman.

② Holly Sklar, 1980, "Trilateralism: the Trilateral Commission and Elite Planning for World Management", Black Rose Books.

判，对医生的依赖性强；②医疗消费弹性小，一旦患病，即使治疗超过了经济承受能力，也愿意进行治疗；③医疗服务购买能力不同，购买力影响患者对医疗服务的个性化需求。所以，公立医院治理过程中，要以解决患者看病问题为中心，医保激励约束机制的设计也要围绕为患者提供可及、可靠、可负担、合理的医疗服务为落脚点。在美国 JCI 评价体系内，患者评价和医疗管理机构评价已经平分秋色，在信息不对称和患者经过教育的条件下，患者是医疗服务满意度的判定者。

2.2.2 医生

医生是公立医院医疗服务提供的重要行为人，医保激励约束的核心是体现医生劳务技术价值和约束医生不合理的诊疗行为与用药行为。相对其他职业群体而言，医生是人力资本很高的群体，其人力资本由学历和临床经验长期积累而成。医生的工作性质和特点决定其是生产诊疗信息和处理诊疗信息的核心，既是诊疗信息的研发人员（听诊），也是一线生产人员（制定处方）、销售人员（执行治疗方案）和售后服务人员（治疗后的责任）。因此，医生是公立医院治理过程中信息掌握的优势方，规范医生的诊疗行为非常重要。

同时，由于医生信息生产的成本很高，诊疗信息生产存在很大风险，决定了医生的劳务技术价值要进行充分肯定、科学评价与合理补偿。因此，公立医院治理应当设计具有激励性、保障性和约束性的医生薪酬制度。如若医生的薪酬机制被扭曲，则容易产生不合理的诊疗行为，产生诱导需求问题，影响医患关系和医疗服务质量。

2.2.3 医院

医院是医疗服务提供的平台与载体，实现公立医院良好治理应该保障公立医院的社会功能，即履行政府所委托的满足基本医疗卫生服务需求，提供可及、可靠、安全、可负担的医疗服务，不应出现“看病难、看病贵”问题，在医生诊疗行为和合理用药方面都需要有良好的约束机制。同时在公立医院运行方面，应当保证效率，一方面要有公平竞争的市场环境，破除公立医院的垄断地位，公立医院与其他类型的医疗机构一同提供保证医疗质量的诊疗服务；另一方面要建立良好的公立医院内部治理结构，实行现代法人化的管理体制，保障公立医院在决策、人事、运营和监管方面的激励效果。

2.2.4　药品与医疗器械供应方

药品和医疗器械供应方是公立医院医疗服务的重要利益关联方，关系到医疗服务的效力、安全和成本。药品具有治疗效果和副作用，安全用药、合理用药是促进疗效和保证医疗安全的关键因素，也是控制公立医院医疗成本的主要环节，因而必须建立药品生产和流通监管体制、药品供应保障体系、基本药物制度、药品定价机制与用药规范机制。医疗器械具有辅助治疗和人体伤害副作用，合理使用医疗器械可以促进疗效与安全，这也是控制公立医院医疗成本的重要环节，因而国家需要建立医疗器械生产注册制度，规范临床试用验证和研制行为。

2.2.5　医疗保险方

医疗保险是支付费用的第三方，在管理式医疗中，医保所扮演的角色是与医院的谈判方、参保者的付费代理人、医疗质量的监督方与约束方、合理诊疗与用药的引导主体。简化公立医院医疗服务过程中医患保三方的关系，如图 2 -3 所示。可以看到，医疗保险方的主要功能有：①保障患者的合理消费行为，抑制过度消费，确保医保基金的收支平衡，控制医疗费用的不合理增长，就我国社会医疗保险而言，其主要政策工具有个人自付额、分担比例和封顶线等；②合理补偿医务人员的劳务技术价值，约束医方合理使用和控制医疗费用，政策措施有定点医疗机构准入与退出、人均费用控制、医保付费方式、住院天数控制、医疗质量评估等；③制约医患双方行为趋于理性，政策措施有医疗机构诊疗付费谈判、医疗服务与药品报销目录等。一般而言，医保的补偿、制约、监督和引导功能发挥得越好，在"医疗、医保、医药"三医联动改革中的效果越大。

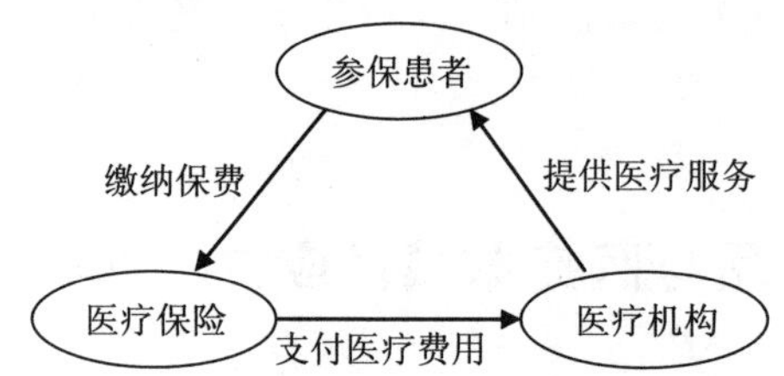

图 2-3 医疗服务过程中的医、患、保三方关系

进一步以管理式医疗中的健康维护组织（HMO）的运作模式来阐述医保功能，HMO 的谈判能力和管理能力很强，改变了个人与医院谈判的弱势地位，获得政治授权和法律授权，整合保险公司形成利益共同体来影响医疗服务定价和评价标准，同时将医生联合起来，创立定点医生制和社区医生首诊制。这种资源整合能力强化了 HMO 与医疗机构的谈判能力，能够制约医疗机构的医疗行为，影响临床路径，降低医疗成本和保障服务质量，以实现 HMO 的组织目标，维护了参保人的健康保障权益。

2.2.6 社会公众

社会公众具有评价和监督功能，参与医疗服务评价与监督的社会公众范围很广，包括患者及家属组织，各类医疗服务社团组织、各类医疗服务专业评价组织、医疗卫生知识传播组织、解决医疗服务纠纷的法律援助组织、医疗政策学术团体、卫生与医疗专业教学机构等。这些组织可以对医疗服务的质量和成本进行鉴定、评估与评价，形成医院发展的外部性条件，影响医院管理水平和医生行为，甚至改变临床路径。例如，管理式医疗中的医疗技术评估中心（TEC）率先使用以临床证据综合评审医疗技术的科学标准，每年发布 20～25 份评估报告，向医疗机构和政府决策部门提供医疗信息，是全美领先的循证技术评估机构，也是医疗保健研究和医疗服务评估机构。

2.2.7　政府部门

政府部门应当发挥公立医院治理的主导作用，是改革的顶层设计者，公立医院举办的责任承担者及其他利益关联方行为的监管者。

参与公立医院治理的政府部门包括：①改革顶层设计和政策制定部门，如卫生部、法制局、财政部、人社部等，也包括中央的医改小组和体制办等；②政策执行部门，如国家疾病预防和控制中心、医疗机构管理部门、医疗保险经办机构等；③监督部门，如国家药品监督机构、卫生检疫机构、医院监督部门、保险监督委员会等；④政策研究机构，如卫生经济研究所、劳动科学研究院和社会保险研究所等。

政府部门应承担的责任包括：法律法规制定和机制设计责任，保障公立医院良好治理的环境；公立医院举办责任，进行足额的财政补偿；资助卫生与医疗机构进行科学研究；保障国民健康的监督责任，对医疗、卫生、药品等领域进行合理监管。

2.3　管理式医疗的理论机理

下面将从公立医院医疗服务的特殊性、信息不对称产生的市场失灵和委托代理失效引致的政府失灵等方面，阐述医保激励约束机制解决公立医院治理过程中市场失灵与政府失灵问题的管理式医疗理论机理。

2.3.1 医疗服务的特殊性

医疗服务是医疗机构提供的保障国民健康状态的服务，是一种健康产出品，从公共产品的属性而言，是具有非排他可竞争的准公共产品，一般而言包括疾病诊断与治疗、健康康复与疾病预防等。相较于其他类型的公共产品，医疗服务有其特殊性。

（1）医疗服务需求与质量的不确定性

从医疗服务需求与治疗效果来看，医疗服务的不确定性特征非常明显。Arrow（1963）① 研究医疗市场特征时指出，医疗服务市场最大的特殊性就是不确定性。这表现为两个方面：第一，疾病与意外伤害具有随机性，个人无法预测，由于生病具有不确定性，患者无法预测自己对医疗服务的需求，所以很难完全掌握医生对病情的诊断、所提供医疗服务质量、努力程度及诚信程度信息；第二，医疗服务本身具有异质性，医生对患者病情的诊断及治疗效果也存在医学上的不确定性，医生只能对一般情况下证明某种治疗方案的有效性进行判断，而对单个患者的治疗质量却无法保证。

医疗服务需求与质量的不确定性给医生诱导需求创造了空间，基于不确定性，患者购买医疗服务无法事先对医疗服务质量进行判断，尤其是疑难重症，患者及家属没有时间搜寻医疗服务的质量信息。② 如若医生建议患者进行“高、精、尖”医疗设备的检查，或者开大处方，过度消费高价

---

① Arrow K. J., 1966, “The Economics of Agency”, John Pratt and Richard Zeckhauser, eds. Principals and Agents: The Structure of Business, Cambridge, MA: Harvard Business School Press, PP37 - 51.

② Miller R. H., Luft H. S., 1994, “Managed Care Plan Performance since 1980: A Literature Analysis”, *Journal of the American Medical Association*, Vol. 271, No. 19, PP1512 - 1519.

药品，就会产生不合理诊疗行为。因此，医疗服务需求与质量的不确定性容易导致医方市场垄断，损害患者利益。

（2）医疗服务技术的复杂性

医学是最复杂、最具专业性的学科之一，随着循证医学的发展，很多医学常识与诊疗技术也在不断地进步与完善，这加剧了医疗服务技术的复杂性。医疗服务在很大程度上是非标准化和高度变异的，对于同一种病的治疗，不同患者可能有不同的治疗方案，即使是同一治疗方案，医生所付出的努力程度也不相同。① 基于医疗服务技术的复杂性，如何甄别医生的医疗服务质量、处方的合理性也存在很大问题。

（3）医疗服务行为的私密性

就医疗服务的生产和消费行为而言，两者是不可分割的，医生替患者进行诊疗服务的过程实质上就是医疗服务生产和消费同时进行的过程。在这个过程中，像医保这种付费主体无法参与进来，因而这种医疗服务行为的私密性特征导致第三方监管主体很难监督和干预，从而一方面强化了医院与医生的信息优势，另一方面也对医保的医疗服务质量评估和医疗行为监管提出了更高要求。

（4）医疗服务资源的稀缺性

相对于人们的医疗卫生服务需求而言，医疗资源总是稀缺的。这表现为：①在不完全竞争市场上，由于医疗行业的市场准入限制、执业资格认证、医疗技术要求等，现实中的医疗服务供给量总是低于完全竞争状态下的医疗服务供给量；②相对于人们的健康需求预期和医疗消费偏好而言，现有医疗服务资源也总是有限的；③就医疗资源的配置而言，鉴于地区、

---

① Phelps C. E., 2000, "Information Diffusion and Best Practice Adoption", In Culyer, A. J. and Newhouse, J. P. Eds. Handbook of Health Economics, Vol. 1, Elsevier Science, B V.

城乡、城市之间的发展禀赋和后天差异，医疗资源的配置亦会存在非均衡特性，如果政府部门规划不合理或规制手段失效，往往会加剧这种非均等化状态；④医疗费用的增长呈刚性特征，投入再多的医疗支出，也会显得不足，因而要从供需双方对医疗服务资源进行合理约束。

（5）医疗服务需求的弹性低

对于个人而言，只要生病就需要获得医疗服务，以恢复健康状态，医疗服务带来的健康结果直接影响患者的生存与生活质量，因而，医疗服务是一种必需品。诸多经济学家已经论证了医疗服务需求的价格弹性处于 -1~0 之间（Feldstein，1971[①]；Manning，1987[②]），一旦居民患病，无论是富人还是穷人，出于改善健康需要，不论医疗服务价格如何，都会选择治疗。

2.3.2 信息不对称与公立医院医疗服务提供的市场失灵

相较于标准竞争性市场，医疗服务市场的信息存在很大差异（如表 2-2 所示）。这种差异性主要表现为：第一，患者对医疗信息缺乏专业性常识；第二，医生作为医疗信息的生产方，存在隐瞒真实信息的可能性；第三，对于同一病患的诊疗，不同医生所开处方不同，没有统一的衡量标准甄别诊疗方案的合理性。上述差异性导致了医疗服务的复杂性，导致了医患保三方间的信息不对称，容易引发医方诱导需求现象，增加患者看病负担，造成医疗费用不合理增长，这是医疗服务领域市场失灵的重要表现。

---

① Feldstein M. S.，1971，"Hospital Cost Inflating：A Study of Nonprofit Price Dynamics"，*Journal of Health Economics*，No. 8，PP151 - 163.

② Manning W. G.，1987，"Health Insurance and the Demand for Medical Care：Evidence from a Randomized Experiment"，*American Economics Review*，Vol. 77，PP251 - 277.

表 2－2　　　　标准竞争性市场与医疗市场的区别

标准竞争性市场	医疗市场
有许多卖者	医院数量有限
商品具有同质性	商品具有异质性
买者的信息充分	买者的信息不充分
公司的目标是利润最大化	大部分医疗机构不以营利为目的
消费者直接付款	消费者只付一部分费用

资料来源：Stiglitz J E. , 1998, "Economics of the Public Sector", 2nd edition, New York: Norton & Company, Inc.

"医方诱导需求"问题是医疗服务领域由信息不对称产生的典型性道德风险问题（Ehrlich 和 Becker，1972）①。由于医生具备专业性医学知识，在诊疗方案制定过程中，医生掌握了全部诊疗信息，患者没有能力或不能完全甄别处方、用药、检查等方面的合理性，医生容易诱导患者过度消费医疗服务行为，从而产生过度检查、大处方、"小病大治"、过度用药等医方诱导需求问题（Fuchs，1978②；McGuire，2000③）。加之医疗服务效果具有不确定性，患者难以从结果反推医生作为代理人的行为，这为"医方诱导需求"行为提供了"避风港"（吕国营和薛新东，2008）④。在理论上，罗默已经证实了"医方诱导需求行为"的存在，医疗服务提供者拥有并运用自己知识优势，可能出于自身利益需求而诱导患者需求，他发现短期可获得的每千人床位数与医院中每千人床位占有率之间有密切关系，这种关系在美国各州统计数字中都成立，这种"有多少病床创造多少需求"

---

① Ehrlich I. , Becker G. S. , 1972, "Market Insurance, Self－Insurance, and Self－Protection", *Journal of Political Economy*, Vol. 80, PP623－648.

② Fuchs V. R. , 1978, "The Supply of Surgeons and the demand for Operations", *Journal of Human Resources*, Vol. 13, PP35－56.

③ McGuire T. G. , 2000, "*Physician Agency*", Culyer, A. J. And Newhouse, J. P. eds. Handbook of Health Economics, Vol. 1, Elsevier Science, B V.

④ 吕国营，薛新东．卫生经济学中供方诱导需求命题研究评述［J］．经济学动态，2008（9）：95～99.

的现象也被称为罗默法则。Langwell 和 Hadley（1989）[①] 认为，医生有能力以非降低价格的方式去转移患者对医疗服务的需求，并引致患者增加对医疗服务的利用。

下面分析“医方诱导需求”的理论模型。假定开始医疗服务的供给、需求分别是 S_1 和 D_1，均衡价格和数量是 P_1 和 Q_1，提供过量的医疗服务具有增加对医疗服务供给的动机，提供过量的医疗服务导致医疗服务的价格下降，这意味着医院会面临收入下降的局面。因此，在信息不对称时，医生会产生诱导需求的动机，使患者的需求曲线向右移动，使均衡点由 E_1 变为 E_2（P_2，Q_2）。在医、患信息不对称的条件下，由于诱导需求行为的存在，医疗服务供给增加，不但不会使价格下降，而且会使价格和医疗服务的数量上升，如图 2－4 所示。

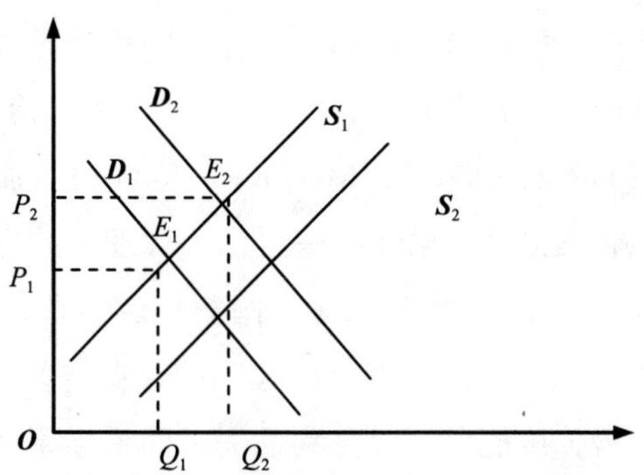

图 2－4　医方诱导需求的供给需求曲线

“医方诱导需求”问题带来的消极影响很明显。一方面，公立医院或医生过度诊疗、开大处方，额外增加了医疗服务供给量。如若医保基金全额或部分承担患者的医疗费用，则会造成医保基金的过度使用，推动医疗费用的不合理增长；如若由患者个人承担医疗费用，则会增加患者的诊疗负担，造成“看病贵”问题，损害了医疗服务的公平性。另一方面，“医

① Langwell K. M.，Hadley J. P.，1988，“Evaluation of the Medicare Competition Demonstrations”，*Health Care Financing Review*，Vol. 11，No. 2，PP65－80.

方诱导需求”也不能保障医疗服务质量，如何规范医方的合理诊疗行为成为政府规制“市场失灵”的重要内容。

2.3.3　委托代理失效与公立医院治理的政府失灵

为了克服由信息不对称引起的公立医院医疗服务市场失灵问题，公共管理理论认为政府介入能够有效克服市场的失灵问题。① 在我国，由于实行政府主导健康责任的国家医疗保障模式，公立医院由公共财政投资举办，医务人员属于体制内成员，公立医院按政府行政命令与政治任务来履行相应职责。由此来看，政府是维护国民健康责任的初始委托人，公立医院是代理政府完成健康保障责任的重要代理人，医生则是医疗服务提供的第一行为主体。在公立医院良好治理状态下，政府与公立医院应当各司其职，各自履行委托代理责任，为国民提供可及、可靠、安全和可负担的医疗服务，不会产生“看病难”“看病贵”等问题。但是如同市场不是万能的一样，政府在公立医院治理过程中也会产生失灵问题，这种失灵体现为政府与公立医院之间的委托—代理失效。深入分析这种委托—代理失效的政府失灵问题，主要表现为以下三个方面：

(1) 公立医院的垄断性与政府俘获

由于医疗领域的专业性强及政府的政策要求，我国公立医院具有行政垄断性，公立医院凭借资源技术、政策和规模优势垄断着医疗服务市场。垄断是竞争无效率的表现，不符合市场经济的发展要求。当前公益性医疗服务市场缺乏必要的竞争性，导致医疗卫生领域资源配置效率低下，同时也导致了公立医院运转效率不高，医疗服务水平低下。较低效率的医疗服务市场必然导致较高的运营成本，公立医院出于自身发展利益的考虑必然

---

① 李云晖. 新公共管理理论对我国政府改革的启示 [J]. 人民论坛，2011 (14)：40 ~ 41.

会减少公益性产出。

另外，公立医院的垄断性亦不利于公立医院改革的深入推进。由于大型公立医院已经居于垄断地位，在改革过程中具有强大的议价能力，从理性经济人视角而言，大型公立医院的管理者希望政府的资源配置集中投向大医院，放开中小医院参与市场竞争。因此，改革容易导致大型公立医院“俘获”政府，强化其垄断地位。可以看到，“新医改”实施多年来，大型公立医院进一步扩大自身规模，垄断能力较之以前更强。改革实质上是新一轮医疗资源的分配，大型公立医院基于已有垄断地位和强大的谈判与议价能力，自然会在改革博弈中“俘获”政府。鉴于大型公立医院本身就是公立医院改革的利益集团，强化后的垄断地位会加大改革的阻力，因而“新医改”从体制上进行改革突破效果甚微的原因可能在于此。

（2）政府责任“缺位”与“失位”引发的政府失灵

政府在财政补偿责任、医院功能定位方面的“缺位”“失位”导致公立医院公益性淡化，造成了政府失灵问题。对于政府财政补偿责任不到位问题，学术界已经形成了共识。当前，政府对于公立医院的财政补偿率远低于政策设计目标，2014 年公立医院收入来源中，政府补贴比重只有 7.71%，而公立医院实际政策性亏损达 20% 以上。公立医院收支不平衡难以实现正常运转，必然诱致其从其他渠道获得收入，从而挤压公益性职能空间，导致“看病贵”问题产生。

另外，对公立医院功能定位不清的“失位”行为也是政府失灵的重要表现。我国对医疗服务机构性质的界定主要看其所有制形式，而非国际通用的机构利润流向，这种界定方式容易使公立医院成为形式上的公益性医疗服务机构，而非必然提供公益性医疗服务的机构，也非实际意义上的非营利性医疗机构。① 这种划分方法既不规范更不公平。如本书反复强调的，

① 周子君．医疗服务——性质、公益性、生产与供给［J］．医院管理论坛，2009（1）：8～10.

并非只有公立医院能提供非营利性医疗服务，私立医疗机构也可以提供公益性的医疗服务。在公立医院的现实发展过程中，大多本应由政府提供的公共产品或是制度设计，政府却出于某些原因将其“标签”为公立医院的公益性行为。在缺乏相应资金和制度安排下，导致公立医院被动地履行了部分需要“耗费资源”的政府职责，出于权利扩张的组织本能，公立医院只能主动接受或是寻求“制定规则”的政府职责。除非制定并落实合乎国际规范的非营利医院的标准来管理公立医院，否则用非营利性作为公立医院公益性的标准，只能是以政府失灵加剧市场失灵，巩固公立医院的垄断地位，造成公立医院管理的效率低下和公益性行为扭曲。

（3）规制政策不合理引致的政府失灵

“新医改”着重解决的“看病贵”问题即是政府规制政策失效的重要表征。比如，为了控制公立医院的药品销售价格，根据《药品管理法实施条例》，国家对公立医院药品实行政府定价和政府指导价的药品定价机制。可以看到，政府对基本医疗保险药品目录和集中招标采购药品的价格干预范围很广，除处方药、医疗保险报销目录药品外，还包括大量非处方药。2010 年国家发改委根据《调整〈国家发展改革委定价药品目录〉等有关问题的通知》所制定的药品定价目录涵盖了《国家基本医疗保险、工伤保险和生育保险药品目录》中药品通用名称项下所有处方药剂型和所有国家基本药物，共计 1 896 个。此外，列入各省（市、自治区）价格主管部门定价目录的非处方药剂型共有 556 个，合计 2 452 个。除了国家实行特殊管理的第二类精神药品、医疗用毒性药品和放射性药品等少数品种及中药材和中药饮片，麻醉药品和第一类精神药品之外，其他药品全部纳入药品集中招标采购范围。因而，政府对于公立医院的药品价格定价机制是不合理的，全面管制容易导致公立医院选择使用目录外的药品或采购高价药品，进一步推高药品费用，规制应当有一定范围，比如可以将住院药品和门诊药品、门诊处方药和非处方药分开，仅管制住院药品和门诊处方药品，其他交由市场自由定价。

另外，为了祛除“以药养医”痼疾，解决“药价虚高”问题，“新医改”以来国家推行“药品零差率”的规制政策。但从本质上而言，“药品零差率”不过是药品加价 15% 政策的翻版，零差率对于医生诱导需求行为没有任何影响，公立医院或医生仍然可以通过暗箱操作获得药品企业的返利与回扣。该政策并没有建立起对公立医院或医生的药品消费决策代理行为和政府定价的约束机制，既不能对市场机制失灵产生有效的矫正作用，也无法从“治本”角度去除公立医院采购或选择高价药品的趋利动机。

总之，医疗服务提供者有着天然的机会主义特性，公立医院或医生既是药品的买方垄断，又是药品的卖方垄断，未能真正实现“医药分开”改革的前提下，政府的药品规制政策对公立医院控费作用有限，无法根除“以药养医”问题，也难以约束医方的逐利行为，这也是医药问题上政府失灵产生的内在原因。

综上所述，医疗服务的特殊性诱发了公立医院医疗服务提供的市场失灵和政府失灵问题，导致了医疗费用不合理增长、医方诱导需求、医疗服务质量和药品乱象等现实问题的产生，也是当前公立医院改革的现实困境表现，其因果关系如图 2 -5 所示。

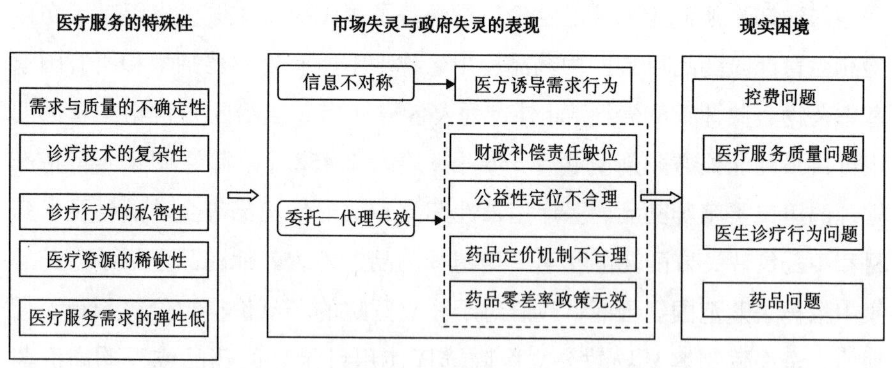

图 2 -5　公立医院医疗服务提供的市场失灵和政府失灵问题

2.3.4　管理式医疗：纠正市场失灵与政府失灵的医保激励约束机制

我国公立医院改革出现的市场失灵和政府失灵问题，导致公立医院改革出现控费、医疗服务质量、医生诊疗行为和药品等现实困局，需要探寻一条有效突破市场失灵和政府失灵困境的治理路径。

治理是多方关联主体相互认同、参与管理、积极合作的过程，包括约定（合同）的行为规则、一致的行为方式、和谐的行为过程和多方受益的绩效结果。在治理理论中，协同是核心思想。以医疗服务领域为例，有患者、医疗机构、医生、药品与器械供应商、医保付费方、政府、社会大众等诸多利益关联方，医疗服务治理就是要求各利益关联方朝着共同目标同时行动，实现各方利益均衡，最终达到医疗服务成本最低和质量最好的治理目标。

20 世纪 30 年代以来，美国管理式医疗实践尝试将医疗服务过程中相关利益主体组织起来，共同协商，寻找利益均衡点，并在此基础上进行有条件的合作。首先，个体的保险产品购买者和患者被组织起来，信息不对称现象得到改善，其谈判能力大大加强；其次，医疗服务机构得到相对稳定的客户群，由此降低了医疗行政管理成本乃至医疗服务成本，并让利于客户，使客户得到折扣收费的服务；最后，医疗保险方不仅拥有稳定的客户群体和利润收入，还拥有很强的谈判能力和对医方的制约能力。可以说，管理式医疗从实践层面证实了能够解决信息不对称引发的市场失灵问题和委托代理失效引致的政府失灵问题。

将美国管理式医疗实践上升到理论高度，提炼其理论机理，可以看到，管理式医疗实质上是机制层面的治理创新，使医疗保险从游离于医患关系之外的被动赔付者转变为介入医患关系的“第三方”，通过一体化医疗服务组织网络、科学的医保付费机制、医疗服务管理、健康管理等契约安排或管理手段，建立起相应的激励约束机制，实现各利益关联方改革的协同性，克服医疗服务提供体系中的市场失灵和政府失灵。

在公立医院治理过程中，引入管理式医疗后，公立医院医疗服务供给体系的博弈关系会发生根本性变化。医保作为第三方，切实履行政府的代理人和患者的委托人职能，原先诊疗过程中的医患直接关系和办医过程中的政府一医院直接委托关系转变为医保机构与公立医院之间的协议关系。医保通过各种机制与政策工具，发挥对公立医院的激励约束作用，使控费由被动变为主动，医方诱导需求和医疗服务质量由难以约束变为实时监控，不合理用药变为合理引导，由此，之前由市场失灵和政府失灵引致的现实困境便能得到有效解决。因此，管理式医疗对我国从医保激励约束机制层面推动公立医院治理，破解医疗和医药领域的现实难题具有重要的理论启示和借鉴。

2.4 管理式医疗下医疗保险对公立医院激励约束的理论模型及分析框架

在引入管理式医疗的理论分析中，本章归纳了公立医院治理的利益关联方，阐述了公立医院所提供医疗服务的特殊性，从我国公立医院改革的实践层面和信息经济学与规制经济学的理论层面，深入研究了公立医院治理过程中由信息不对称导致的市场失灵问题和由委托代理失效引致的政府失灵问题，由此引入管理式医疗解决市场和政府双向失灵问题，并演绎了管理式医疗的理论机理。管理式医疗本质上是治理机制的创新，明确医疗保险作为第三方，介入公立医院治理的各个环节，通过激励约束机制实现对各利益关联方的治理目标。因此，本部分将提出管理式医疗下医疗保险对公立医院激励约束的理论模型及分析框架。

2.4.1　管理式医疗下医疗保险对公立医院激励约束的理论模型

本书借鉴管理式医疗的理论机理和杨燕绥教授提出的两维五圈治理模型①，建立管理式医疗下医疗保险对公立医院激励约束的理论模型（如图 2 -6 所示）。

该理论模型契合了治理理论的协同要义，一方面，将公立医院治理的利益关联方整合起来，实现协同治理与联动式改革；另一方面，明确了各利益关联方的作用和要实现的治理目标。管理式医疗下，公立医院治理的利益关联方被纳入模型的四个圈中。①医疗主体，即医疗服务的提供主体，包括公立医院和医生，是为患者提供医疗服务的第一责任人。医疗主体的治理目标是实现医疗服务提供的良好绩效，绩效的具体内涵为满足医疗服务提供的效率与公益性，"效率"要求保障医疗服务的提供质量，"公益性"要求为患者提供可及的、可靠的、安全的和可负担的医疗服务。②医药主体，即药物及相关服务供应方。医药主体的行为会影响医疗服务的成本和质量，其治理目标是实现合理用药，需要通过药品目录和其他规制政策保障药品价格的合理性、医方用药行为的可靠与适度性。③医保主体，即医疗保险基金及其经办机构。医保是公立医院医疗服务的出资方，也是医疗保险法定代理人和医疗服务治理的主导者，其治理目标是发挥对公立医院治理的激励约束作用。具体目标包括正向激励公立医院或医生医疗服务提供的积极性，控制医疗费用的不合理增长，保障医疗服务的质量，规范医方的诊疗行为，引导医方合理用药。④政府，政府是公立医院和医疗保险的初始委托人，有其政治和政策委托目标，其治理目标是完成保障国民健康的主导责任。

---

① 杨燕绥．中国老龄社会与养老保障发展报告［M］．北京：清华大学出版社，2015：153～154.

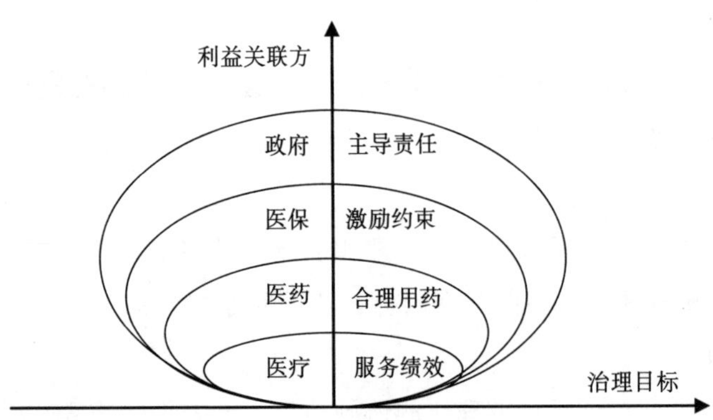

图 2-6 管理式医疗下医疗保险对公立医院激励约束的理论模型

可以看到，在管理式医疗下，医保是公立医院改革的治理引擎，通过发挥第三方的激励约束作用，促进“医疗”和“医药”的联动改革，是从治理机制层面撬动体制机制改革的诱致性制度变迁方式，契合了当前国家推动“三医联动”改革的时事背景和社会治理理论的协同性机理。该理论模型是本书分析框架构建的理论依据，即在“三医联动”改革背景下，如何最有效地发挥医保对我国公立医院的激励约束作用，通过明确医保的激励约束政策工具，测度各政策工具对公立医院医疗行为和医药行为的治理效果，结合测度效果来优化相关政策工具和治理路径，最后构建实现公立医院良好治理目标的医保激励约束机制。

2.4.2 基本分析框架

公立医院治理过程中各利益关联方的行为选择受各自目标函数和偏好序列的影响，如何实现均衡的利益分配和适当的偏好干预才是实现公立医院良好治理目标的关键。上述管理式医疗的理论机理和管理式医疗下医疗保险对公立医院激励约束的理论模型，已经提供了一条可行性的治理路径，即以医疗保险为切入点，通过医保激励约束机制正向激励和规范各利益关联方的行为，能够促进治理目标的实现。

在多次重复博弈的医疗服务交易中，医保的付费机制和医疗服务审核机制有助于监控和约束医方的违规行为；在预付制的付费机制下，医保机构能够按照预算要求实现政府制度安排的总额控费目标；在按病种分组付费方式下，医保能够甄别医疗服务行为和医疗费用的合理性，进而约束医方的诱导需求行为，保障医疗服务质量；在药品规制政策下，有效的药品价格形成机制和药品目录机制可以规范医疗服务提供主体的医药行为，解决不合理用药问题。由此可以看到，医保的激励约束机制处于公立医院治理的核心地位，影响各利益关联方的行为选择，发挥对公立医院和医生的经济激励及医疗与医药行为约束作用，医保激励约束机制的优化与构建则是实现公立医院良好治理目标的最终落脚点。因而，以上内容明确了医疗保险对公立医院激励约束机制分析框架的内在机理。

在分析框架构建之前，需要明确医保发挥激励约束作用的政策工具。在公共政策分析理论中，政策工具也是治理工具，政策工具是实现政策目标的手段，政策方案只有通过适当的政策工具才能得到有效执行，从而达到政策设计的理想状态，它是连接目标和结果的桥梁，是将政策目标转化为具体行动的路径和机制。① 在 2016 年人社部颁布的《关于积极推动医疗、医保、医药联动改革的指导意见》（人社部发〔2016〕56 号）中，要求“发挥医保在医改中的基础性作用”，发挥医保支付对医疗机构和医务人员的激励约束作用，引导药品价格合理形成机制，调控对各相关利益主体的作用。再结合上述分析中所厘定的由市场失灵和政府失灵引致的公立医院治理现实困境，本书认为医保发挥激励约束作用的主要政策工具可确定为医保控费、医保付费和医保药品规制，合理运用医保的政策工具，可以有效评估公立医院的治理效果，并依据评估结果设计有效的治理路径和机制。

基于此，本章可以提炼出医疗保险对公立医院激励约束的基本分析框架。基本分析框架的内容可以界定为四个子维度，分别为：

---

① 陈庆云．公共政策分析（第二版）［M］．北京：北京大学出版社，2011：80～89.

子维度1：医保控费对公立医院医疗服务提供绩效的影响；

子维度2：医保付费对公立医院医生诊疗行为的影响；

子维度3：医保药品规制对公立医院医药行为的影响；

子维度4：实现公立医院良好治理的医保激励约束机制构建。

总之，该分析框架是本书展开研究的逻辑主线，从公立医院医疗服务提供绩效、医生诊疗行为和合理用药三个维度，实证测度医保政策工具对公立医院治理的激励约束效果，并结合理论分析、实证结果和经验借鉴，构建实现公立医院良好治理的医保激励约束机制，遵循了公共政策目标实现的“政策制定——政策执行——政策评价——政策改进”研究范式。

2.5 本章小结

本章是全书逻辑思路的理论基础，明确了公立医院、医疗保险、激励约束机制、管理式医疗等核心概念的内涵，归纳了公立医院治理的利益关联主体，根据医疗服务特殊性及公立医院医疗服务提供过程中由信息不对称导致的市场失灵和委托代理失效引致的政府失灵问题，引入了管理式医疗的治理机制——医保对公立医院的激励约束机制，并分析了管理式医疗的理论机理，然后依据管理式医疗的理论机理建立了管理式医疗下医疗保险对公立医院激励约束的理论模型，最后构建了医疗保险对公立医院激励约束的基本分析框架，确定了各子维度的研究内容。接下来各章节将以此分析框架为基础，分别就各子维度的相关内容进行深入论证和详细分析。

第3章

我国公立医院的改革历程及医保对公立医院的激励约束现状

根据第 2 章所提出的基本分析框架，本章将从历史沿革与现状层面梳理公立医院的改革历程，分析当前医保对公立医院的激励约束现状，为后续实证分析提供历史观照和现实依据。首先，根据制度变迁理论回溯公立医院的改革历程，分析不同历史阶段公立医院的改革背景和治理效果；其次，分析我国公立医院的发展与运行现状；再次，介绍我国医疗保险的发展现状；最后，总结公立医院运行过程中医保激励约束存在的问题。

3.1　我国公立医院的改革历程

在医疗卫生领域，我国经历了从计划经济到改革开放，再到当前成熟市场经济的变革历程，随着不同时期我国经济社会体制与发展环境的变化，公立医院改革也烙印上了时代特征。新中国成立初期，我国经济“百废待兴”，看病“缺医少药”，医保制度建设“从零起步”，为了解决国民看病问题，政府依照苏联医院建设模式，建立了大量的国有医院和基层医疗机构。同时，依托计划经济体制下福利型的劳保医疗制度、公费医疗制度和农村三级卫生服务网，公立医院承担了公益性质的医疗供给服务责任。改革开放后，医疗领域经历了由“放权让利”以及用经济手段管理医疗卫生事业的变革历程，由于实行“以副补主，以工助医”“增效减负”的公立医院改革理念，政府不断减少投入与财政补偿，将公立医疗机构逐渐推向市场化运营。这种改革虽然提高了公立医院的运行效率和医疗服务供给能力，但带来的消极后果却非常严重，市场化刺激了医院的创收动力，公立医院的趋利性越来越强，偏离公益性轨道，导致国民“看病难、看病贵”问题突显。20 世纪 90 年代，政府虽然努力矫正改革方向，但医疗服务是特殊的准公共产品，无法承受商业化与市场化的改革冲击，公立医院一旦偏离公益性轨道，便一时难以回归。公立医院公益性淡化、医疗服务公平性不足、药价虚高、医务人员不合理诊疗、医患矛盾日益尖锐，使国民基本看病问题成为威胁国本稳固的社会危机。因此，针对上述问题，启动“新医改”便成为这一轮公立医院治理的起点。“新医改”背景下的公立医院改革正在如火如荼进行，究竟会取得多大治理效果，能否使公立医院回归公益性轨道，还需要不断实践与探索。

改革是一个动态的制度变迁过程，可以从制度演变过程中梳理不同改革阶段的成功经验与教训，为当前的制度完善和社会发展提供宝贵经验。改革也是为了更好的发展，全面了解我国公立医院发展的历史沿革，有助于准确把握当前及今后公立医院治理的方向。因此，本章以我国经济社会体制从计划经济、改革开放到成熟市场经济的变革历程为基点，将公立医院的发展与改革历程分成三个阶段：计划经济体制下公立医院的发展与改革初探期（1949～1978 年）、改革开放后公立医院的改革探索期（1979～2008 年）和“新医改”背景下公立医院的治理探索期（2009 年至今），并分别对各个阶段公立医院的改革进程和改革效果进行评价与分析。

3.1.1 计划经济体制下公立医院的发展及改革探索(1949～1978 年)

在新中国成立之前，我国没有完整的公立医院服务体系，由国民政府主导建设的公立医院零星分布于南京、上海、北京（当时为北平）、重庆等重要城市，主要服务对象也局限于特定群体，普通群众很难享受到较为现代化的医疗卫生服务。新中国成立之后，经过 1949～1978 年计划经济时期近 30 年的建设，公立医院体系取得了巨大的发展成就。

在该阶段，初步形成了布局合理、层次清晰、功能完整的公立医院服务体系，居民的医疗服务保障得到切实加强。首先，政府集中力量兴建了大批医疗服务机构，基本填补了落后地区医疗服务体系发展上的空白，医疗服务资源的布局得到优化。其次，市、区（县）两级综合性的公立医院逐级承担了城市地区和农村地区转移到城市地区的主要医疗服务需求，同时对医疗服务要求较高的专科医院也得到了一定发展。街道（乡）、村级别的卫生服务机构虽然以卫生保健服务为主，但也提供了最低层次的初次诊疗服务，由此便构成了层级分明、搭配合理的公共医疗服务体系，提升了医疗服务效率。最后，在层次较高的综合性公立医院，大都实现了医疗服务科室的完备设立和科学细分，医疗教学和医疗科研工作也有一定程度的开展；在低层级的公立医疗机构中，医疗服务科室一定程度上兼具卫生保健服务的功能，使整个公立医院体系的功能均得到了充实与丰富。

同时，在该阶段我国公立医院体系的各项基本指标都得到了迅速提升，且极大推进了医疗卫生服务的公平性，为整个国民健康水平的提高做出了显著贡献。较之于 1949 年，1980 年我国公立医院的各项基本指标都呈现了飞跃式进步。在医院数量上，1965 年达到了 5 330 家，比新中国成立初期的 2 600 家翻了一倍，1970 年则高达 5 964 家，1978 年为 9 293 家，到 1980 年已经接近 1 万家，增长比例接近 4 倍①；在医院床位数上，从 1949 年的 8. 46 万张增加到 1978 年的 204. 17 万张，增长约 25 倍，平均每千人口床位数则从 1949 年的 0. 15 张增加到 1980 年的 2. 02 张，增长近 13. 5 倍；从医疗卫生服务人员数来看，卫生专业人员数从 1949 年的 54. 1 万人增长到 1980 年 353. 5 万人，增长比例为 6. 5 倍，平均每千人口卫生技术人员从 0. 93 人增加到 2. 85 人，增长比例约为 3 倍。② 这些指标的显著增长反映出公立医院规模的绝对增长和覆盖面的大幅提升，极大地缓解了因地域、阶层和经济水平等因素造成的医疗服务不均衡状况，促进了医疗服务的公平可及性。

另外，在该阶段我国公立医院体系的运行效率很高，主要表现为：通过基本卫生服务体系的建设及其功能的发挥，我国公立医院培养和帮助培养了大批初级医务人员，形成了劳动密集型的医疗技术；重视前期预防和初级保健在医疗服务过程中发挥的作用；积极参与开展公共卫生计划。该阶段，在卫生总费用仅占 GDP 的 3% 且大部分用于卫生服务而非医疗服务

---

① 孟庆跃. 中国公立医院改革：挑战与机遇［R］. 香港医院改革研讨会报告，2010.

② 陈敏章，等. 中国卫生国情［M］. 上海：上海医科大学出版社，1983：67.

的情况下，我国公立医院仍较好地满足了全民日益增长的医疗服务需求，为国民综合健康水平整体进步贡献了重要力量。比如我国的人口死亡率由1949年的20‰下降到1980年的6.34‰，人均预期寿命则由1949年的34岁提高到1982年的68岁，增加了1倍。①

尽管计划经济时期我国公立医院体系建设取得了令人瞩目的成绩，但是受限于历史条件和实践经验，仍然存在诸多不足，主要表现为以四个方面。

第一，公立医院整体服务水平较低。新中国成立初期，公立医院的建设主要是解决医疗服务“有没有”的问题，而“好不好”的问题受客观限制并未作为主要因素纳入医院建设中，公立医院提供的都是“基本”的医疗服务，“充分”且“高质”的医疗服务十分有限。

第二，公立医院的微观效率较低。计划经济体制下，过多的行政干预和僵化的管理机制抑制了公立医院和医务人员的积极性，院长的管理才能和医护人员的技术价值都未得到充分释放和尊重，存在“干与不干一个样”“干多干少一个样”的问题。

第三，医疗资源的非均等化状况明显。由于历史及客观经济条件限制，以公立医院为主要载体的医疗资源面向城市集中，城乡医疗服务水平差距较大。即使在城市，医疗资源也集中于享受公费医疗或集体待遇较好的群体，出现一些过度消费问题，造成少数人占用大部分医疗资源的现象，且这种非均等化现象呈现不断恶化态势。

第四，公立医院运行的非可持续性。集中表现为公立医院运行缺乏成熟医疗卫生筹资体系的支持，由于政府卫生支出随着国民医疗服务需求的增长而不断增加，财政对医疗卫生的投入压力加大，同时公费医疗和劳保医疗制度也缺乏有效的约束机制，导致了医疗资源过度消费。到计划经济后期，由于经济体制改革削弱了集体经济基础，我国公立医院运行体系面临崩溃态势。

---

① 李玲. 中国公立医院改革［M］. 北京：社会科学文献出版社，2012：279.

3.1.2　改革开放后公立医院的改革探索（1979～2008 年）

改革开放后国家发展的重心调整为“以经济建设为中心”，政府对于公立医院的发展开始减少财政投入，逐渐将公立医院推向市场，在 2009 年“新医改”之前，我国公立医院在 1979～2008 年经历了市场化改革和调整等历程。

（1）公立医院市场化改革阶段（1979～2003 年）

公立医院市场化改革的启动既受当时“以经济建设为中心”方针引领的市场经济体制改革的鼓舞和影响，又存在原公立医院运行体系接近崩溃而不得不改的内因影响。在当时经济社会背景下，经济建设成为党和国家工作的核心，市场经济观念和市场意识深入人心，经济改革又带来国民医疗服务需求的大量释放，医疗领域的旧有服务观念和服务机制受到冲击，对医疗服务提供的效率提出更高要求。另外，改革开放后，国家的财力主要用于经济建设，医疗领域的财政投入呈逐年下降趋势。在该阶段，我国公立医院改革主要有三个目标：一是扩大公立医院的医疗服务供给能力；二是提高公立医院的运行效率；三是控制卫生费用。在该阶段，具体的改革政策包括：

第一，鼓励各地区、各部门、各企业、各集体单位等公共部门新建和扩建公立医院，扩大本地区和本部门公立医院的规模与数量，提升当地公立医院的医疗服务能力。虽然一些发达地区和城市的公立医院规模得到了快速扩张，但由于无序发展也造成了医疗卫生资源的非均等化问题。

第二，“放权让利”，改革公立医院的财政补助制度，扩大公立医院的自主权和经营权，允许公立医院“以副补医”。一方面，通过财政补助制度改革，赋予医院有条件的“结余留用”权力，提高了医疗服务收入和药品收入；另一方面，通过多种形式的责任制，如综合目标责任制、经济核算、行政首长负责制、定额包干、多劳多得的分配制度等，给予医院管理经营更大的自主权，改革医院内部激励制度，提高公立医院办医的积极性，提升公立医院的运行效率。可以说，“放权让利”政策赋予了医院营利的动力，在当时社会背景下较好地解决了医院运行效率低下问题，但也为公立医院的“逐利”倾向开了政策口子，公立医院逐渐偏离公益性轨道，“看病难”“看病贵”问题开始显现，且随着市场化的深入而变得严峻。

第三，改革医疗服务价格机制，医疗服务定价回归成本定价原则。如1981年，开始试点施行对公费医疗和劳保医疗的人员按成本收费；1989年，开始对利用新技术、新设备开展的医疗服务项目按成本收费；1992年，放开特殊医疗预防保健服务价格，探索实行浮动定价、同行定价、自行定价。

第四，通过赋予更多的自主权和创新管理模式来释放公立医院的内部积极性，降低医院成本，增加医院收入，提升医院的运行效益。

这一阶段提升公立医院效益性的改革实践取得了部分成功，通过创新管理模式，公立医院成本虽然没有得到明显控制，但是医院收入的提高大大增加了医院的效益，成功缓解了公立医院运行面临的筹资困境。在该阶段，公立医院得到了进一步发展，医院数量、床位数量、设备数量、建筑面积等都呈快速增长趋势，公立医院的诊疗服务能力得到大大提升。然而，公立医院过度市场化也带来了严重的民生问题。在该阶段，公立医院的“大处方”“大检查”现象普遍，医疗费用快速上涨，“看病贵”问题突出。比如，1990年门诊次均费用仅为10.9元，到2003年已经增长到108.2元，增长比例接近10倍，住院人均费用则由473.3元增长到3 910.7元，增长比例超过8倍。过度市场化改革导致公立医院的公益性淡化，基本医疗服务的公平性大打折扣，引发了深层次的社会矛盾。

（2）公立医院市场化的调整阶段（2003～2008年）

2003年“非典”疫情的暴发暴露了我国医疗卫生体系长期在指导思想上迷信经济发展和迷信市场带来的严重后果。① 中央开始反思公立医院市

① 王绍光．中国公共卫生的危机和转机［J］．比较，2003（7）：38～42．

场化的政策选择，得出“改革开放以来，我国医疗卫生服务体制改革总体是不成功的”的结论。为了解决日益突出的“看病难”“看病贵”问题，政府开始对公立医院的过度市场化进行政策调整，主要的政策措施包括：

一是理顺公立医院的筹资机制。一方面，探索新的医保制度，建立新型农村合作医疗制度和城镇居民医疗保险，并扩大医保制度的覆盖面，夯实医保的个体购买能力。另一方面，强化政府对公立医院的财政投入责任，增强政府和社会（医保）在医院筹资机制中的作用，允许公立医院一定比例的药品加成，减少医院创收压力，期望扭转公立医院的逐利倾向，保障公立医院的公益性。

二是探索新型的公立医院管理模式，主要形成了“管办分开”和“政事分开”的新型管理模式，主要代表有上海模式、无锡模式、海淀模式等。

三是着重发展社区医疗服务，主导建立社区医疗服务机构。作为医疗资源在基层的下沉机构，社区医疗服务机构填补了过度市场化造成的基层医疗组织空白，起到了增强基层医疗卫生服务能力的作用。

就调整阶段的改革措施来看，诸多改革政策并没有对“看病难”“看病贵”问题起到“治本”作用，有些政策还起到了负面作用，比如15%的药品加成政策。

综上所述，从公立医院市场化改革的正向效果来看，主要体现为提升了公立医院的整体服务能力，具体而言：

第一，公立医院的市场化改革壮大了我国公立和非公立医院的发展规模，提高了医疗服务的供给能力。比如，我国医院数量从 1980 年的不足万家增加到 2008 年的 19 712 家，年增长率约为 3.5%，其中公立医院的数量达到 15 650 家。

第二，医务人员的数量得到大幅度增长。1980～2008 年，我国每 10 万人卫生服务人员数量由 280 人增加到 503 人，截止到 2008 年，我国公立医院的医务人员总数达到 542.42 万人。其中，每千人口拥有的医生数量由 1980 年的 1.17 人增长到 2008 年的 1.58 人。

第三，公立医院的床位规模和诊疗能力得到飞速提升。公立医院床位数由 1978 年的 204 万张增加到 2007 年的 340 万张，大型医疗设备数量实现了飞跃式增长，医疗设备总价值增长速度保持上升态势，医疗保障能力显著加强。而且，该阶段的公立医院诊疗人次也得到了快速增加，1980 ~ 2005 年，仅综合医院服务人次就从 4.97 亿人次增长到 8.12 亿人次，年增长率超过 12.88% 。①

但是，公立医院市场化改革导致的后果更为突出，主要表现为国民的“看病难”“看病贵”问题，具体而言：

第一，公立医院医疗服务的公平性和可及性差。受市场化影响，公立医院建设缺乏明确的卫生规划，集中分布于大城市地区，偏远城镇地区和基层医疗资源明显供给不足，城镇内部也呈现非均衡状态。另外，从社会阶层来看，城乡地区不同收入群体享受医疗服务的不公平性问题突出（如表 3 -1 所示），无论是 1993 年还是 2003 年，高收入群体的住院率都显著高于低收入群体的住院率。而且相比于 1993 年，2003 年贫富差距导致医疗资源占有率的差距也在逐步扩大。

表 3 -1　　1993 年与 2003 年城乡地区不同收入群体的住院率　　（单位:%）

分类	城市		农村	
	1993 年	2003 年	1993 年	2003 年
最低收入群体	4.3	2.6	2.5	2.6
较低收入群体	4.4	2.4	2.8	2.2
中等收入群体	4.6	3.9	2.6	2.2
较高收入群体	4.4	4.3	2.8	2.8
最高收入群体	5.1	5.0	2.8	3.5

数据来源：《1993 年国民健康服务调查》和《2003 年国民健康服务调查》。

第二，公立医院的公益性缺失，导致“看病贵”问题突出。一方面，公立医院“自主创收”造成过度医疗和过度用药，大处方、大检查以及高价药

① 王大平，孔昭昆，王苏生．中国医改的政策选择：基于激励机制设计理论的视角［M］．北京：清华大学出版社，2015：172.

贡献了医院“创收”的主要部分；另一方面，市场化改革建立起与收入相挂钩的医务人员个人激励机制，医务人员为了追求个人利益最大化，也倾向于开大处方、过度检查和高价药，从而导致我国医疗费用的不合理上涨。1978～2005 年，我国卫生总费用筹资额从 110.21 亿元增长到 8 659.91 亿元，增长了 78.57 倍，远超同期 GDP 增长速度（50.73 倍）；门诊次均费用从 1990 年的 10.9 元/人次增加到 2008 年的 146.5 元/人次，年均增长速度高达 69%，住院次均费用则 473.3 元/人次增长到 2008 年的 5 463.8 元/人次，年均增长速度高达 58.58%，不仅医疗费用过快增长的势头难以遏制，而且居民的看病负担也显著增加（如图 3－1、图 3－2 所示）。

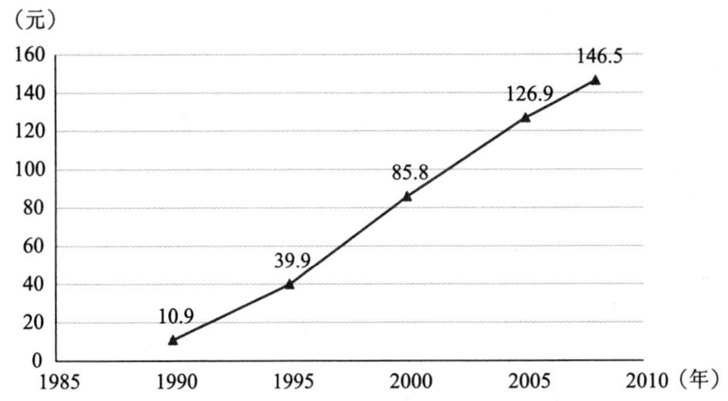

图 3－1　1990～2008 年公立医院次均门诊费用

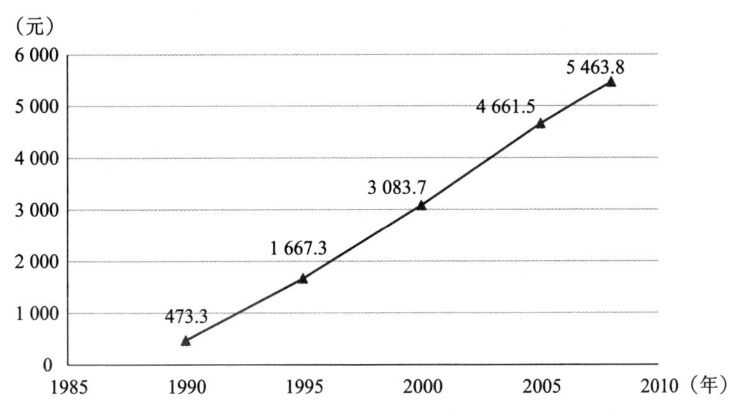

图 3－2　1990～2008 年公立医院次均住院费用

3.1.3 “新医改”背景下公立医院的治理探索（2009年至今）

我国“新医改”于2009年拉开帷幕，这一轮医改主要为了解决“看病难”和“看病贵”问题。公立医院是当前“新医改”的重要改革内容，在公立医院改革方面，“新医改”要求坚持基本医疗服务均等化目标和公立医院的公益性质，强化政府的改革责任，加大财政投入，去除“以药养医”，实现“政事分开、管办分开、医药分开、营利性与非营利分开”的管理体制改革目标，创新体制机制，健全制度体系，完善监督管理，鼓励社会资本参与办医。当前的公立医院改革凸显了“治理”特征，如果细分“新医改”背景下公立医院的治理历程，则可以分为三个阶段。

第一阶段主要是推进城市公立医院的综合改革试点。2010年2月，卫生部等五部委联合颁布了《关于公立医院改革试点的指导意见》，选取17个城市进行城市公立医院改革试点，改革试点工作主要围绕完善医疗服务体系、探索管办分开、破除以药养医、强化内部管理、推进多元化办医五个主要目标展开，确定了城市公立医院改革的发展方向。可以看到，城市公立医院改革的核心目标是通过医院改革来控制医疗费用的不合理增长，其首要任务是破除“以药养医”体制，通过推进医药分开、合理调整药品价格、取消药品加成、改革医保支付方式等措施来实现。2011年，城市公立医院改革试点范围逐步扩大，开始触及公立医院管理体制、运行机制、监督机制等方面。

第二阶段从2012年开始，公立医院的改革重点开始转向县级公立医院。2012年6月7日，国务院办公厅印发《关于县级公立医院综合改革试点意见》。该意见从明确县级公立医院的功能定位、完善补偿机制、改革医务人员的人事薪酬制度、建立现代医院管理体制、提升医院基本医疗服务能力、加强上下联动、完善监管机制等方面做了全面规定，其中完善补偿机制、破除“以药养医”仍然是改革重点。县级公立医院的改革试点工作取得了很大成效。一是从制度上基本取消了药品加成，增加药事服务费，提高医疗服务价格，优化了对县级公立医院的补偿机制；二是推进医保付费方式改革，311 个试点县都不同程度地进行了医保付费方式改革探索，且在总额预算下推行按病种付费、按人头、按服务单元付费等复合式付费方式改革方面积累了诸多地方性经验。

第三阶段是公立医院综合改革试点推广、全面铺开的阶段。2014 年增加了 700 个试点县，推进县级公立医院改革，增加了 17 个试点城市，推进城市公立医院改革。到 2015 年底，县级公立医院改革已在全国所有县展开，城市公立医院综合改革也新增了 66 个试点城市。在该阶段，公立医院改革坚持“维护公益性，调动积极性，保障可持续性”目标，深入推进以市场为主导的药品价格形成机制、医保支付标准、分级诊疗制度等方面的改革工作。

“十三五”时期是“新医改”的决胜阶段，也是实现“2020 年基本建立基本医疗卫生制度”目标的关键五年。2016 年，国务院在《深化医药卫生体制改革 2016 年重点工作任务》中选择了江苏省启东市等 4 个县市，开展县级公立医院综合改革示范工作，带动县级公立医院综合改革的完善；同时，扩大城市公立医院综合改革试点，新增 100 个试点城市，使全国试点城市达到 200 个。2016 年 6 月底，人社部印发《关于积极推动医疗、医保、医药联动改革的指导意见》，提出深化医药卫生体制改革要实行医疗、医保、医药联动（“三医联动”）改革，充分发挥医保在医改中的基础性作用，建立符合医疗行业特点的人事薪酬制度。可以说，公立医院“三医联动”改革将成为未来重要的改革方向。

“新医改”以来，国家对公立医院进行了大刀阔斧的改革，出台了系列改革方案，加大了财政投入力度，推进了城市公立医院、县级公立医院的改革试点工作。围绕破除“以药养医”为关键环节的管理体制、补偿机制、价格机制、药品采购、分级诊疗、人事管理、收入分配、医保机制、监管机制等层面进行了改革探索，当前也确定了医疗、医保、医药“三医联动”的改革方向。从已有改革效果来看，虽然诸多机制层面的措施已经出台，但改革成效有待时间验收。

3.2 我国公立医院的运行现状

3.2.1 医疗资源状况

下面将从公立医院数量、床位规模、医务人员数量和资产规模来描述公立医院医疗资源的发展现状。

(1) 公立医院数量及床位规模

2015 年我国有医院 27 587 所，从所有制来看，公立医院与民营医院的数量规模基本相当，分别为 13 069 所和 14 518 所，占比分别为 47.4% 和 52.6%，民营医院数量在 2015 年首次超过公立医院。分医院等级看，三级医院有 2 123 所（三级甲等医院有 1 236 所），二级医院有 7 494 所，一级医院 8 757 所（如表 3－2 所示）。

表 3－2　我国公立医院的数量及床位规模

	机构数（所）		床位数（张）	
	2015 年	2014 年	2015 年	2014 年
医疗机构	983 528	981 432	7 015 220	6 601 214
医院	27 587	25 860	5 330 580	4 961 161
公立医院（占比）	13 069（47.4%）	13 314（51.5%）	4 296 401（80.6%）	4 125 715（83.2%）
民营医院（占比）	14 518（52.6%）	12 546（48.5%）	1 034 179（19.4%）	835 446（16.8%）
三级医院	2 123	1 954	2 047 819	1 878 267
二级医院	7 494	6 850	2 196 748	2 053 896
一级医院	8 757	7 009	481 876	387 207

数据来源：《2015 年我国卫生和计划生育事业发展统计公报》。

从床位规模来看，2015 年我国医疗卫生机构有床位共 701.5 万张，其中医院床位有 533.1 万张，占比为 76.0%，基层医疗卫生机构床位有 141.4 万张，占比为 20.2%。在医院床位规模方面，公立医院床位有 429.6 万张，占比为 80.6%；民营医院床位有 14.5 万张，占比为 19.4%。

（2）公立医院医务人员数量

2015 年我国卫生人员规模为 1 069.4 万人，卫生人员中，卫生技术人员规模为 800.8 万人。在卫生技术人员中，执业（助理）医师规模为 303.9 万人，注册护士规模为 324.1 万人。从公立医院医务人员规模来看，公立医院 2015 年的医务人员规模为 510.2 万人，占全国规模的 47.71%，其中卫生技术人员规模为 427.7 万人，占全国规模的 53.41%，相较于民营医院和其他类型医院，公立医院医务人员规模更大（如表 3 -3 所示）。

表 3 -3　2014 年、2015 年我国各类型医疗卫生机构人员数　（单位：万人）

	医务人员总数		卫生技术人员	
	2015 年	2014 年	2015 年	2014 年
总计	1 069.4	1 023.4	800.8	759.0
公立医院	510.2	488.2	427.7	408.0
民营医院	103.1	86.0	79.4	66.1
基层医疗卫生机构	360.3	353.7	225.8	217.7
专业公共卫生机构	87.7	87.5	63.9	63.2
其他机构	8.1	8.1	3.9	4.4

数据来源：《2015 年我国卫生和计划生育事业发展统计公报》。

（3）公立医院的资产规模

2014 年我国公立医院总资产达到 26 758.28 亿元，占全国医院总资产的 92.10%，公立医院总资产是非公立医院总资产的 11.65 倍，是其净资产的 15.29 倍。公立医院负债率也较非公立医院低，分别为 40.80% 和 54.88%。从总资产角度来看，公立医院也处于全国医疗机构的主体地位。

3.2.2 收入状况

我国公立医院的年收入增长迅速，用平均每所医院的总收入来度量这种发展状况更为贴切。通过图 3 -3 可以看到，2010 ~2014 年，平均每所医院总收入由2010 年的7 179.3 万元增长到2014 年的14 610.2 万元，5 年间的年均增长率达到了 20.7% 。对比我国 GDP 的增长速度和国民人均收入的增长率，公立医院收入增长过快，一定程度上增加了国民的看病负担。

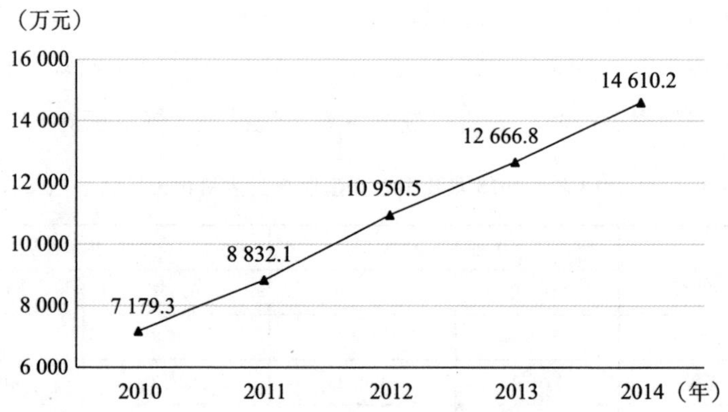

图 3 -3 2010 ~2014 年我国平均每所公立医院年收入

数据来源：《2015 年中国卫生和计划生育统计年鉴》。

进一步从公立医院的收入来源结构上分析（如表 3 -4 所示），在平均每所公立医院的总收入中，住院收入占一半以上，而政府财政补贴占比基本维持在 8% 左右。2010 ~2014 年，门诊收入由 2010 年的 2 318.7 万元增长到 4 548.3 万元，占比分别为 32.3% 和 31.1% ；住院收入由 2010 年的 4 121.4 万元增长到 8 600.7 万元，占比分别为 57.4% 和 58.9% ；财政补助收入由 2010 年的 586.9 万元增长到 1 125.9 万元，占比分别为 8.2% 和 7.7% ，政府财政补助比重基本上呈逐年下降趋势，这与“新医改”中要求完善补偿机制，加大政府财政对公立医院的补偿比重相悖。

表 3 - 4　　2010 ~ 2014 年我国公立医院的收入来源结构　　（单位：万元）

收入来源	2014 年	2013 年	2012 年	2011 年	2010 年
平均每所医院总收入	14 610.2	12 666.8	10 950.5	8 832.1	7 179.3
门诊收入（占比）	4 548.3（31.1%）	3 934.1（31.1%）	3 410.5（31.1%）	2 805.0（31.8%）	2 318.7（32.3%）
住院收入（占比）	8 600.7（58.9%）	7 427.4（58.6%）	6 385.2（58.3%）	5 073.9（57.4%）	4 121.4（57.4%）
财政补助收入（占比）	1 125.9（7.7%）	1 006.3（7.9%）	892.8（8.2%）	766.7（8.7%）	586.9（8.2%）
其他收入（占比）	335.3（2.3%）	299.0（2.4%）	262.0（2.4%）	186.5（2.1%）	152.3（2.1%）

数据来源：《2015 年中国卫生和计划生育统计年鉴》。

3.2.3　医疗服务提供状况

公立医院医疗服务提供方面，主要选择门诊和住院量、医师工作负荷与床位使用率三个指标来描述。

（1）门诊和住院量

2015 年我国医疗卫生机构总诊疗人次达到 77.0 亿人次，比 2014 年增加 1.0 亿人次，增长率为 1.3%，居民平均就诊人次为 5.6 次。从医疗机构类型来看，2015 年公立医院诊疗人次达到 27.1 亿人次，占全国医院总诊疗人次总数的 88.0%。而相对于公立医院，民营医院 2015 年的诊疗人次数为 3.7 亿人次，只占全国医院总诊疗人次数的 12.0%；基层医疗卫生机构 2015 年的诊疗人次数为 43.4 亿人次。从各级别医院来看，三级和二级医院的诊疗人次分别达到了 15.0 亿人次和 11.7 亿人次（如表 3 - 5 所示）。

从住院量来看，2015 年我国医疗卫生机构住院规模为 21 054 万人，比

2014 年增长了 3.0%，年住院率为 15.3%。其中，入住公立医院的人数为 16 087 万人，占全国医院总住院量的 85.3%；民营医院住院量为 2 365 万人，占比为 14.7%；基层医疗卫生机构住院量为 4 037 万人，占全国医疗机构住院总数的 19.2%，较之 2014 年，基层医疗卫生机构住院人数减少了 57 万人。

表 3-5　2014 年、2015 年我国医疗卫生机构医疗服务工作量

分类	诊疗人次数（亿人次）		住院人数（万人）	
	2015 年	2014 年	2015 年	2014 年
全国医疗机构合计	77.0	76.0	21 054	20 441
公立医院	27.1	26.5	16 087	15 375
民营医院	3.7	3.2	2 365	1 960
三级医院	15.0	14.0	6 829	6 291
二级医院	11.7	11.5	7 121	7 006
一级医院	2.1	1.8	965	798
基层医疗卫生机构	43.4	43.6	4 037	4 094

数据来源：《2015 年我国卫生和计划生育事业发展统计公报》。

从门诊和住院规模来看，我国公立医院在国民医疗卫生服务提供方面承担着最主要责任，而且诊疗患者朝三级大医院集中趋势明显，民营医院与基层医疗卫生机构的诊疗规模小，患者诊疗导流改革需要加速，建立合理的分级诊疗体系有其必要性。

（2）医师工作负荷

医师工作负荷反映了其工作负担和努力程度。2000～2015 年，我国公立医院医师日均所担负的工作量呈持续增加态势（如图 3-4 所示）。相较于 2014 年，日均担负工作量略有减少，但 2015 年日均担负诊疗人次和住院床日依然有 7.6 人次和 2.6 床日。再从民营医院来比较，民营医院医师 2015 年日均担负诊疗人次和住院床日只有 5.5 人次和 2.2 床日。分医院级别来看，三级公立医院的工作担负量最重，2015 年日均担负诊疗人次和住院床日达到了 8.1 人次和 2.7 床日（如表 3－6 所示）。这说明公立医院医师的工作负荷要重于民营医院，而且大型公立医院医师的工作负荷最重。

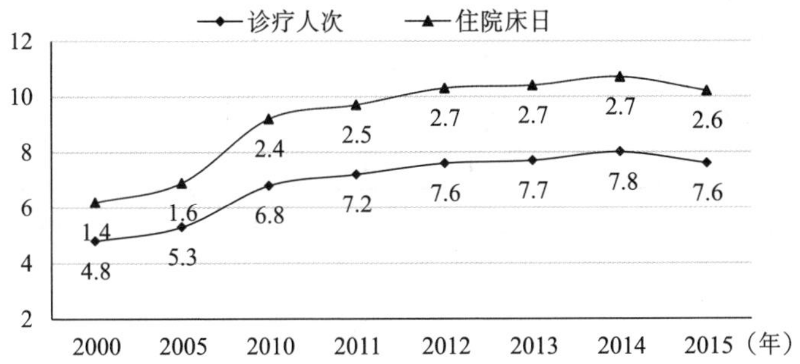

图 3－4　2000～2015 年我国公立医院医师日均担负工作情况

数据来源：《2015 年我国卫生和计划生育事业发展统计公报》及各年度《中国卫生统计年鉴》。

表 3－6　2014 年、2015 年我国公立医院医师工作负荷情况

分类	医师日均担负诊疗人次		医师日均担负住院床日	
	2015 年	2014 年	2015 年	2014 年
医院总计	7.3	7.5	2.6	2.6
公立医院	7.6	7.8	2.6	2.7
民营医院	5.5	5.8	2.2	2.1
三级医院	8.1	8.4	2.7	2.8
二级医院	7.0	7.2	2.6	2.7
一级医院	6.1	6.5	1.9	1.9

数据来源：《2015 年我国卫生和计划生育事业发展统计公报》。

（3）床位使用率

床位使用率是反映公立医院运行效率的重要指标，且床位紧张也是一直以来需要解决的重要问题。2015 年全国医院病床使用率为 85.4%，其中公立医院的床位使用率高达 90.4%，虽然比 2014 年的 92.8% 下降了 2.6%，但远高于民营医院 2015 年的 62.8%，这在一定程度上反映我国医疗卫生服务发展不均衡和资源配置不合理问题（如表 3－7 所示）。

表 3－7　　我国公立医院 2014 年、2015 年病床使用状况　　（单位：%）

分类	2015 年	2014 年
医院总计	85.4	88.0
公立医院	90.4	92.8
民营医院	62.8	63.1
三级医院	98.8	101.8
二级医院	84.1	87.9
一级医院	58.8	60.1

数据来源：《2015 年我国卫生和计划生育事业发展统计公报》和《2015 年中国卫生和计划生育统计年鉴》。

进一步从分级别医院来看，三级医院的床位使用一直非常紧张，使用率接近 100%。2005～2012 年二级和三级公立医院的床位使用率快速上升，在“新医改”开始的 2009 年，三级医院的床位使用率达到 102.5%，而且二级和三级医院床位使用率明显上升趋势一直到 2012 年以后才有所改善。到 2015 年，三级医院的床位使用率下降到 98.8%，二级医院的床位使用率下降到 84.1%。同期而言，一级医院床位使用率基本处于 60% 左右（如图 3－5 所示）。这也一定程度上反映了“看病难”问题，患者集中在大医院就诊，不利于医疗资源的合理配置，因此，公立医院治理要对各级公立医院进行明确定位，合理分流诊疗人数，加强对基层公立医院硬件、人才等方面的建设，促进分级诊疗体系的形成。

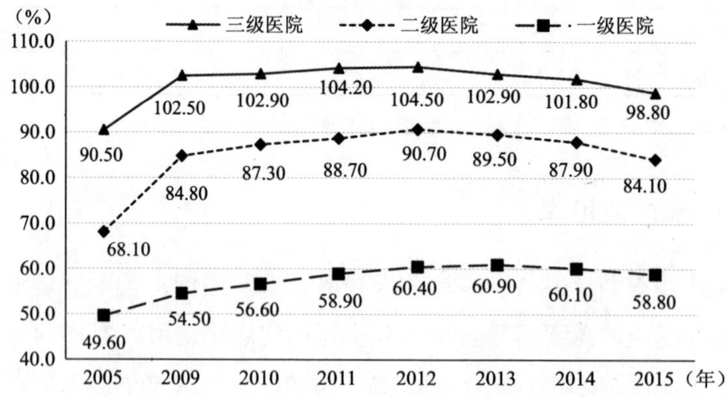

图 3－5　2005～2015 年我国三级公立医院床位使用率变化趋势

数据来源：《2015 年我国卫生和计划生育事业发展统计公报》和各年度《中国卫生统计年鉴》。

3.3　我国医疗保险的发展现状

3.3.1　医疗保险制度体系

我国医疗保险制度体系主要包括城镇职工基本医疗保险制度、城镇居民医疗保险制度和新型农村合作医疗制度。这三大基本医疗保险制度项目为向保障范围内的居民提供患病时的基本医疗需求保障，其制度保障原则是“低水平、广覆盖、多层次、统账结合”。

我国城镇职工医疗保险制度始建于新中国成立初期，鉴于公费医疗制度和劳保医疗制度的弊病，1998 年国家颁布《关于建立城镇职工基本医疗保险制度的决定》，标志我国城镇职工基本医疗保险制度的正式建立。制度建立初期，该制度的缴费率为个人承担 2% 和单位承担 6% ，医保基金实行社会统筹与个人账户相结合模式，个人账户基金可用于支付参保者发生在门诊或药店的医疗费用。在大病医疗中，对于起付标准以下的医疗费用，从个人账户中支付或个人自付，起付标准以上、最高支付限额以下的医疗费用从社会统筹部分按一定报销比例支付。1989 年国家开始进行职工医疗保险制度改革试点，建立个人分担和职工大病医疗费用社会统筹的保险机制。

城镇居民医疗保险制度于 2007 年开始试点建立，覆盖对象为城镇居民，制度建立依据为国务院颁布的《关于开展城镇居民基本医疗保险试点的指导意见》。城镇居民医保采取政府主导、个人缴费、财政适度补助为辅的筹资模式。2015 年，我国城镇居民医保筹资的个人标准已经大幅提高，一般成年居民的筹资标准已经提高到低档 760 元、中档 990 元和高档 1 290 元。同时，国家不断提高居民医保的支付水平，2015 年对住院政策范围内的医疗费用，基金支付比例达到了75%，缩小了与实际住院费用支付比例之间的差距，门诊统筹扩大到所有地区，支付比例不低于50%。

对于农村地区而言，基本医疗保险实行新型农村合作医疗制度，由政府引导、组织和支持，农民自愿参加，由个人、集体和政府多方筹资，以保大病为主。2003年，国家颁布《关于建立新型农村合作医疗制度的意见》，标志新农合制度的建立。从已有数据来看，新农合已经基本实现了参保人群的全覆盖。在基金筹集方面，从卫计委印发的《关于做好2016年新型农村合作医疗工作的通知》来看，2016年各级财政对新农合的补助标准已经提高到每人每年420元，农民个人缴费全国平均达到150元，政策范围内门诊和住院费用报销比例稳定在50%和75%左右。

从我国医疗保险制度的三大项目覆盖率来看（如表3-8所示），在不考虑制度之间重复参保问题，2006~2014年，职工医疗保险由53%上升到72%，城镇医保统筹覆盖率由27%上升到80%，三大医保项目的总体人群覆盖率由43%上升到98%。从制度覆盖率来看，我国医疗保险制度已经实现了“全民医保”的制度保障目标。

表3-8　　我国医疗保险三大制度项目的覆盖率情况

项目	2014年	2013年	2012年	2011年	2010年	2009年	2008年	2007年	2006年
城镇职工医保参保人数（1）（亿人）	2.83	2.74	2.65	2.52	2.37	2.19	2.00	1.80	1.57
城镇就业人数（2）（亿人）	3.93	3.82	3.71	3.59	3.47	3.33	3.21	3.10	2.96
职工医保覆盖率（%）(3)=(1)/(2)×100%	72	72	71	70	68	66	62	58	53
城镇居民医保参保人数（4）（亿人）	3.15	2.96	2.72	2.21	1.95	1.82	1.18	0.43	—
城镇总人口数（5）（亿人）	7.49	7.31	7.12	6.91	6.70	6.45	6.24	6.06	5.83
城镇医保统筹覆盖率（%）(6)=[(1)+(4)]/(5)×100%	80	78	75	68	65	62	51	37	27

续表

项目	2014 年	2013 年	2012 年	2011 年	2010 年	2009 年	2008 年	2007 年	2006 年
参加新农合人数（7）（亿人）	7.36	8.02	8.05	8.32	8.36	8.33	8.15	7.26	4.10
新农合参合率（8）（亿人）	99	99	98	98	96	94	92	86	81
农村总人口数（9）（亿人）	6.19	6.30	6.42	6.57	6.71	6.89	7.04	7.15	7.32
三大医保总体覆盖率（%）[(1)+(4)+(7)]/[(5)+(9)]×100%	98	100	99	97	95	93	85	72	43

注：表中所有数据来源于国家统计局官方公布的数据，对于新农合参保人数大于农村总人口问题，其可能性原因在于地方政府上报的新农合参保人数口径不一致；三大医保总体覆盖率计算中，没有甄别重复参保人口，因而未剔除制度间重复参保的人口数据。

鉴于我国医疗保险制度的“碎片化”特征，为了实现参保人群间的公平性，城乡居民基本医疗保险制度正在整合过程中。2016 年 1 月，国务院出台《关于整合城乡居民基本医疗保险制度的意见》，要求各省（区、市）于 2016 年 6 月底前对整合城乡医保制度做出规划和部署，各统筹地区于 2016 年 12 月底前出台具体实施方案。截至 2016 年 8 月，天津、上海、浙江、山东、广东、重庆、宁夏、青海、新疆、河北、湖北、内蒙古、江西、湖南、北京、广西等 17 个省（市、自治区）已经实现了城乡居民医保制度的并轨，将新农合的管理职能从卫生部门转移到人社部门，有关机构、人员、信息系统等医保经办机构也整合到人社系统。

3.3.2　医疗保险制度项目发展状况

如上节所述，在全民医保体系下，我国社会医疗保险制度体系呈现

"二元三维"① 态势，鉴于制度整合与人群间医疗公共服务公平性，各制度间有统筹衔接和整合发展趋势。但就目前来看，我国医保制度的三大项目在参保对象、筹资机制、补偿机制、统筹层次、经办管理等方面均有很大差异，但针对特定人群的各制度项目在保障居民健康权益、分散疾病风险、促进基本公共卫生服务均等化等方面发挥了重要作用。表3－9反映了当前我国社会医疗保障制度中三大项目的发展现状，当然从各地方的实际发展情况来看，各项目会有一定差异，但总体上能反映各大项目的制度实施现状。

表3－9　我国城镇职工医保、城镇居民医保和新农合制度的参保、筹资、偿付与经办现状

制度形式		城镇基本医疗保险		新型农村合作医疗
		城镇职工基本医疗保险	城镇居民基本医疗保险	
参保规定	政策依据	《关于建立城镇职工基本医疗保险制度的决定》（国发〔1998〕44号）	《关于开展城镇居民基本医疗保险试点的指导意见》（国发〔2007〕20号）	《关于建立新型农村合作医疗保险制度意见的通知》（国办发〔2003〕3号）
	覆盖对象	城镇职工、退休人员、灵活就业人员	学生、少年儿童和其他非从业城镇居民	农村居民
	参保形式	个人和用人单位	以家庭缴费为主	以家庭缴费为主
筹资标准	用人单位	工资总额的6%	—	—
	个人	个人工资收入的2%	—	—
	政府	—	每人每月补助380元	每人每年补助420元

① 我国"二元三维"医疗保险体系中，"二元"指社会医疗保障制度中长期存在的以城乡户籍身份为划分的"二元化"结构，城乡二元医保项目在参保对象、参保条件、待遇水平和管理方式等方面均存在差异；"三维"指当前医疗保障制度结构上形成了传统的城市医疗保障、传统的农村医疗保障及"过渡性"的居于城乡之间的医疗保障这样三套制度"并驾齐驱"的局面。

续表

制度形式		城镇基本医疗保险		新型农村合作医疗
		城镇职工基本医疗保险	城镇居民基本医疗保险	
偿付水平	起付线	当地职工年平均工资的 10% 左右	由统筹地区确定	由统筹地区确定
	报销比例	政策范围内住院医疗费用报销比例为 80%	政策范围内住院医疗费用报销比例为 75%	政策范围内住院医疗费用报销比例为 75%
	封顶线	达到当地职工年平均工资的 6 倍左右	最高支付限额提高到不低于 6 万元	当地农民人均纯收入的 8 倍以上，且不低于 6 万元
	偿付范围	门诊大病、住院，向门诊统筹延伸	大病统筹，逐步向门诊统筹延伸	大病统筹；大病统筹 + 门诊家庭账户；住院统筹 + 门诊统筹
经办服务	组织经办	各级劳动保障行政部门及经办机构	各级劳动保障行政部门及经办机构	各级卫生行政部门及经办机构
	统筹层次	原则上以地级以上行政区为统筹单位，也可以以县为统筹单位，逐步实现市级统筹	以市、县为统筹单位，各地基金风险预警指标可根据当地实际具体确定	一般以县（市）为单位进行统筹，条件不具备地方在起步阶段可以以乡（镇）为单位进行统筹，逐步向县（市）统筹过渡，政策差异性较大
	基金结余	累计结余控制在 6～9 个月平均支付水平，超过 15 个月为结余过多，低于 3 个月为结余不足	以收定支，收支平衡，各地基金风险预警指标可根据当地实际具体确定	当年筹集的合作医疗统筹基金结余一般不超过 15%
	服务管理	三定目录（药品目录、诊疗目录、医疗服务设施范围标准），卫生部《国家基本药物目录》（2012 版），人社部 2009 年 11 月公布《国家基本医疗保险、工伤保险和生育保险药品目录（2009 年版）》	三定目录（药品目录、诊疗目录、医疗服务设施范围标准），卫生部《国家基本药物目录》（2012 版），人社部 2009 年 11 月公布《国家基本医疗保险、工伤保险和生育保险药品目录（2009 年版）》	定点范围相对较窄，一般须先垫付事后报销，卫生部 2009 年 8 月公布《国家基本药物目录（基层医疗卫生机构配备使用部分）》（2009 年版）

资料来源：翟绍果．从医疗保险到健康保障的偿付机制研究［M］．北京：中国社会科学出版社，2014：148～149；医保制度各项目的数据与资料本书进行了更新。

3.3.3 医保基金收支结余状况

医保基金是医保发挥第三方支付功能的重要基础，也是医疗保险实现制度可持续性，保障国民医疗服务可及性的资金基础。我国医保筹资实行“以收定支，略有结余”原则，医保基金的收入状况是我国医保支付能力的重要体现，支出状况反映了医保的支付水平和国民医疗保障水平，结余状况则反映了医保基金的管理效率。

从医保基金收支的绝对额来看（如表 3－10 所示），近十年来我国医保基金收入由 2005 年的 1 405.3 亿元增长到 2014 年的 9 687.2 亿元，支出由 2005 年的 1 078.7 亿元增长到 8 133.6 亿元。截至 2014 年底，基金的累计结余达到了 10 644.8 亿元。① 分制度项目来看，以城镇基本医疗保险基金的收入为例（如图 3－6 所示），城镇基本医疗保险基金收入由 2011 年的 5 539.2 亿元增长到 2014 年的 9 687.2 亿元，其中城镇职工医保基金收入由 2011 年的 4 945 亿元增长到 2014 年的 8 037.9 亿元，2014 年城镇居民医保基金收入也达到了 1 649.3 亿元。从总量上看，我国医保筹资较为稳定，有效保障了参保居民的基本医疗服务需求，但是医保基金结余过多也反映了一定问题。

表 3－10　2004～2014 年我国医保基金收支及结余状况　（单位：亿元）

年份	医疗保险基金收入	医疗保险基金支出	医疗保险累计结余
2014	9 687.2	8 133.6	10 644.8
2013	8 248.3	6 801.0	9 116.5
2012	6 938.7	5 543.6	7 644.5
2011	5 539.2	4 431.4	6 180.0
2010	4 308.9	3 538.1	5 047.1
2009	3 671.9	2 797.4	4 275.9

① 本部分图表数据来源若无特别注明，均来源于国家统计局数据库。

续表

年份	医疗保险基金收入	医疗保险基金支出	医疗保险累计结余
2008	3 040.4	2 083.6	3 431.7
2007	2 257.2	1 561.8	2 476.9
2006	1 747.1	1 276.7	1 752.4
2005	1 405.3	1 078.7	1 278.1

数据来源：国家统计局数据库。

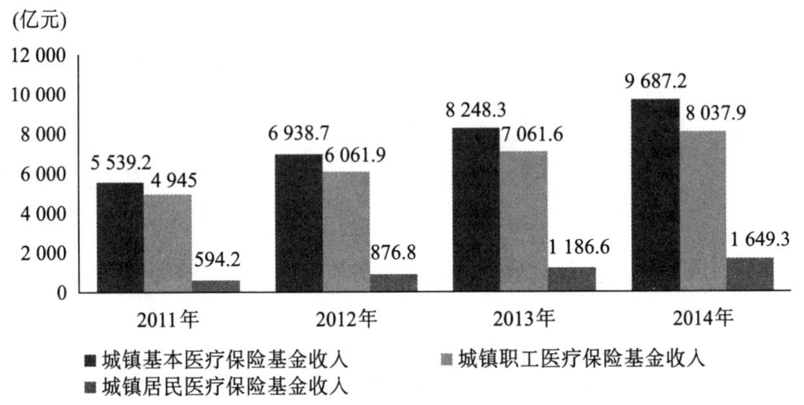

图 3 – 6 2011 ~ 2014 年我国城镇基本医疗保险基金的收入状况

数据来源：国家统计局数据库。

如果从医保基金的发展趋势来看（如图 3 – 7 所示），在 2005 ~ 2008 年，我国医保基金无论是收入，还是支出，基本呈现同步稳定增长态势，但从 2008 年开始，医保基金的收入增长速率变缓，特别是 2010 年之后明显慢于支出速率，说明我国医保的支付水平有待提高。但是医保基金的结余状况却极大地反映了我国医保基金存在的问题如图 3 – 7 所示，2010 年之后，医保基金的累计结余增长趋势加快，到 2014 年累计结余量已经超过万亿元。虽然我国医保筹资坚持略有结余原则，但医保基金长期结余过高却暴露出管理效率不高的问题，筹集有余而支付不足，说明我国医保支付在结构上有待调整，是否扩大医保对医疗服务和基本药物的覆盖范围，提高门诊和住院的报销比率，进一步提高医保的支付水平和居民的医疗保障水平，值得政府相关部门认真思考。就其影响来看，医保基金长期大量结余不仅造成了公共卫生服务资金的闲置浪费，而且也削弱了医保制度对国民基本医疗保障的功效和对公立医院的激励约束效果，同时在基金管理方面也存在一定风险，容易产生被挪用和腐败风险。

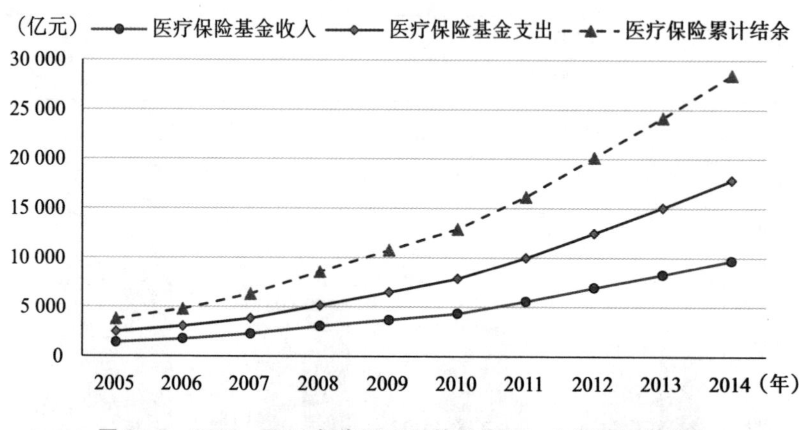

图 3-7　2005~2014 年我国医保基金收入、支出和结余趋势

3.3.4　医保付费方式改革现状

医保付费方式是指医疗保险机构为参保人员向定点医疗机构支付医疗费用的途径和方式。从医疗费用支付时间来看，可以分为预付制与后付制。预付制指在医疗服务发生前，医保机构按预先与定点医疗机构确定的支付标准，向参保人就诊的医疗机构预先支付医疗费用，或预先确定支付额度，后期再支付费用。后付制指在医疗服务发生后，医保机构根据确定的支付标准和实际发生的医疗服务数量对医疗机构进行补偿。预付制主要包括总额预付、按人头付费、按病种付费①和按服务单元付费等方式，后付制主要指按项目付费。我国医疗保险费用支付经历了由单一按服务项目付费逐渐向多种支付方式并存的复合支付方式转变。传统的按项目付费、按人头付费和单病种付费方式各有优势，项目付费适用于复杂病例和门诊

① 当前地方所采用的按病种付费方式，主要是单病种付费，不同于按病种分组付费（DRGs）方式。

药品支付，人头付费适用于基层服务和慢性病管理，单病种付费适用于部分住院疾病治疗。

目前，我国各地方实践的医疗保险付费方式主要有按总额预付、项目付费、按人头付费、按服务单元付费和按病种付费等，但总体上还是以按项目付费为主。根据 2012 年人社部的调查资料显示（见表 3－11），全国 31 个省份、2 031 个统筹地区中，住院按项目付费的统筹地区，城镇职工医保占 77.1%，城镇居民医保占 78.2%，城乡统筹医保占 68.2%；门诊大病主要按项目付费的统筹地区中，城镇职工医保占 67.3%，城镇居民医保占 64.5%，城乡统筹医保占 37.9%；门诊统筹主要按项目付费的统筹地区中，城镇职工医保占 53.9%，城镇居民医保占 56.8%，城乡统筹医保占 57.1%。

表 3－11　我国地方医保采用按项目付费方式的实践情况

服务项目	职工医保			居民医保			城乡统筹		
	涉及省份（个）	涉及统筹地区（个）	占统筹地区总数比重（%）	涉及省份（个）	涉及统筹地区（个）	占统筹地区总数比重（%）	涉及省份（个）	涉及统筹地区（个）	占统筹地区总数比重（%）
住院	21	1 566	77.1	26	1 382	78.2	6	45	68.2
门诊大病	22	1 341	67.3	21	1 020	64.5	5	22	37.9
门诊统筹	11	260	53.9	19	590	56.8	4	24	57.1

资料来源：人社部社会保险事业单位管理中心．医疗保险付费方式改革经办管理城市实例［M］．北京：中国劳动社会保障出版社，2012.

2009 年“新医改”提出要完善我国医保支付制度，以控制医疗费用的不合理增长，发挥医保对医疗机构的激励约束作用。“新医改”以来，国家对医保支付方式改革推出了一系列的指导政策（主要政策历程如表 3－12 所示），且要求各地方结合实际情况探索合适的付费方式，改革取得了一定的效果。

表 3－12　“新医改”以来我国医保支付方式改革的主要政策

年份	政策文件	主要内容
2009	《中共中央国务院关于深化医药卫生体制改革的意见》（中发〔2009〕6号）	强化医疗保障对医疗服务的监控作用，完善支付制度，积极探索实行按人头付费、按病种付费、总额预付等方式，建立激励与惩戒并重的有效约束机制
2009	《“十二五”期间深化医药卫生体制改革规划暨实施方案》（国发〔2012〕11号）	加大医保支付方式改革力度，结合疾病临床路径实施，在全国范围内积极推行按病种付费、按人头付费、总额预付等，增强医保对医疗行为的激励约束作用
2011	《关于进一步推进医疗保险付费方式改革的意见》（人社部〔2011〕63号）	结合基金收支预算管理加强总额控制。在此基础上，结合门诊统筹的开展探索按人头付费，结合住院门诊大病的保障探索按病种付费
2012	《关于开展基本医疗保险付费总额控制的意见》（人社部发〔2012〕70号）	开展总额控制的同时，积极推进按人头付费、按病种付费等付费方式改革。因地制宜选择与当地医疗保险和卫生管理现状相匹配的付费方式，不断提高医疗保险付费方式的科学性，提高基金绩效和管理效率
2016	《关于积极推动医疗、医保、医药联动改革的指导意见》（人社部发〔2016〕56号）	结合医保基金管理，全面推进付费总额控制，加快推进按病种、按人头等付费方式，积极推动按病种分组付费（DRGs）的应用，探索总额控制与点数法的结合应用，建立复合式付费方式

资料来源：依据中央及各部委出台的政策整理而成。

依据国家政策的要求，各地方医保机构因地制宜，结合当地医疗保险状况开展了医保付费方式探索，本书以东、中、西三大地区为例，分别统计了14个城市基本医疗保险的付费方式（如表3－13所示）。

从表3－13可以看到，各地方医保付费方式的特点是总额预算下的多种付费方式并存的复合付费模式。这种模式与我国医保筹资支付的“以收定支”总原则有关，为了遏制医疗费用的不合理增长，不论采取何种支付方式，医保费用支出不能超出各地方的实际支付能力，这也有利于医保的内部预算管理。

表 3－13　　我国部分城市医保付费方式的改革现状

地区	省份	城市	时间	医保支付方式
东部地区	江苏省	淮安市	2003 年至今	按病种分值
	北京市	北京市	2011 年至今	全面推行按 DRGs 付费方式
	上海市	上海市	2009 年至今	总额预付为主、按病种付费和按服务单元付费为补充
	广东省	东莞市	2008 年至今	总量控制、定额结算住院费，总量控制、定额包干（按人头）结算门诊医疗费
	山东省	济宁市	2007 年至今	90 个病种按病种付费、大病按实结付、普通病种定额支付
	浙江省	杭州市	2009 年至今	总额预算为核心，与按项目付费、按病种付费、按人头付费相结合
	福建省	三明市	2016 年至今	医保经办机构按“定额包干”原则支付给定点医疗机构，住院费用全部按 DRGs 付费
中部地区	湖北省	鄂州市	2012 年至今	总额控制、定额管理、单病种付费
	安徽省	合肥市	2009 年至今	总额预付为基础、普通门诊按人头付费、住院门诊大病按病种付费
	江西省	南昌市	2013 年至今	总额控制下以病种分值付费为主、按床日付费和按服务项目付费等为辅
	湖南省	长沙市	2011 年至今	总额预付基础上实行按人头付费（城镇居民门诊统筹）
西部地区	青海省	西宁市	2014 年至今	总额控制，部分病种按病种付费（32 种）
	甘肃省	兰州市	2011 年至今	总额预付为主，住院大病按单病种付费
	宁夏回族自治区	银川市	2011 年至今	总额预付为主，按病种付费、按人头付费

资料来源：人社部社会保险事业管理中心．医疗保险付费方式改革经办管理城市实例［M］．北京：中国劳动社会保障出版社，2012；各省市人社局或卫生部等相关网站。

3.4 公立医院运行过程中医保激励约束存在的问题

“新医改”以来，虽然我国在全民医保体系下探索公立医院改革取得了很大成效，但就医保在公立医院运行过程发挥的激励约束作用来看，还存在诸多问题，比如实践中医保部门的监督管理效能有限，医疗费用不合理增长，“以药养医”和药价虚高问题仍然突出，医疗资源配置不均，各级公立医院提供效率差异巨大，医生诱导需求问题凸显，等等。下面将从医保制度与经办机构存在的问题，公立医院医疗服务供给层面和需求层面存在的问题等方面进行深入分析。

3.4.1 医保制度与医保经办机构存在的问题

(1)“碎片化”的全民医保体系削弱了对公立医院的激励约束作用

虽然当前我国医疗保险实现了制度的全覆盖，建立起了全民医保体系，但是当前“二元三维”特征的医保体系却导致了医保制度的“碎片化”“制度分设”“管理分割”“经办混乱”“医保功能减弱”等局面，极大地削弱了医保作为第三方对公立医院的激励约束作用。

“二元三维”特征的全民医保体系的直接体现是制度“碎片化”明显。可以看到，城镇居民医保制度和新农合制度分别由人社部门和卫生部门管理，这种基本医保制度的城乡分治，容易造成多头管理、条块分割问题。统一国家医疗保险主干项目，在管理上实现独立与统一是各个国家的通行做法。据统计，全世界127个国家中，67%的国家和地区将医疗保障与医疗卫生服务交由一个部门统筹管理，OECD国家中的83.7%、G7集团中的 100% 实行统一管理模式，并且随着经济社会发展水平的提高，社会保障制度越规范的国家越倾向于采用统一的管理模式。

目前，我国已经颁布了统一城乡居民基本医疗保险制度的改革方案，也有接近一半的省（区、市）实现了城乡居民医保制度的整合，但这只走出了制度层面解决“碎片化”问题的第一步，各地方政府与学术界对于是由人社部门统一管理，还是由卫生部门统一管理的问题还在争议中。这种由制度“碎片化”导致的“政出多门”“多头管理”问题，不仅消耗了我国医保管理的成本，而且也造成了行政部门的监管不到位，不能发挥医保激励约束的制度功效。

（2）医保第三方付费方式缺乏激励约束效果

上述已经分析了我国各地方医保的付费方式，从医保作为第三方付费人的激励约束作用来看，目前各地所采用的医保付费方式对公立医院医疗费用控制、医疗服务行为监管与质量等方面的激励约束效果不大，还需要不断改革创新。

总额预付制作为一种硬性约束，能够有效控制医疗机构的费用总额，通过“超支不补、结余留用”的激励约束政策将医保的费用控制风险转移给了医疗机构，有利于医疗机构从源头上进行控费。但是“一刀切”的控费作法不利于各级医疗机构的发展，在信息不对称及医疗服务过程监管困难的现状下，容易诱使公立医院为了控费而出现医疗服务提供不足和医疗服务质量下降的问题产生。

按项目付费方式考虑了医疗机构为患者提供医疗服务的个体差异，收入与服务量相挂钩，一定程度上调动了医方的服务积极性。但是这需要医保机构在费用报销过程中进行逐项审核，管理成本高，而且医疗服务项目的价格难以科学合理确定。另外，按服务项目付费容易刺激医疗机构增加服务量，产生“诱导需求”问题，实质上引致医疗费用的增加和患者个人的看病负担。

按人头付费的优势在于医保经办机构便于管理操作，审核结果较为公正客观，有利于压缩“医患骗保”和“医保与医院寻租”等不合理行为的发生空间，一定程度上也提高了医方的服务积极性。但其弊端也很明显，这种付费方式对签约医院的要求较高，基层医疗机构限于医疗水平与条件难以参与竞争，容易造成“看病难”和“小病大治”问题，为了增加“人头数”，医疗机构会有“骗保动机”，可能会造成医疗服务质量与数量的下降。

按服务单元付费实质上是通过服务单元数和服务单元付费标准来确定对医疗机构的补偿总额，优点是便于医保经办机构的管理与操作，更为精准地监督公立医院规范医疗行为，有利于医院控制每服务单元的实际医疗费用（即次均住院费、次均门诊费等）。但是会诱使医院增加服务单元数量，通过延长住院床日、分解处方、分解住院等方式来增加住院床日数、门诊、住院次数，导致医疗费用总额激增，不利于总医疗费用的控制。而且，该付费方式也会诱导医院选择性收治患者，比如住院更利于医院收入的增加。

按病种付费是通过科学区分病种差异，结合临床路径以优化医疗机构成本控制，从而减少医疗费用，能够更好地遏制医疗费用上涨，规范医方医药行为。但目前我国各地区探索的实际效果并不好，一方面涉及病种种类少，对医疗机构实际的激励约束效果不大；另一方面鉴于按病种付费对医保机构的信息化、精算水平等要求过高，很多地方实质上采用的是单病种付费方式。

所以说，各地方所采用的医保付费方式各有优势与不足（如表 3 -14 所示），没有一种付费方式可以兼顾费用、服务质量及管理成本控制，因此，依据我国各地医保现状和“三医联动”的政策背景，改革医保第三方付费方式势在必行。2016 年 6 月 29 日，人社部颁布了《关于积极推动医疗、医保、医药联动改革的指导意见》（人社部发〔2016〕56 号），提出要继续深化医保支付方式改革，结合医保基金管理，全面推进付费总额控制，加快推进按病种、按人头等付费方式，积极推动按病种分组付费（DRGs）的应用，探索总额控制与点数法相结合，建立复合式付费方式。

可以预见，以总额预付和 DRGs 为主的复合式医保付费方式将成为我国医保付费方式改革的方向，DRGs 改革试点也将在全国铺开。

表 3－14　我国医保不同付费方式的优势与不足

医保付费方式	控费效果	医方行为监管和服务质量评估	医保管理难度
总额预付制	***	*	*
按服务项目付费	*	***	****
按人头付费	****	**	**
按服务单元付费	**	**	***
按病种付费	*****	****	*****

(3) 医保机构单一化的经办模式

我国医疗保险实行政府统一经办的模式，在公立医院治理的“医患保”三方博弈关系中，医保既是履行政府费用支付和医疗行为监管的代理方，又是与医疗机构谈判和费用支付的委托方，这种委托与代理双重角色定位，并不能发挥医保作为第三方对公立医院的激励约束功能。

在管理式医疗中，HMO 等管理式医疗组织机构是独立的第三方个体，整个医疗服务市场有 HMO、EPOs、POS 等多种管理式医疗模式和数百家注册的医疗组织机构，各组织在竞争的医疗服务市场上开展有效率的医疗服务，在控制签约医疗机构的医疗服务成本、提高医疗服务质量、引导临床医疗行为规范等方面发挥了重要作用。而我国单一化的医保经办模式虽然有利于整合医疗资源，但缺乏竞争的经办模式是保方在医疗服务市场中的无效率状态，容易产生诸多监管失灵问题。

(4) 医保机构的监管能力有限

我国医保机构在监管能力方面也存在很多问题，对公立医院的监管能力有限，主要表现为：

第一，医保经办机构的人员有限且工作能力有待提升，相对于全国 140 万名执业医师而言，我国医保经办人员只有 4 万人，而且较之于医疗技术的复杂性，医保经办人员的学历偏低。

第二，由于医保体系建设在制度设计、政策措施等方面还存在很多问题，缺乏主动有效的监管机制，直接影响了监管效力和医保基金的运作效能。医疗保险作为我国社会保障制度体系中最复杂最难管理的险种，法制建设非常滞后，目前医保的管理依据大都出于各级政府部门的文件和医保经办机构与定点医疗机构签订的协议，而实践中医保对医院、患者和药点的保费欺诈行为处罚却不利，无法可依，难以追究当事人的法律责任。

第三，医保智能监管和信息化技术的落后严重制约了医保机构的监管效率，医保难以对医疗机构所发生的医疗费用实施全过程监督。比如，医学技术水平的提升使新诊疗技术、新仪器设备和新药品进入医院，医保部门对医生开出的检查单，特别是那些专业性很强的检查项目和治疗药物包括贵重药品和新特药，其是否合理与必需，根本无法且没有能力进行判断。

随着"新医改"的不断深入，医保经办机构的监管工作会更加复杂和困难，一方面参保面不断扩大，人数迅速增加，而医保监管人员非常有限；另一方面面对临床实践中复杂的病种，定点医疗机构不断变换违规方式，医疗审核的难度会越来越大，对医保部门的监管水平提出了严峻挑战。

3.4.2 医疗服务供给层面存在的问题

公立医院医疗服务供给层面存在诸多问题，比如医疗资源总量供给不足、医疗资源配置不均衡、各级公立医院医疗服务提供效率差异大、多元化办医发展滞后等。

（1）医疗资源总量供给不足

尽管我国医疗机构总数在三十多年间增长迅猛，但国民对医疗服务的需求也在不断提升。显然，医疗资源总量的增长并没有和国民医疗服务的需求相匹配，医疗供给侧的问题严重制约了看病难问题的解决。

2014 年，全国各类医疗卫生机构诊疗人次数超过 76 亿人次，比 2013 年增加近 3 亿人次。2014 年，居民平均就诊次数为 5.58 次，而这一数据在 2013 年为 5.38 次。医生日均担负诊疗人次从 2013 年的 8.4 次上升到 2014 年的 8.6 次。从供给侧来看：2014 年，全国医疗卫生机构数量超过 98 万个，医疗卫生机构总数同比增加 7 000 余个。2014 年，每千人口的执业（助理）医师数量为 2.12 名，与 2013 年的每千人 2.06 名相比，几乎停滞不前。从医疗资源供给侧的这两个重要指标——医疗机构总数和执业（助理）医师数量来看，医疗资源总量显然出现了供不应求问题。

（2）医疗资源在城乡、省际和城市间的分布不均衡

在医疗资源总量相对不足的状况下，分布上的不均衡则进一步加剧了医疗矛盾的产生，这种不均衡分布表现在城乡、省份、城市规模大小等多个层面。

以每千人口医疗卫生机构床位、农村执业医师数量和城市每千人口卫生技术人员数等具体指标来看城乡医疗资源配置的非均衡性，根据 2015 年中国统计年鉴数据显示：2014 年，城市每千人口医疗卫生机构床位为 7.84 个，农村为 3.54 个，较 2013 年分别上升 6.5% 和 5.6% 。此外，2014 年，在全国 289.3 万名执业（助理）医师中，农村执业（助理）医师数量仅为 43.3 万名，较 2013 年下降了 0.1 万名。城市每千人口卫生技术人员数为 3.54 名，农村仅为 1.51 名。可以看到，在城乡层面，不但医疗资源的绝对总量存在巨大差距，而且这个差距还有继续拉大的趋势和征兆。

从省级行政单位划分的视角看，单就“每千人口卫生技术人员数”这一数据为参考，东部发达地区的数值远高于西部省份，如：北京、上海、浙江、山东的数据分别为 9.91 名、6.76 名、6.82 名、6.17 名，而西部的贵州、甘肃、云南的数据则分别为 4.85 名、4.88 名、4.43 名，最低值的西藏仅为 4.05 名。

而且在城市之间，这种医疗资源分配不均衡问题也十分突出。最显著

的特点是医疗资源越来越向大城市集中，特别是北京、上海、深圳等经济发达的中心城市，而且城市规模越大，医疗资源的分布就越发密集。我国经济发达的东部地区和城市集中了80%的医疗资源，而城市中又有80%的医疗资源集中于综合性大医院。比如城市的三级甲等医院由于拥有高水平的医疗队伍和先进的医疗设备，在市场竞争中处于有利地位，导致这些医院人满为患，相较而言，中小城镇、社区医院等基层医疗机构则面临医务人员短缺、缺医少药等严重现实问题。

（3）各级公立医院医疗服务提供的效率差异大

各级公立医院在医疗服务提供方面的效率差异也很大，主要表现为过度依赖大医院，而基层医疗卫生机构的服务效率低。按中央属、省属、地级市属、县级市属、县属进行分类对比，级别越高和规模越大的综合医院，其医疗服务提供的效率明显高于级别较低和规模较小的医院（如表3－15所示）。2014年中央属医院的医生人均年业务收入是全国平均水平的2.34倍，是县属医院医生的3.49倍。这种医院间的效率差异不利于公立医院"强基层"的治理目标，从长远来看，这也是我国建立分级诊疗体系亟待解决的重要问题。

表3－15　2014年各类综合性公立医院的医疗服务提供效率比较

医疗服务项目	均值	中央属医院	省属医院	地级市属医院	县级市医院	县属医院
单个医生日门诊患者量（人次）	8.0	11.0	8.8	7.9	8.2	7.1
单个医生日住院患者量（床日）	2.4	2.5	2.7	2.7	2.5	3.1
单个医生年收入（万元）	139.6	326.5	226.1	145.9	107.1	93.5
床位使用率（%）	95.9	104.6	102.5	100.2	91.9	91.0
平均住院时间（天）	9.0	9.3	10.1	10.3	8.6	7.6

资料来源：《2015年中国卫生与计划生育统计年鉴》。

(4) 公立医院与民营医院发展不均衡

就我国医疗卫生机构的结构来看，公立医院的医疗服务市场缺乏市场竞争机制，公立医院依然处于绝对的垄断地位。当前虽然民营医院在办医数量上实现了赶超，但总体利用率并不高，与公立医院相去甚远。根据国家卫计委发布的数据显示①，截至 2016 年 4 月底，全国医院总数为 28 072 个，其中公立医院 12 982 个，民营医院 15 090 个，在数量上，民营医院已经超过公立医院，占比超过了 50% 。但如果从医疗服务提供总量来看，民营医院的差异巨大，2016 年 1 ~4 月，全国医院总诊疗人次为 10.3 亿人次，其中约 9 亿人次选择到公立医院就诊，只有 1.2 亿多人次选择去民营医院。在公立医院常年“床位不够用”的情况下，民营医院病床仅 60% 左右的使用率凸显了公私医院间的发展不均衡。可以说，医疗资源的配置不均衡和利用不充分，导致了公立医院的常年爆满、一床难求，而民营医院大量的医疗资源却处在闲置和浪费状态。

当前我国公益性医疗服务市场缺乏必要竞争，这与十八届三中全会所要求的“使市场在资源配置中起决定性作用”相背离，必然导致医疗卫生领域资源配置效率低下，公立医院医疗服务提供效率不高。2015 年，国家计生委印发了《全国医疗卫生服务体系规划纲要（2015 ~2020 年）》，提出按照公立医疗服务体系承担 70% 服务量来确定公立医疗服务体系与非公立医院之间的资源比例关系，将公立医院床位标准确定为每千人口 3.3 张，为民营医院的发展留下充足空间，而届时能否实现公私医院服务量的均衡配比，实现多元化办医格局，有待时间考量。

① 2016 年 4 月底全国医疗卫生机构数［EB/OL］. 国家卫计委统计信息中心，2016 - 07 - 05，http：//www.moh.gov.cn/mohwsbwstjxxzx/s7967/201607/6714e12ea8ce49c48e1ec3270c26a61a.shtml.

3.4.3 医疗服务需求层面存在的问题

从公立医院医疗服务需求层面来看，也存在政府医疗保障投入不足、医疗费用增长过快、“以药养医”等问题。

（1）政府财政投入不足

从需求层面来看，对于国民基本健康保障需求和公立医院正常运营的财政需求，政府应当承担主要的财政投入责任，财政投入不到位会影响基本医疗服务的均等化水平建设和国民看病的公平可及性，同时也会引致公立医院公益性偏离问题。

从政府对医疗服务资源发展的投入来看，我国卫生总费用和人均卫生费用不足的问题严重。表 3 -16 反映了我国与世界主要国家卫生总费用的对比状况，2000 年以来，虽然卫生总费用占 GDP 比重从 4.6% 提高到了 5.4% ，刚刚达到 WHO 要求的 5% 最低限水平，但明显低于 8% 的世界平均水平。在卫生总费用结构中，政府卫生支出偏低，个人支出比重依然较高，2000～2012 年，虽然个人卫生支出比重从 61.7% 降到了 44.4% ，但对比于其他国家，仍处于个人看病负担重的国家之列。从政府卫生支出占政府总支出比重来看，相比于福利国家和美日韩等国家，我国对于医疗服务的财政投入明显不足。

表 3 -16 世界主要国家卫生总费用的构成情况 （单位:%）

国家	卫生总费用占GDP比重			卫生总费用构成						政府卫生支出占政府总支出比重		
				政府卫生支出			个人卫生支出					
	2000年	2011年	2012年	2000年	2011年	2012年	2000年	2011年	2012年	2000年	2011年	2012年
澳大利亚	8.1	9.0	8.9	66.8	67.6	67.0	33.2	32.4	33.0	15.1	17.2	17.8
奥地利	10.0	11.3	11.1	75.6	75.3	75.9	24.4	24.7	24.1	14.6	16.9	16.3

续表

国家	卫生总费用占GDP比重			卫生总费用构成						政府卫生支出占政府总支出比重		
				政府卫生支出			个人卫生支出					
	2000年	2011年	2012年	2000年	2011年	2012年	2000年	2011年	2012年	2000年	2011年	2012年
比利时	8.1	10.5	10.9	74.6	75.9	75.2	25.4	24.1	24.8	12.3	15.0	14.9
巴　西	7.2	8.9	9.5	40.3	45.7	47.5	59.7	54.3	52.5	4.1	8.7	7.9
加拿大	8.7	10.9	10.9	70.4	70.4	70.1	29.6	29.6	29.9	15.1	17.4	18.5
丹　麦	8.7	10.9	11.0	83.9	85.3	85.8	16.1	14.7	14.2	13.6	16.1	15.9
芬　兰	7.2	9.0	9.1	71.3	75.4	75.0	28.7	24.6	25.0	10.6	12.3	12.0
法　国	10.1	11.6	11.6	79.4	76.8	77.4	20.6	23.2	22.6	15.5	15.9	15.8
德　国	10.4	11.3	11.3	79.5	76.5	76.7	20.5	23.5	23.3	18.3	19.1	19.3
希　腊	7.9	9.0	9.3	60.0	66.1	67.1	40.0	33.9	32.9	10.1	11.4	11.7
印　度	4.3	3.9	3.8	27.0	30.5	30.5	73.0	69.5	69.5	4.6	8.2	4.3
以色列	7.1	7.6	7.4	62.6	61.2	59.8	37.4	38.8	40.2	9.2	10.4	10.5
意大利	7.9	9.2	9.2	74.2	77.8	77.3	25.8	22.2	22.7	12.7	14.4	14.0
日　本	7.6	10.0	10.3	80.8	82.1	82.1	19.2	17.6	17.9	15.9	19.4	20.0
墨西哥	5.1	6.0	6.1	46.6	50.3	51.8	53.4	49.7	48.2	16.6	15.1	15.8
荷　兰	8.0	11.9	12.7	63.1	79.5	79.6	36.9	13.4	13.2	11.4	19.1	20.0
新西兰	7.6	10.3	10.2	78.0	82.7	82.9	22.0	17.3	17.1	15.7	20.3	20.5
韩　国	4.4	7.4	7.6	49.0	55.3	54.5	51.0	44.7	45.5	9.7	13.5	11.7
俄罗斯	5.4	6.1	6.5	59.9	59.8	51.1	40.1	40.2	48.9	12.7	10.1	8.9
新加坡	2.7	4.2	4.2	45.0	33.3	35.9	55.0	66.7	64.1	7.1	8.9	11.1
南　非	8.3	8.7	8.9	41.3	47.7	48.4	58.7	52.3	51.6	13.3	12.9	14.0
西班牙	7.2	9.3	9.3	71.6	73.0	71.7	28.4	27.0	28.3	13.2	15.0	13.9
瑞　典	8.2	9.5	9.6	84.9	81.6	81.3	15.1	18.4	18.7	12.6	15.1	15.0
英　国	6.9	9.4	9.3	79.1	82.8	84.0	20.9	17.2	16.0	15.1	16.0	16.2
美　国	13.1	17.7	17.0	43.0	47.8	47.0	57.0	52.2	53.0	16.8	20.3	20.0
中　国	4.6	5.1	5.4	38.3	55.9	56.0	61.7	44.1	44.0	10.9	12.5	12.5

数据来源：《2015 年中国卫生和计划生育统计年鉴》。

进一步从医院财政补偿状况来分析政府举办公立医院责任，2010 ~ 2014 年，政府对公立医院的财政补贴比重基本呈下降趋势，2014 年公立医院收入来源中，所获政府补贴比重下降到7.71%（如图3－8所示）。从公立医院正常运营的角度来看财政补偿缺口（如表3－17所示），2014年平均每所综合公立医院的财政补偿缺口达到24 154.6万元，特别是中央属综合医院的财政补偿缺口达到310 133万元。这些数据一定程度上反映了政府对公立医院的财政补偿水平过低，公立医院发展的财政投入不足问题。

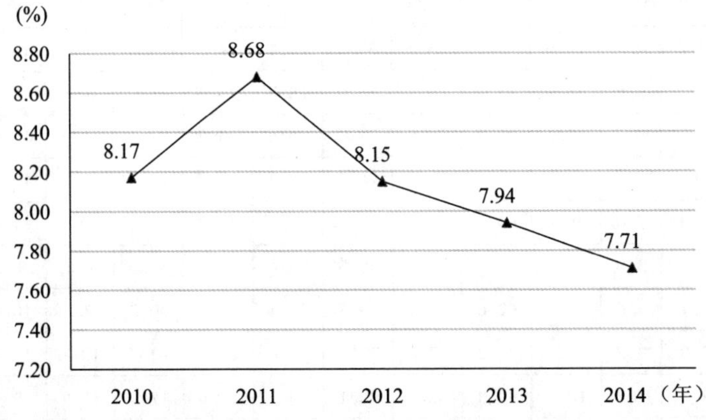

图3－8　2010～2014年公立医院收入中政府补贴占比

数据来源：根据《2015年中国卫生和计划生育统计年鉴》相关数据测算。

表3－17　2007～2014年分级别平均每所公立医院的财政补偿缺口（单位：万元）

年份	均值	中央属医院	省属医院	地级市属医院	县级市属医院	县属医院
2007年	6 803.76	98 132.12	35 807.74	11 421.95	3 927.14	2 553.69
2008年	8 340.73	105 969.57	42 716.51	13 768.15	4 948.61	3 091.45
2009年	10 124.52	125 927.65	51 941.03	16 398.12	5 759.03	3 827.51
2010年	12 319.50	168 475.00	59 349.00	21 057.00	7 102.00	4 676.10
2011年	15 003.30	196 955.50	71 161.20	25 283.20	9 022.10	5 779.30
2012年	18 028.30	232 770.00	86 252.60	30 436.70	10 811.80	7 226.60
2013年	20 961.10	265 874.90	102 359.60	35 125.50	12 536.20	8 383.20
2014年	24 154.60	310 133.00	116 470.00	40 605.50	14 249.80	9 681.30

注：财政补偿缺口＝医院正常运营所需支出－当年获得的政府财政补贴。

数据来源：《2015年中国卫生和计划生育统计年鉴》。

（2）医疗费用增长过快

随着我国"全民医保"体系建立和国民健康保障需求的增加，医疗费用增长过快问题明显。截至2014年底，城镇职工、城镇（城乡）居民基本医疗保险和新农合参保人数共13.32亿人，覆盖率超过95%。我国基本医保覆盖面提高的同时，卫生总费用呈现快速增长态势（如图3-9所示），1998～2014年卫生总费用从3 678.72亿元增长到35 378.9亿元，年均增长率超过15%。卫生总费用的快速增长也导致了医疗费用激增，2009～2014年，医保涉及报销的医疗总费用年均增长率为22.52%①，远高于同期卫生总费用的年均增长率15.06%，也远远高于同期我国GDP的增长速度和居民的个人收入增长速度，因而控制医疗费用过快增长，设计合理的医保控费机制势在必行。

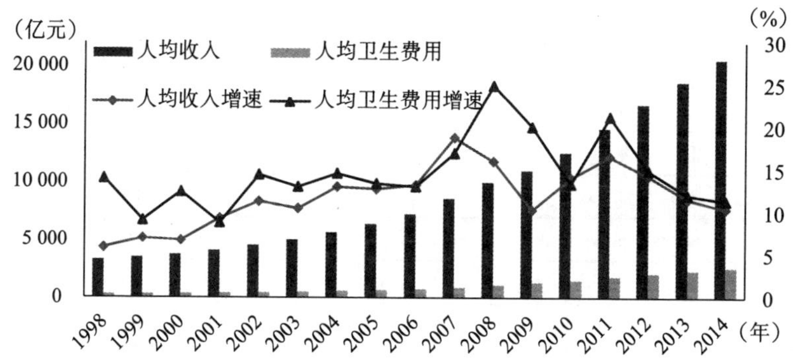

图3-9 1998～2014年居民收入与医疗费用增长情况

数据来源：历年《中国统计年鉴》和《中国卫生总费用研究报告》。

（3）药品和检查费用过高

解决"以药养医"和"看病贵"问题一直是"新医改"以来公立医

① 根据人力资源和社会保障部《2014年全国医疗生育保险运行分析报告》整理。

院治理的重要环节，但从相关数据来看，“以药养医”问题还没有得到根本解决，这从医院医药费用增长状况和患者的人均住院医疗费用承担状况可以得到佐证。

以2012～2016年我国公立医院住院收入的结构性来源为例，如表3－18所示，公立医院住院收入的主要来源是药品和耗材，两项收入占比超过了60%，而体现医生劳务技术价值的手术收入占比仅为7%左右。在美欧等发达国家，医生作为昂贵的人力资本，其人力支出占比普遍超过了50%。可以看到，我国公立医院的“以药养医”问题非常严重，医疗收入的结构性不合理问题突出，加重了患者的看病负担，也导致了医疗总费用的不合理增长，去除“以药养医”问题任重而道远。

表3－18　2012～2016年我国公立医院住院收入的结构性状况　单位：元，%

收入	2012年		2013年		2014年		2015年		2016年	
	次均收入	构成比	次均收入	构成比	次均收入	构成比	次均收入	构成比	次均收入	构成比
住院收入	5573	100.00	6457	100.00	7455	100.00	8257	100.00	9475	100.00
床位收入	262	4.70	298	4.62	334	4.48	364	4.40	416	4.39
检查收入	493	8.85	595	9.21	711	9.54	816	9.88	961	10.15
治疗收入	874	15.68	990	15.33	1120	15.02	1242	15.04	1446	15.26
手术收入	416	7.46	461	7.14	517	6.93	564	6.83	672	7.09
护理收入	123	2.21	154	2.39	187	2.51	218	2.64	279	2.94
卫生材料收入	767	13.76	1014	15.70	1280	17.17	1525	18.47	1886	19.90
西药收入	2445	43.87	2705	41.89	3021	40.52	3218	38.97	3469	36.61
中药收入	194	3.48	240	3.72	286	3.84	312	3.78	345	3.64

数据来源：司明舒，等.2012～2016年我国公立医院医疗收入结构变化情况分析［J］.中国公共卫生，2019（8）：997－1002.

进一步从患者的人均住院医药费用来看（如表3－19所示），2009～2014年虽然药占比已经从44.02%降至38.44%，检查费占比从7.06%略升至8.24%，但与美国药占比26%左右的水平相比还有进一步下降空间。同时，手术收入、护理收入、诊察收入占比分别为6.39%、2.08%、

0.82%，比重明显偏低，不能反映医疗行业人员培养周期长、职业风险高、技术难度大、责任担当重等特点，严重低估了医务人员的劳务技术价值。这也是我国新一轮公立医院改革的重要政策目标，期望通过及时调整医疗服务价格与加大政府直接财政补贴扭转目前“以药养医”局面，提高医疗资源使用效率。

表 3－19　2009～2014 年人均住院医药费用变化及构成

年份	住院人数（万人）	医药费总额（元）	药费（元）	药费占比（%）	检查费（元）	检查费占比（%）
2014 年	15 375	8 291	3 187.1	38.44	685.2	8.26
2013 年	14 007	7 859	3 116.3	39.65	689.8	8.78
2012 年	12 727	7 325	3 026.7	41.32	565.4	7.72
2011 年	10 755	6 910	2 903.7	42.02	518.5	7.50
2010 年	9 524	6 416	2 784.3	43.40	460.8	7.18
2009 年	8 488	5 952	2 619.8	44.02	418.7	7.03

数据来源：历年《中国卫生和计划生育统计年鉴》。

通过以上分析可以看到，公立医院财政补偿不足亟待政府改革现行财政补偿机制，建立医保付费机制以规范和引导公立医院的医疗医药行为，同时总医疗费用增长过快与药品支出占比过高也反映了医保在公立医院治理过程中的控费能力不足，建立科学合理的医保控费机制与付费机制十分迫切。

3.5　本章小结

本章梳理了我国公立医院的改革历程，分析了公立医院的运行现状和医保的发展现状，总结了公立医院运行过程中医保在激励约束方面存在的问题。综合上述分析，可以归纳以下结论：

第一，我国公立医院在每个阶段的改革都带有该时期经济社会体制大背景的特征，且每个阶段问题的产生也由当时的改革环境所致。公立医院治理之路，道阻且长，特别是“新医改”以来国家大刀阔斧地推动了从体制到机制、从中央到地方、从试点探索到全面推广的改革工作，并将公立医院改革上升到治理层面，当前公立医院改革已经进入攻坚和深化阶段，治理能否取得预期效果，还有待实践探索和时间检验。

第二，我国基本上建立起了“全民医保”制度体系，在保障居民健康权益、分散疾病风险、促进基本医疗服务均等化等方面发挥了重要作用。就医保基金的收支、结余状况来看，总量上，我国医保筹资与支出水平增长较为稳定，但从 2008 年开始医保基金的收入增长速率变缓，2010 年之后明显慢于支出速率。同时医保基金结余过多问题突出，2010 年之后医保基金的累计结余增长趋势加快，到 2014 年医保基金累计结余量已经超过万亿元，这暴露出我国医保基金管理效率不高、筹集有余而支付不足等问题，一定程度上影响了对公立医院的激励约束效果。

第三，从医保付费方式现状来看，我国各地方主要有总额预付、按项目付费、按人头付费、按服务单元付费和按病种付费等方式，各地方医保付费方式的特点是总额预算下的多种付费方式并存的复合付费模式，但总体上还是以按项目付费为主。从我国医保付费改革趋势来看，以按病种分组付费（DRGs）为主的复合付费方式将是改革的重要方向。

第四，从公立医院的发展与运行现状来看，公立医院无论是医疗资源发展规模、收入规模，还是医疗服务提供效率，都处于绝对地位，是我国医疗服务提供的主体。从数量规模上看，虽然 2015 年民营医院数量规模首次超过公立医院，但医务人员规模与资产规模远远不及公立医院。从公立医院收入增长情况看，2010 ~ 2014 年年均增长率达到 20.7%，对比我国 GDP 的增长速度和国民人均收入的增长率，可从直观上判断公立医院收入增长过快；在公立医院收入来源结构中，住院收入占一半以上，政府财政补贴占比基本维持在 8% 左右，2012 年以后财政补贴占比呈逐年下降趋势；在门诊和住院方面，2015 年公立医院诊疗人次达到 27.1 亿人次，占全国医院总诊疗人次总数的 88.0%，住院人数为 16 087 万人，占全国医院总住院量的 85. 3% ；在医师工作负荷方面，2015 年公立医院医师日均担负诊疗人次和住院床日有 7. 3 人次和 2. 6 床日，其中三级公立医院的工作担负量最重；在床位使用率方面，2015 年公立医院的床位使用率高达 90. 4% ，其中三级公立医院的床位使用率达到了 98. 8% ，远高于民营医院的 62. 8% 。

第五，总结公立医院治理过程中医保激励约束存在的问题，主要表现为：①医保制度体系与经办机构存在诸多问题，主要包括医保体系呈现“碎片化”制度特征、单一的医保经办模式、医保机构的监管能力有限；②医保第三方付费方式缺乏激励约束效果；③公立医院医疗服务供给层面存在医疗资源总量供给不足、配置不均衡、各级公立医院医疗服务提供效率差异大、多元化办医发展滞后等问题；④公立医院医疗服务需求层面存在政府医疗保障投入不足、医疗费用增长过快、药品和检查费用过高等问题。

基于上述分析结论，后面的章节将根据第 2 章建立的分析框架，从实证层面来研究医保控费对公立医院医疗服务提供绩效、医保付费对公立医院医生诊疗行为、医保药品规制对公立医院医疗行为的影响，根据实证研究结果，围绕公立医院的治理目标建立科学的医保激励约束机制。

第4章

医保控费对公立医院医疗服务提供绩效的影响

依据第 2 章管理式医疗下医疗保险促进公立医院治理的理论模型机理和分析框架可知，医疗费用过快增长是市场失灵的重要表现，在社会医疗保险模式下，保证医疗费用的合理增长是政府作为初始委托人的重要治理目标，通过医保控费可以有效约束医方的医疗服务行为，保障国家医疗资源的合理利用，维护患者的健康权益。

对于医保控费而言，一方面医保付费收入是公立医院重要的收入来源，为了保障公立医院的正常运行和医务人员的积极性，控费不能压制或损失医方合理的利益诉求，否则无法发挥医保对公立医院和医生医疗服务提供的经济激励效果，影响医疗服务的提供效率，容易引致医方的诱导需求行为，导致“以药养医”“以检查养医”、大处方等不合理诊疗行为的发生，严重损害患者的利益，因此，医保控费要保障公立医院医疗服务的效率；另一方面，公立医院由公共财政投资举办，其医疗服务要满足公益性质，不能任由医疗费用过快增长，否则会淡化公立医院的公益属性，不仅造成国家医疗卫生资源的浪费，也会增加患者的看病负担，因而医保控费也要保障公立医院医疗服务的公益性。

所以说，在医保控费目标下，公立医院的医疗服务绩效内含了两个层次的内容：第一个层次，绩效意味着公立医院所提供的医疗服务是有效率的服务，要保障患者的诊疗质量，实现国家卫生费用投入的产出效果；第二个层次，绩效也意味着公立医院所提供的医疗服务是保证公益性的医疗服务，这是公立医院社会职能的内在要求。

因而，在我国实行医疗费用总额预算管理的现状下，医保实现有效控费的治理机理是保证公立医院医疗服务提供的效率和公益性。基于此，本章的结构安排为：首先，研究医疗费用规模对公立医院医疗服务提供效率的影响；其次，测度医疗费用结构对公立医院医疗服务公益性的影响；最后，基于医保有效控费与公立医院医疗服务提供满足效率与公益性的绩效原则，测算实现公立医院效率与公益性相均衡的医疗服务财政最优补偿水平。

4.1 医疗费用规模与公立医院医疗服务效率的实证测度

根据医保控费机理，医疗费用的合理增长有助于提高公立医院医疗服务的提供效率，保障患者的诊疗质量，也是实现国家卫生费用投入产出效果的重要体现。在当前医疗费用总额预算管理状态下，我国医疗费用的增长规模是否有助于促进公立医院医疗服务效率的提升，医疗费用规模与医疗服务效率之间的适应性如何，本章将从宏观层面对医疗费用规模与公立医院医疗服务提供效率进行实证测度。

4.1.1 测度指标体系

(1) 医疗费用规模测度指标的选取

医疗费用规模是指医疗卫生费用的增长状况，可以分为总体规模和结构规模，总体规模反映的是总医疗费用增长情况，而结构规模反映了门诊和住院等费用支出结构方面的医疗费用状况。①② 因此，本部分对医疗费用规模测度指标的选择为：①医疗费用总体规模方面，选取体现医疗总费用、政府卫生支出、个人卫生支出、社会医疗保险支出 4 个指标；②医疗费用结构规模方面，具体选取门诊病人次均医药费用、门诊病人次均药品

① 王俊. 中国政府卫生支出规模研究——三个误区及经验证据 [J]. 管理世界, 2007 (2): 27 ~ 36.

② 陈天祥, 方敏. 公共卫生支出、健康结果与卫生投入政策——基于 189 个国家和地区的面板门槛分析 (1995 ~ 2011 年) [J]. 浙江大学学报 (人文社会科学版), 2016 (1): 96 ~ 107.

费用、出院病人人均医药费用、出院病人人均药品费用、出院病人日均医药费用 5 个指标。

（2）医疗服务效率测度指标的选取

从经济学视角对效率概念进行度量，效率是投入与产出的综合结果，投入越少、产出越多，效率就越高。① 医疗服务效率包括投入层面的医疗资源配置状况和产出层面的医疗服务质量水平。② 借鉴 Campbell 等（2000）③、史建平等（2013）④ 对于医疗服务效率指标的选择与分析结果，本部分对公立医院医疗服务效率测度指标选择为：①医疗资源配置方面，具体选择实有床位数、执业（助理）医师密度、执业护士密度和执业药师密度 4 个指标；②医疗资源产出方面，具体选取总诊疗人次数、出院人数、病床使用率、出院者平均住院日、医师日均担负诊疗人次、医师日均担负住院床日 6 个指标；③医疗服务质量水平方面，具体选取入院 3 日确诊率、入出院诊断符合率、住院手术前后诊断符合率、急危重症抢救成功率、医院感染率、无菌手术感染率、急诊病死率、出院病人病死率 8 个指标。

综上所述，建立医疗费用规模与公立医院医疗服务效率测度的指标体系（如表 4－1 所示），具体包括 5 个二级指标和 27 个三级指标。

---

① Donabedian A.，1966，"Evaluation the Quality of Medical Care"，*The Milbank Memorial Fund Quarterly*，Vol. 44，No. 3，PP166－203.

② 周小健，姜管徐，赵晓春 . TOPSIS 法在医疗效率综合评价中的实证分析［J］. 解放军医院管理杂志，2010（1）：24～27.

③ Campbell S. M.，Roland M. O.，Buetow S. A.，2000，"Defining Quality of Care"，*Social Science&Medicine*，Vol. 51，No. 11，PP1611～1625.

④ 史建平，等 . 秩和比法对某医院 10 年医疗质量的综合评价与分析［J］. 中国卫生统计，2013（3）：416～417.

表 4-1 医疗费用规模与公立医院医疗服务效率测度的指标体系

一级指标	二级指标	三级指标	计算公式
医疗费用规模	医疗费用总体规模	医疗总费用	—
		政府卫生支出	—
		个人卫生支出	—
		社会医疗保险支出	—
	医疗费用结构规模	门诊病人次均医药费用	（门诊医药收入 + 门诊药品收入）/（总诊疗人次数 + 健康检查人数）
		门诊病人次均药品费用	门诊药品收入/总诊疗人数次
		出院病人人均医药费用	（住院医疗收入 + 住院药品收入）/出院人数
		出院病人人均药品费用	住院药品收入/出院人数
		出院病人日均医药费用	（住院医疗收入 + 住院药品收入）/出院者占用总床日数
医疗服务效率	医疗资源配置	实有床位数	—
		执业（助理）医师密度	执业（助理）医师数/每千人口数 ×100%
		执业护士密度	执业护士数/每千人口数 ×100%
		执业药师密度	执业药师数/每千人口数 ×100%
	医疗资源产出	总诊疗人次数	—
		出院人数	—
		病床使用率	实际占用总床日数/实际开放总床日数 ×100%
		出院者平均住院日	出院者占用总床日数/出院人数
		医师日均担负诊疗人次	诊疗人次数/执业（助理）医师人数/日历天数 ×100%
		医师日均担负住院床日	实际占用总床日数/执业（助理）医师人数/日历天数 ×100%

续表

一级指标	二级指标	三级指标	计算公式
医疗服务效率	医疗服务质量水平	入院 3 日确诊率	入院 3 日诊断符合人数/出院人数 ×100%
		入出院诊断符合率	入院与出院诊断符合人数/入院与出院诊断总人数 ×100%
		住院手术前后诊断符合率	住院手术前后诊断符合人次数/住院手术前后诊断总人次 ×100%
		急危重症抢救成功率	（急诊抢救成功人次数 + 住院危重病人抢救成功人次）/（急诊抢救人次数 + 住院危重病人抢救人次数） ×100%
		医院感染率	医院感染例数/出院病人数 ×100%
		无菌手术感染率	无菌手术丙级愈合例数/无菌手术愈合例数 ×100%
		急诊病死率	急诊死亡人数/急诊人次数 ×100%
		出院病人病死率	出院死亡人数/出院人数 ×100%

4.1.2　测度方法及数据说明

（1）测度方法选择

由于上述测度指标之间体现了医疗资源投入与产出的联系，即变量之间存在密切的关联性，因此，选择因子分析法对医疗费用规模与公立医院医疗服务效率进行测度。因子分析法是从测度变量内部相关的依赖关系出发，把具有内在关联性的变量归结为综合因子的多变量测度方法。因子分析法的基本思想是将指定的测度变量进行分类，构造公共因子，由各因子的线性组合得到综合评价指标函数，根据各测度指标值计算因子得分，并对因子得分进行具体内涵分析。①

（2）数据说明

本部分选取2013年、2014年全国31个省（市、自治区）的医疗费用和公立医院发展数据，数据来源于中国统计局数据库、EPS数据平台和《2015年中国卫生和计划生育统计年鉴》。

之所以选择2012年之后的医疗费用规模数据，这与我国于2012年之后对控制医疗费用过快增长而实行的相关政策有关系。2012年4月20日，卫生部颁布了《抗菌药物临床应用管理办法》（卫生部令第84号，简称"84号文件"），并于2012年8月1日起施行。卫生部的"84号文件"是"新医改"以来国家控制医疗卫生费用的标志性法规，提出要加强对医院抗菌药物临床应用管理，规范抗菌药物的临床使用行为，该法规的实施对遏制医疗费用的过快增长起到了重要作用。因此，2012年以后的医疗费用规模数据是医保控费效果的直接体现，选择"84号文件"实施后的医疗费用规模数据更有利于测度医保控费对公立医院医疗服务提供效率的影响。为了统一量纲，在具体测算时，对所有指标的分省份数据进行相对化处理，这里不一一说明。

4.1.3 测度结果及分析

利用SPSS21.0对本部分的变量数据做分析。首先，对医疗费用规模和医疗服务效率做因子分析的适配度检验，2013年和2014年医疗费用规模因子分析的KMO值分别为0.706和0.713，医疗服务效率因子分析的

---

① 朱红兵．应用统计与SPSS应用［M］．北京：电子工业出版社，2014：673～680.

KMO 值分别为 0.723 和 0.717，Bartlett 球形检验拒绝原假设，说明可以做因子分析。

其次，做因子相关性分析，经过因子旋转后两年的特征根、差贡献率以及累计方差贡献率（如表 4 -2 所示），总的来看，无论是医疗费用规模还是医疗卫生质量，前两个因子对解释原有变量的贡献很大，而其他因子的特征根值较小，对解释原有变量的贡献很少，故提取两个公因子合适。将提取的两个公因子分别命名为规模因子和效率因子，旋转后的因子方差贡献均大于 85%，说明两个公因子反映原指标的信息量超过了 85%。

表 4 -2　　2013 年、2014 年旋转后的因子方差贡献

年份	规模因子			效率因子		
	特征根	方差贡献率	累计方差贡献率	特征根	方差贡献率	累计方差贡献率
2013 年	3.785	75.05	75.05	3.582	75.69	75.69
	3.239	14.99	90.04	1.411	10.52	86.21
2014 年	3.694	71.05	76.05	3.385	76.42	76.42
	3.479	15.65	91.70	1.375	12.91	89.33

然后，利用回归分析方法得到各个因子的因子得分系数矩阵，计算得分系数，根据因子得分系数和原始变量的标准化值计算 31 个省（市、自治区）的各因子得分，同时算出全国平均得分，将因子综合得分作为医疗费用规模与医疗服务效率的测度值，具体结果如表 4 -3 所示。

表 4 -3　我国 31 个省（市、自治区）的医疗费用规模与医疗服务效率因子得分

省（市、自治区）	医疗费用规模的因子得分		医疗服务效率的因子得分		医疗费用规模变动程度	医疗服务效率变动程度
	2013 年	2014 年	2013 年	2014 年		
北　京	4 106.86	5 254.77	37.76	37.85	0.28	0.0024
天　津	2 905.04	3 892.36	18.98	18.14	0.34	-0.0443
河　北	1 806.82	2 483.59	11.38	11.25	0.37	-0.0114
山　西	1 759.29	2 361.21	20.71	20.45	0.34	-0.0126
内蒙古	1 977.11	2 622.94	20.96	21.32	0.33	0.0172
辽　宁	2 025.35	2 683.16	19.98	19.16	0.32	-0.0410

续表

省（市、自治区）	医疗费用规模的因子得分		医疗服务效率的因子得分		医疗费用规模变动程度	医疗服务效率变动程度
	2013 年	2014 年	2013 年	2014 年		
吉　林	1 995.20	2 743.43	18.20	18.05	0.38	-0.0082
黑龙江	2 055.30	2 859.26	17.62	17.78	0.39	0.0091
上　海	3 481.74	4 399.03	22.16	21.85	0.26	-0.0140
江　苏	2 524.76	3 366.67	15.93	16.03	0.33	0.0063
浙　江	2 547.40	3 174.67	20.20	20.45	0.25	0.0124
安　徽	1 703.74	2 167.85	8.29	7.65	0.27	-0.0772
福　建	1 631.20	2 263.96	12.19	12.24	0.39	0.0041
江　西	1 506.81	2 053.61	5.18	5.51	0.36	0.0638
山　东	2 271.33	2 807.77	18.78	17.25	0.24	-0.0812
河　南	1 674.80	2 226.14	12.66	12.33	0.33	-0.0261
湖　北	1 755.05	2 293.00	13.29	13.78	0.31	0.0369
湖　南	1 632.49	2 212.63	9.49	10.11	0.36	0.0653
广　东	2 186.37	2 806.89	11.93	11.41	0.28	-0.0436
广　西	1 483.15	1 923.10	6.94	7.27	0.30	0.0476
海　南	1 817.28	2 364.31	14.93	14.92	0.30	-0.0007
重　庆	1 809.03	2 365.62	10.29	10.26	0.31	-0.0029
四　川	1 661.58	2 178.49	13.04	13.39	0.31	0.0268
贵　州	1 145.37	1 486.17	5.82	7.45	0.30	0.2801
云　南	1 376.47	1 781.04	7.91	7.33	0.29	-0.0733
西　藏	1 358.51	1 731.40	13.18	13.20	0.27	0.0015
陕　西	1 716.64	2 275.41	18.20	18.24	0.33	0.0022
甘　肃	1 349.17	1 735.20	11.98	12.28	0.29	0.0250
青　海	1 929.24	2 414.10	17.56	17.34	0.25	-0.0125
宁　夏	1 559.92	2 184.51	17.03	16.72	0.40	-0.0182
新　疆	1 645.46	2 122.07	17.35	16.66	0.29	-0.0398
总　计	60 398.48	79 234.36	469.92	467.67	0.31	0.0933
均　值	1 948.34	2 555.95	15.16	15.09	0.32	-0.0030

为了进一步分析不同省份间医疗费用规模与医疗服务效率的适应性，测度医疗费用增长状况是否与医疗服务效率水平保持一致。以表 4 -3 中全

国均值为划分标准，将医疗费用规模和医疗服务效率分为高医疗费用规模（高于全国均值）、低医疗费用规模（低于全国均值）、高医疗服务效率（高于全国均值）和低医疗服务效率（低于全国均值），分别对其进行组合，形成医疗费用规模与医疗服务质量的 4 种适应性状况，记为："1" 代表高医疗费用规模高医疗服务质量，"2" 代表高医疗费用规模低医疗服务质量，"3" 代表低医疗费用规模高医疗服务质量，"4" 代表低医疗费用规模低医疗服务质量。然后确定各省份医疗费用规模与医疗服务质量的适应性状况，按经济发展水平排序，结果如表 4 -4 所示。为了更直观地进行对比分析，以象限形式进行分类，2014 年省际医疗费用规模与医疗服务质量的适应性状况结果如表 4 -5 所示。

表 4 -4　2013 年、2014 年我国省际医疗费用规模与医疗服务效率

省（市、自治区）	2013 年		2014 年	
	适应性水平	GDP 全国排名	适应性水平	GDP 全国排名
广　东	2	1	2	1
江　苏	1	2	1	2
山　东	1	3	1	3
浙　江	1	4	1	4
河　南	4	5	4	5
河　北	4	6	4	6
辽　宁	1	7	1	7
四　川	4	8	4	8
湖　北	2	9	2	9
湖　南	4	10	4	10
福　建	4	11	4	11
上　海	1	12	1	12
北　京	1	13	1	13
安　徽	2	14	2	14
内蒙古	1	15	1	15
陕　西	3	16	3	16

续表

省（市、自治区）	2013 年		2014 年	
	适应性水平	GDP 全国排名	适应性水平	GDP 全国排名
黑龙江	1	17	1	17
广　西	4	18	4	18
天　津	1	19	4	19
江　西	4	20	1	20
吉　林	1	21	4	21
重　庆	4	22	1	22
山　西	3	23	4	23
云　南	4	24	3	24
新　疆	3	25	3	25
贵　州	4	26	4	26
甘　肃	4	27	4	27
海　南	4	28	4	28
宁　夏	3	29	3	29
青　海	3	30	3	30
西　藏	4	31	4	31

表 4-5　2014 年我国省际医疗费用规模与医疗服务质量的适应性状况

分类	高医疗费用规模	低医疗费用规模
高医疗服务质量	江苏（2）、山东（3）、浙江（4）、辽宁（7）、上海（12）、北京（13）、内蒙古（15）、黑龙江（17）、江西（20）、重庆（22）	广东（1）、湖北（9）、安徽（14）
低医疗服务质量	陕西（16）、云南（24）、新疆（25）、宁夏（29）、青海（30）	河南（5）、河北（6）、四川（8）、湖南（10）、福建（11）、广西（18）、天津（19）、吉林（21）、山西（23）、贵州（26）、甘肃（27）、海南（28）、西藏（31）

注：括号里的数字为该省份 2014 年 GDP 在全国的排名。

因此，表 4 -3 和表 4 -5 显示了我国省际医疗费用增长规模与公立医院医疗服务效率的影响结果，综合上述分析，本部分可以得出如下结论：

（1）医疗费用规模的增长无益于公立医院医疗服务效率的提升。根据表 4 -3 的全国测度均值，2013 年和 2014 年医疗费用规模的测度值分别为 1 948.34 和 2 555.95，变动程度为 0.32。相对应的，2013 年和 2014 年全国公立医院医疗服务效率测度值分别为 15.15 和 15.09，变动程度为 -0.003。从数据上看，2014 年全国医疗费用规模增长过快，而公立医院医疗服务效率在缓慢下降。从分省数据来看，较之于 2013 年，2014 年我国 31 个省（市、自治区）医疗费用规模均在上涨，其中有 11 个省（市、自治区）的测度值高于全国平均水平，而在公立医院医疗服务效率方面，有 16 个省（市、自治区）的测度值在下降，分别为天津市、河北省、山西省、辽宁省、吉林省、上海市、安徽省、山东省、河南省、广东省、海南省、重庆市、云南省、青海省、宁夏回族自治区、新疆维吾尔自治区，而且省际的差异也非常大，测度值最高的三个省（市、自治区）为北京市、上海市和内蒙古自治区，其值分别为 37.85、21.85 和 21.32，测度值最低的三个省（市、自治区）为广西壮族自治区 7.27、云南省 7.33 和贵州省 7.45，最高与最低之间相差 5.21 倍，说明省际公立医院医疗服务效率的非均等化问题严重。

（2）嵌入经济发展水平变量进行关联性分析，可以得出结论：医疗费用规模与医疗服务效率的适应性水平与地区经济发展水平的关联性不大。如表 4 -5 所示，GDP 排名第一的广东省，其医疗费用规模与医疗服务效率的适应性水平处于第 2 类，GDP 排名前十的河南省、河北省、四川省和湖南省，其医疗费用规模与医疗服务效率的适应性水平处于第 4 类。相较而言，经济发展水平处于全国后位的内蒙古自治区、黑龙江省、江西省和重庆市却处于第 1 类状态。分析该结果的原因，可能与各省内部人口规模、医疗资源配置与服务效率差异大有关系，像广东省这类经济发达地区，其医疗服务效率可能存在规模效应。

4.2 医疗费用结构与公立医院医疗服务公益性的实证测度

根据医保控费机理可看到，公立医院医疗服务绩效还包含公益性目标，医疗费用控制需要保障公立医院医疗服务提供的公益性。因此，本部分将实证测度医疗费用结构与公立医院医疗服务公益性之间的关系。之所以选择医疗费用结构，是因为审视医疗费用结构可以明晰公立医院在医疗服务提供过程中是否存在“以药养医”“以检查养医”等问题，而这些问题又深刻地反映了医疗服务的公益性状况，会增加患者的看病负担，淡化公立医院的公益性。医疗费用可分为门诊费用和住院费用，门诊费用包括药品费用、治疗费用、检查费用、手术费用、化验费用、挂号及诊察费等项目；住院费用包括床位费、药品费用、治疗费用、检查费用、手术费用、化验费用、诊察费用、护理费用等项目。简化门诊与住院费用项目，医疗费用结构可分为药品费用、检查费用和医疗服务费用。所以，本部分将从医院和患者的医疗费用结构两个层面来测度与公立医院医疗服务公益性之间的关系。

4.2.1 变量选择与数据说明

本部分选择公立医院年均医疗费用和患者人均医疗费用为被解释变量，分别记为 *CH* 和 *CP*。公立医院是指央属、省属、地级市属、县级市属和县属 5 类综合性医院；公立医院年均医疗费用 *CH* 是指各类公立医院中平均每所医院每年的医疗费用，其值为各类公立医院每年门诊收入与住院收入总和的均值；患者人均医疗费用 *CP* 是指在各类公立医院就诊的患者人均医疗费用。

解释变量选择医疗费用结构中的药占比、检查费用占比和医疗服务费用占比，其值为各类公立医院收入中药品费用、检查费用和医疗服务费用与医院经营性收入的比值。公立医院经营性收入包括：医疗收入、检查收入、药品收入和其他服务收入，本部分将医疗收入和其他服务收入合并为医疗服务收入。① 与被解释变量相对应，解释变量分别记为：公立医院的药占比（*CHY*）、检查费用占比（*CHJ*）和医疗服务费用占比（*CHF*）；患者的药占比（*CPY*）、检查费用占比（*CPJ*）和医疗服务费用占比（*CPF*）。

为了考察政府财政补偿对于公立医院与患者医疗费用的影响，选择公立医院财政补偿缺口（*K*）作为控制变量，财政补偿缺口等于公立医院支出与政府财政补贴的差额。选择财政补偿缺口作为控制变量的依据在于，为了保证公立医院的正常运转，医院正常收入与运营成本之间的缺口应由公共财政承担，这也是保障公立医院公益性的要求所在，因此合理控制公立医院的医疗费用需要关注政府财政补贴的效果。

在数据选择上，本部分选择央属、省属、地级市属、县级市属和县属 5 类综合性医院 2005 ~2014 年的面板数据。各测度变量的数据依据《2015 年中国卫生和计划生育统计年鉴》计算所得，且各数据以 2005 年的 CPI 为基期做了相对价格水平的平减处理。

4.2.2　模型构建

根据上述分析及数据特征，对于医疗费用结构与公立医院医疗服务公益性的实证测度可选择面板数据模型，具体设定如下：

$$CH_{it} = \alpha_{it} + \beta_1 CHY_{it} + \beta_2 CHJ_{it} + \beta_3 CHF_{it} + \beta_4 K_{it} + \varepsilon_{it} \qquad \text{式 } 4-1$$

$$CP_{it} = \alpha_{it} + \beta_1 CPY_{it} + \beta_2 CPJ_{it} + \beta_3 CPF_{it} + \beta_4 K_{it} + \varepsilon_{it} \qquad \text{式 } 4-2$$

其中，i 代表不同类型的公立医院；t 为时间；ε_{it}为随机误差项；被解

① 徐彪，顾海．“公立医院收入结构调整”能缓解看病贵吗？——基于预算平衡下的医疗费用控制［J］. 经济与管理研究，2012（9）：41 ~47.

释变量 CH_{it} 和 CP_{it} 分别表示 i 类公立医院第 t 年的医疗费用状况和在 i 类公立医院就诊患者第 t 年的医疗费用状况；解释变量 CHY_{it}、CHJ_{it}、CHF_{it} 分别表示 i 类公立医院第 t 年的药占比、检查费用占比和医疗服务费用占比情况；CPY_{it}、CPJ_{it}、CPF_{it} 分别表示在 i 类公立医院就诊患者第 t 年的药占比、检查费用占比和医疗服务费用占比情况；K_{it} 作为控制变量表示 i 类公立医院第 t 年的财政补偿缺口情况；β_1、β_2、β_3 和 β_4 反映了医疗费用结构的影响效应。

4.2.3 实证结果及分析

利用 STATA 软件进行面板数据回归，为了消除异方差和自相关问题对模型估计结果产生的偏误，对模型解进行广义最小二乘估计（GLS）。根据 Hausman 检验 P 值结果，模型 1 和模型 3 选择固定效应模型估计，模型 2、模型 4、模型 5 和模型 6 则选择随机效应模型估计，且固定效应的 F 检验值和随机效应的 chi2 检验值显著，说明模型设定合理，同时各模型的 R^2 值表明数据拟合效果理想（回归结果如表 4 -6 所示）。

表 4 -6 各类公立医院与患者医疗费用结构的面板数据回归结果

项目	各类医院年均医疗费用（*CH*）			患者人均医疗费用（*CP*）		
	Model1	Model2	Model3	Model4	Model5	Model6
CHY	707 555. 5 *** (150 716. 6)					
CHJ		2 243 184. 2 (1 704 253. 4)				
CHF			-665 785. 9 *** (142 080. 1)			
CPY				19 031. 9 *** (3 939. 7)		
CPJ					139 276. 3 *** (16 412. 6)	

续表

项目	各类医院年均医疗费用（*CH*）			患者人均医疗费用（*CP*）		
	Model1	Model2	Model3	Model4	Model5	Model6
CPF						−19 659. 7 *** (3 231. 0)
K	0. 927 *** (0. 109)	1. 184 *** (0. 118)	0. 922 *** (0. 110)	0. 0152 *** (0. 00432)	0. 0221 *** (0. 00245)	0. 0137 *** (0. 00383)
R^2	0. 884	0. 936	0. 884	0. 978	0. 988	0. 982
Hausman 检验 *P* 值	0. 002	0. 150	0. 000	1. 000	1. 000	1. 000
模型选择	FE	RE	FE	RE	RE	RE
chi2/F	126. 0 ***	480. 5 ***	125. 8 ***	1 473. 4 ***	2 774. 9 ***	1 839. 3 ***
N	40	40	40	40	40	40

注：括号中为标准差；* P < 0. 10，**P < 0. 05，***P < 0. 01；表中最后一行，chi2 值表示随机效应模型的总体显著性水平，F 值表示固定效应模型的总体显著性水平。

通过表 4 -6 的面板回归结果可以得到以下结论：

（1）公立医院医疗费用结构中，药占比与公立医院年医疗总费用正相关，说明药品费用是公立医院收入的重要来源，药占比的提高会助推公立医院医疗总费用的增长，从而增加社会医疗总费用。这在一定程度上佐证了公立医院“以药养医”问题的存在。对于每所公立医院而言，药占比每提高 1 个百分点会导致医疗总费用增长 70. 76 万元。因此，该测度结果给医保控费带来的政策启示是，药品费用应当成为医保控费的重点对象，药占比应当成为公立医院控费与国家卫生费用规制的重要监测指标，降低药占比，严格控制公立医院药品费用有助于控制医疗总费用的不合理增长。

（2）公立医院医疗费用结构中，检查费用占比与公立医院年医疗总费用不相关，从统计意义上说明检查费用占比的提升不会导致公立医院医疗总费用的增长，也反映出公立医院不存在“以检查养医”问题，一定程度上说明医保控制公立医院“过度检查”问题取得了政策效果。

（3）公立医院医疗费用结构中，医疗服务费用占比与公立医院年医疗总费用呈负相关关系，说明提高医疗服务费用比重会降低公立医院医疗总费用。该测度结果的政策启示为，提高医疗服务价格、增加医疗服务收入在公立医院收入中的比重是完善公立医院补偿机制的正确政策取向，不仅能够优化公立医院的收入来源结构，也有助于控制医疗费用的不合理增长。

（4）患者医疗费用结构中，药占比、检查费用占比与患者人均医疗费用呈正相关关系，说明药品费用和检查费用是患者医疗费用增长的重要原因，一定程度上反映了医方诱导需求、大处方等不合理诊疗行为的存在。该测度结果说明公立医院医疗服务的公益性不足，药品费用和检查费用过高会增加患者的看病负担，造成“看病贵”问题，要实现公立医院的公益性必须要约束医方不合理的诊疗行为，降低药品费用与检查费用在患者医疗费用中的比重，控制药品费用与检查费用的不合理增长。

（5）患者医疗费用结构中，医疗服务费用占比与患者人均医疗费用呈负相关关系，说明在当前医改过程中，提高医疗服务收费对患者总医疗费用增长的影响不大，不会造成患者的看病负担。

（6）公立医院的财政补偿缺口与医院总医疗费用和患者人均医疗费用呈显著正相关关系，说明公立医院的经费缺口是导致医疗费用上涨的重要因素，也推高了患者的医疗费用增长。从政策内涵来看，说明政府对公立医院的财政补偿责任不到位，在依靠合理的收入不能实现公立医院预算收支平衡的前提下，公立医院或医生会增强趋利动机，通过增加药品和检查费用来弥补经费缺口，这也是公立医院公益性淡化的重要原因之一。

综上而言，本部分利用面板数据模型测度了公立医院和患者的医疗费用结构与医疗服务公益性之间的关系。实证结果显示：在当前总额预算制下，医保对公立医院药品费用控制失效，而对检查费用控制取得了政策效果，药品费用和检查费用是患者医疗费用增长的重要原因，说明公立医院医疗服务的公益性不足，存在诱导需求与看病贵问题，因而医保控费没有起到应有的激励约束效果。同时，政府财政补偿不到位造成了公立医院和患者医疗费用的增长，也是导致公立医院医疗服务公益性淡化的重要原因。实证研究结果的政策启示在于，降低药占比、提高医疗服务费用占比、提升财政补偿水平，有助于降低公立医院的医疗总费用和患者的看病负担，实现公立医院医疗服务的公益性。

4.3　公立医院医疗服务的财政最优补偿水平测算

上述实证分析结果显示了医保对公立医院控费失效的一个重要原因在于政府财政补偿责任的不到位，为了保证公立医院医疗服务提供的公益性，政府财政对于公立医院医疗服务的最优补偿水平是多少？本部分将进一步进行实证测算。

4.3.1　理论模型

当前，我国公立医院的医疗服务、药品和医疗费用等受到政府严格的价格管制，由于医疗体制存在诸多问题，其医疗行为并未实现公益性与效益性的均衡发展。如若不考虑政府作为办医主体委托给公立医院的基本医疗服务供给职能，公立医院作为理性经济人，其本身具有追求利益最大化的动机。因而本书可以认为在无政府规制状态下，公立医院的医疗行为是追求自身利润最大化的行为，其在市场条件下存在一个合乎自身利益最大化的收入目标值。而政府赋予公立医院公益性职能后，其实际收入会低于无规制状态下的收入目标值，以保障民众的基本看病权益。相应地，政府应在规制状态下承担一定的财政补偿责任，以保障公立医院的正常运行。但就我国现状而言，政府并未有效承担起对公立医院应有的财政补偿责任①，促使公立医院从“以药养医”等渠道获得自我发展的收入，造成了严重的“看病问题”。因此，找到一个实现公立医院效益性与公益性相均衡的财政补偿水平可以有效解决公立医院公益性偏离和政府财政补偿责任无法界定等问题。

从经济学视角来看，这是一个在有约束条件下寻找均衡点的最优化问题，可以引入经典埃文斯模型②来刻画这一过程。经典埃文斯模型是宏观经济、数理经济、博弈论等领域，研究垄断者动态最优化问题的一个经典模型。利用经典埃文斯模型测算公立医院财政最优补偿水平的内在逻辑为：第一，构建公立医院医疗行为的二次成本函数与通过医疗服务价格 P 表示的需求函数；第二，算出利润函数；第三，针对利润函数，构建公立医院利润最大化的优化模型；第四，通过欧拉方程求解，找到医疗服务价格 P 的一条最优路径；第五，通过估计欧拉方程通解模型的参数，算出公立医院最优的医疗服务价格，进而测算得到公立医院最优的政府财政补偿水平。下面将详细阐述利用经典埃文斯模型测算公立医院财政最优补偿水平的数理过程。

假设在［0，T］时间段内，公立医院能够提供的医疗服务用 $Q(t)$ 来表示。其中，Q 表示医疗服务的供给量；而 t 表示时间，表明医疗服务供给量随时间变化而变化。在我国现有医疗资源有限的状况下，可以假设医疗服务的需求量等于供给量，即医疗服务需求量为 $Q(t)$。公立医院的成本由医疗服务供给量决定，可以采用二次成本函数来刻画公立医院的成本，即：

$$C = \alpha_1 Q^2 + \alpha_2 Q + \alpha_3 \qquad \text{式 } 4-3$$

其中，C 代表公立医院的成本；α_1、α_2、α_3 为参数且均大于零。

对于动态变化的市场环境，假设公立医院医疗服务的需求量受医疗服

---

① 李玲，陈剑峰．财政补偿方式、公立医院运行机制和政府保障经费测算：基于G省县级公立医院数据的分析［J］．中国卫生经济，2014（7）：5～8.

② 蒋中一，凯尔文·温赖特．数理经济学的基本方法［M］．北京：北京大学出版社，2006：420～423.

务价格及价格的变化率影响，则公立医院受价格影响的医疗服务需求函数可以表示为：

$$Q = a - bP(t) + cP'(t) \qquad \text{式 4-4}$$

对于式 4 -4，a、b、$c>0$，$c\neq 0$，且 $P(t)$ 表示动态变化的医疗服务价格，$P'(t)$ 表示医疗服务价格的变化率。所以，可以进一步将公立医院的利润函数表示为：

$$\begin{aligned}\pi &= PQ - C \\ &= P[a - bP(t) + cP'(t)] - \alpha_1[a - bP(t) + cP'(t)]^2 - \alpha_2[a - bP(t) + \\ &\quad cP'(t)] - \alpha_3\end{aligned} \qquad \text{式 4-5}$$

由于价格决定利润，因此可以用价格函数来表示公立医院的利润函数，推导结果为：

$$\begin{aligned}\pi =& -b(1+ab)P^2 + (a + 2\alpha_1 ab + \alpha_2 b)P - \alpha_1 c^2 P'^2 \\ & - c(2\alpha_1 a + \alpha_2)P' + c(1 + 2\alpha_1 b)PP' - (\alpha_1 a^2 + \alpha_2 a + \alpha_3)\end{aligned} \qquad \text{式 4-6}$$

将公立医院看成市场竞争环境中的理性经济人，公立医院的医疗行为是一个实现自身利益最大化的过程，不考虑其公益性属性，用价格来度量公立医院的利润最大化结果，则该价格是无约束条件下的市场化最优价格，即式 4 -6 利润函数中利润最大化的 P 值。如果考虑政府的办医责任，赋予公立医院公益性属性，则公立医院医疗行为要受政府价格管制的约束，即公立医院利润最大化的价格 P 为有约束条件下的利润函数最优解。

假设在时间 $[0, T]$ 内，政府对公立医院的医疗服务价格实施管制，医疗服务在时间 0 和时间 T 的价格为 $P(0)$ 和 $P(T)$。由于 $P(0)$ 和 $P(T)$ 是定值，则可以建立有约束条件下医疗服务价格 P 的优化模型：

$$Max \prod(P) = \int_0^T \pi(P, P')\,dt \qquad \text{式 4-7}$$

$$s.t.\ P(0) = P_0 \qquad \text{式 4-8}$$

$$P(T) = P_T \qquad \text{式 4-9}$$

所以在上式中，P_0 和 P_T 也为定值。

依据利润函数来求解最优价格解的机理，可以对利润函数进行求导，则在有价格约束条件下的利润函数及其一阶二阶导数可以分别表示为：

$$\pi_P = -2b(1+\alpha_1 b)P + (a+2\alpha_1 ab+\alpha_2 b) + c(1+2\alpha_1 b)P' \quad \text{式 4-10}$$

$$\pi_{P'} = -2\alpha_1 c^2 P' - c(2\alpha_1 a+\alpha_2) + c(1+2\alpha_2 b)P \quad \text{式 4-11}$$

$$\pi_{P'P'} = -2\alpha_1 c^2 \quad \text{式 4-12}$$

$$\pi_{PP'} = c(1+2\alpha_1 b) \quad \text{式 4-13}$$

$$\pi_{tP'} = 0 \quad \text{式 4-14}$$

由以上一阶和二阶导数，可以得到欧拉方程表达式为：

$$P'' - \frac{b\ (1+\alpha_1 b)}{\alpha_1 c^2}P = -\frac{a+2\alpha_1 ab+\alpha_2 b}{2\alpha_1 c^2} \quad \text{式 4-15}$$

式 4-15 的欧拉方程是二阶微分方程，二阶微分方程的一般形式为：

$$y'' + \beta_1 y' + \beta_2 y = \beta_3 \quad \text{式 4-16}$$

微分方程的一般解为：

$$y\ (t) = A_1 e^{r_1 t} + A_2 e^{r_2 t} + \bar{y} \quad \text{式 4-17}$$

其中特征根 r_1、r_2 和 $\bar{y}$ 取值为：

$$r_1,\ r_2 = \frac{1}{2}(-\beta_1 \pm \sqrt{\beta_1^2 - 4\beta_2}) \quad \text{式 4-18}$$

$$\bar{y} = \frac{\beta_3}{\beta_2} \quad \text{式 4-19}$$

因此，可以得到欧拉方程的通解为：

$$P^*(t) = A_1 e^{r_1 t} + A_2 e^{-r_2 t} + \bar{P} \quad \text{式 4-20}$$

其中，特征根和特解为：

$$r_1,\ r_2 = \pm\sqrt{\frac{b\ (1+\alpha_1 b)}{\alpha_1 c^2}} \quad \text{式 4-21}$$

$$\bar{P} = \frac{a+2\alpha_1 ab+\alpha_2 b}{2b\ (1+\alpha_1 b)} \quad \text{式 4-22}$$

记 $r = r_1 = -r_2$，则欧拉方程的通解可以记为：

$$P^*(t) = A_1 e^{rt} + A_2 e^{-rt} + \bar{P} \quad \text{式 4-23}$$

为了得到 $P^*(t)$ 的定解，需要确定任意常数 A_1 和 A_2 的值。由初始

条件 $P(0)=P_0$ 和 $P(T)=P_T$，当 $t=0$ 和 $t=T$ 时，得到联立方程组：

$$P_0=A_1+A_2+\overline{P} \quad 式 4-24$$

$$P_1=A_1e^{rT}+A_2e^{-rT}+\overline{P} \quad 式 4-25$$

因此，求解联立方程组，可以得到两个常数的值为：

$$A_1=\frac{P_0-\overline{P}-(P_T-\overline{P})e^{rT}}{1-e^{2rT}} \quad 式 4-26$$

$$A_2=\frac{P_0-\overline{P}-(P_T-\overline{P})e^{-rT}}{1-e^{-2rT}} \quad 式 4-27$$

至此，若能估计出式 4-26 和式 4-27 中两个模型的所有参数值，就能确定在有政府规制政策约束条件下的公立医院医疗服务最优价格，进而可以测算出政府对公立医院的财政最优补偿水平，即找到实现公立医院满足效益性与公益性相均衡的政府财政补偿水平。以上分析可以为实证测算公立医院的医疗服务财政最优补偿水平提供理论支撑。

4.3.2　数据来源、变量说明及描述性统计

上述分析确定了公立医院财政最优补偿水平的理论机理，通过有约束条件下的公立医院医疗服务最优价格可以测算出政府对公立医院的财政最优补偿水平。那么，改革现有公立医院财政补偿机制，财政需要承担多大的补偿责任才能有效推动公立医院回归到公益性轨道？本部分将基于辽宁省公立医院发展的微观数据进行实证测算。

选择辽宁省作为研究对象是因为我国省际公共医疗卫生服务均等化状况差异较大，通过上文实证测度结果也可看到，各省在卫生费用规模与公立医院医疗费用质量水平上均存在明显差别，因此选择单独一个省份来测算公立医院的最优财政补偿水平，从微观层面而言，其结果更能反映各地方的发展实际。本书以辽宁省的公立医院为研究样本，数据源于 2004～2014 年《中国卫生统计年鉴》《中国统计年鉴》《辽宁省统计年鉴》《辽宁省国民经济与社会发展统计公报》和中经网、国家统计局、辽宁省卫计委

等披露的官方数据。

为了研究需要，本部分选择人均医疗服务数量作为衡量辽宁省公立医院医疗服务需求量的替代变量，该变量由人均医疗支出和医疗价格指数之比得到，也即剔除了受价格影响的实际人均医疗支出。同时，选择人均可支配收入（辽宁省城乡居民的年人均纯收入）、医疗服务价格（通过医疗价格指数与CPI价格指数之比得到，以便剔除其他价格对医疗价格的影响）、公立医院总支出、医疗卫生机构诊疗人次数和医疗卫生机构床位数为观测变量。表4－7显示了各个观测变量的描述性统计。

表4－7　　观测变量的描述性统计

项目	PMS	NMS	PCDI（元）	TEPH（万元）	CPI	GDP（亿元）	NPH（万元）	NBH（万张）
均值	0.88	965.27	14 672	7 937 684	1.18	36 453.0	518 409.7	421.95
中位数	0.88	868.51	13 768	5 895 385	1.20	33 444.0	490 089.7	403.87
最大值	0.94	1 610.73	22 820	103 000 000	1.34	65 201.0	688 800.0	572.48
最小值	0.80	509.60	5 883	3 223 242	1.05	15 834.8	399 134.1	326.84
标准误	0.04	380.85	2 132.09	362 027	0.10	15 971.27	100 147.3	86.20
偏度	−0.47	0.43	0.23	0.64	0.18	−1.01	0.40	0.51
峰度	2.96	1.87	1.86	2.04	1.75	0.48	1.92	1.96
JB统计量	0.33	0.75	0.56	0.97	0.63	0.72	0.68	0.79
p值	0.85	0.69	0.75	0.62	0.73	0.61	0.71	0.67

通过表4－7，可以看到，所有统计量均服从正态分布。其中，PMS表示公立医院医疗服务价格，NMS表示人均医疗服务数量，PCDI表示人均可支配收入（单位：元），TEPH表示公立医院总支出（单位：万元），CPI代表消费者价格指数（以2004年为基年的可比价格），GDP表示国内生产总值（单位：亿元），NPH表示医疗卫生机构诊疗人次数（单位：万人），NBH表示医疗卫生机构的床位数（单位：万张）。所有以价格计量的变量均为以2004年为基期的可比价格。

4.3.3　测算结果分析

根据表 4 -7 的变量描述性统计结果，分别用 GDP、人均诊疗人数和床位数来解释辽宁省公立医院医疗服务价格，建立四个线性回归模型，回归估计结果如表 4 -8 所示。

表 4 -8　　辽宁省公立医院医疗服务价格回归模型的估计结果

项目	YLFWJG			
	Model1	Model2	Model3	Modle4
常数项	0. 947 (0. 000)	0. 922 (0. 000)	0. 903 (0. 000)	0. 915 (0. 000)
GDP	0. 037 (0. 613)	0. 035 (0. 582)	0. 043 (0. 001)	—
NPH	0. 00027 (0. 981)	−0. 00077 (0. 884)	—	−0. 00037 (0. 001)
NBH	−0. 000115 (0. 917)	—	—	—
SC 值	−4. 41	−4. 65	−4. 89	−4. 84
R^2	0. 82	0. 82	0. 82	0. 81

选择 SC 准则来判定测度公立医院医疗服务价格模型的适合程度，SC［施瓦兹准则（Schwarz Criterion）］的判定原理是，SC 数值越小，说明模型越好。由表 4 -8 可知，模型 3 的 SC 值为 -4. 89，其数值在四个模型中最小，因而选择模型 3，即使用 GDP 来测算公立医院医疗服务价格。在现实中，GDP 的增长状况影响了政府的财政收入，进而影响对公立医院的财政补偿水平。

因此，可以构建辽宁省公立医院医疗服务的价格函数为：

$$\hat{P}(t) = P\hat{M}S = 0.903 + 0.043\,GDP - 0.027\,time \qquad 式 4-28$$

故价格对时间的导数为：

$$\hat{P(t)}' = -0.027 + 0.043\,GDP_{time}$$ 式 4 -29

其中，GDP_{time}表示 GDP 随时间的变化值，也即 GDP 的年增长值。

进一步，建立辽宁省公立医院医疗服务需求量与价格的回归模型为：

$$\hat{Q} = N\hat{M}S = \hat{a} + \hat{b}P\ (t) + \hat{c}P'\ (t)$$ 式 4 -30

6957.12　　-7047.36　　0.000126

(0.0072)　　(0.0087)　　(0.06)

$R^2 = 0.842$

由模型测算结果可以看出，参数系数符合预期，模型拟合优度较好。因此，辽宁省公立医院的成本函数也可以进一步得到：

$$\hat{C} = TE\hat{P}H = \hat{\alpha}_1\hat{Q}^2 + \hat{\alpha}_2\hat{Q} + \hat{\alpha}_3$$ 式 4 -31

28.54　　34966.19　　53503.01

(0.018)　　(0.100)　　(0.567)

$R^2 = 0.995$

由于政府对公立医院的医疗服务实施价格管制，因此假设政府在新一阶段的初始价格为 2014 年年末医疗服务价格的 0.80 倍（医疗价格指数/CPI 价格指数），而在期末的价格增幅不超过当年人均可支配收入的增幅。取近十年内辽宁省城乡居民人均可支配收入的最小增幅 7%，即公立医院医疗服务需求量在一年之内的增长幅度不超过 0.86。因而，设定初始值为 0.80，终值为 0.86，从而可以通过上述所导出的欧拉方程两个最优解模型，对公立医院医疗服务最优价格进行测算。

将 $P_0 = 0.80$ 和 $P_T = 0.86$ 带入式 4 -26 和式 4 -27 的模型中，令 $A_1 = A_2$ 可以测算出辽宁省公立医院实现公益性和效益性相均衡的医疗服务最优价格 $\overline{P} = 1.72$。对比终值 0.86，这说明要实现公立医院的公益性，辽宁省应当再强化一倍的财政补偿责任，即辽宁省对公立医院的财政最优补偿水平应为当前标准的 2 倍。

另外，这个测算结果也反映了辽宁省公立医院的医疗服务价格很低。政府对公立医院的医疗服务价格实施管制且未能承担相应的财政补偿责任后，公立医院为了维持正常运转，就会从高价药、大处方、高端器材、重复检查等供给层面提高医疗服务供给量来弥补正常利润的损失，从而诱致医疗费用的大幅度增长。其负面影响有：一方面导致卫生总费用的不合理增长，医保基金面临过快消耗压力；另一方面也会加重民众的看病负担。所以，在政府财政最优补偿水平之下的补偿标准扭曲了公立医院作为民众健康守门人角色的公益属性，是“看病贵”问题产生的重要原因之一，也是当前推进公立医疗改革亟待深入的重要内容。

4.4　本章小结及政策启示

依据第 2 章所确立的分析框架，本章从医保控费维度测度了公立医院的医疗服务提供绩效，主要研究了以下几个问题：一是明确了医保的费用治理机理；二是从宏观层面运用因子分析法对医疗费用规模与公立医院医疗服务提供效率进行了实证测度；三是从微观层面运用面板数据模型对医疗费用结构与公立医院医疗服务公益性进行了实证测度；四是基于医保有效控费与公立医院医疗服务提供满足效率与公益性的绩效原则，以辽宁省为例，利用经典埃文斯模型测算了实现公立医院效率与公益性相均衡的医疗服务财政最优补偿水平。

以上研究内容可以得出如下结论和政策启示：

第一，在我国实行医疗费用总额预算管理的现状下，医保实现有效控费的治理机理是保证公立医院医疗服务提供的效率和公益性。公立医院的医疗服务绩效内含了两个层次的内容：第一个层次，绩效意味着公立医院所提供的医疗服务是有效率的服务，要保障患者的诊疗质量，实现国家卫生费用投入的产出效果；第二个层次，绩效也意味着公立医院所提供的医疗服务是保证公益性的医疗服务，这是公立医院社会职能的内在要求。医保费用治理机理对当前公立医院改革的政策启示在于，首先医保的控费目标并不是如何最大化的节约医保基金和国家医疗费用，而是要通过合理的控费政策与手段发挥对公立医院和医生的经济激励效果，提升公立医院医疗服务提供效率，约束医方的不合理诊疗行为，一旦控费过于严厉，则不仅压制了医方合理的利益诉求，也有损于医疗服务的公益性。

第二，医疗费用规模的增长无益于公立医院医疗服务效率的提升。从全国数据看，2014 年全国医疗费用规模增长过快，而公立医院医疗服务效率在缓慢下降。从分省数据看，2014 年我国 31 个省（市、自治区）医疗费用规模均在上涨，但在公立医院医疗服务效率方面，有 16 个省（市、自治区）的测度值在下降，且公立医院医疗服务效率的非均等化问题严重，测度值最低的广西壮族自治区与测度值最高的北京市相差 5. 21 倍。如果嵌入经济发展水平变量进行关联性分析，可以得出结论：医疗费用规模与医疗服务效率的适应性水平与地区经济发展水平的关联性不大。该结论的政策启示为，医保控费要纳入公立医院的医疗服务效率指标，医疗费用的合理增长应当保障医疗服务的效率，同时国家要加强医疗卫生服务的均等化水平建设，以改善省际公立医院医疗服务效率差异过大问题。

第三，在当前总额预算制下，医保对控制公立医院药品费用失效，而对控制检查费用取得了一定政策效果，药品费用和检查费用是患者医疗费用增长的重要原因，说明公立医院医疗服务的公益性不足，存在诱导需求与看病贵问题，因而医保控费没有起到应有的激励约束效果。同时，政府财政补偿不到位造成公立医院和患者医疗费用的增长，也是导致公立医院医疗服务公益性淡化的重要原因。实证研究结果的政策启示在于，降低药占比、提高医疗服务费用占比、提升财政补偿水平，有助于降低公立医院的医疗总费用和患者的看病负担，实现公立医院医疗服务的公益性。

第四，实现公立医院效益性与公益性相均衡的财政补偿水平可以有效解决公立医院公益性偏离和政府财政补偿责任无法界定等问题。以辽宁省为例，要实现公立医院的公益性，政府对公立医院医疗服务的财政最优补偿水平应为当前标准的 2 倍。这也反映了公立医院治理过程中政府的责任缺失问题，也证实了第 2 章理论部分提出的委托代理失效问题，政府在财政投入方面的失位不利于公立医院治理目标的实现。当然，在当前公立医院公益性淡化现状下，政府如若加大对举办公立医院的财政补偿责任，以解决“以药养医”问题，还需要注意财政投入的规模、资金使用效率和均等化问题，以防产生新的治理问题。

第 5 章

医保付费对公立医院医生诊疗行为的影响

第 4 章从医保控费角度对公立医院的医疗服务提供绩效进行了实证测度，但在公立医院医疗服务过程中不能忽略另一重要主体——医生的诊疗行为。理论部分已经提及，在无医保约束条件下，医生凭借对患者健康状况诊断、治疗和康复的信息优势，容易诱发过度需求的道德风险问题，从而导致医疗资源的浪费和医疗费用的不合理增长。因此，在公立医院治理过程中，医保作为付费方需要通过合理的付费机制对医生的诊疗行为进行费用激励与行为约束，以实现控费与保障医疗服务质量的治理目标。一方面，通过医疗服务费用支付，正向激励医生的适度医疗服务，确保诊疗质量，提高医生的努力程度，最大限度地保持医生成本—效用的均衡；另一方面，通过合理的付费机制设计规范医生的诊疗行为，限制诱导需求行为的发生，引导合理用药，以遏制医疗费用不合理增长带来的消极影响。

鉴于医生诊疗行为的难以观测特征以及缺乏翔实的微观数据，本部分引入经济学效用最大化的分析思想，运用成本—效用函数及其最优化方法从数理经济学视角研究医保付费对公立医院医生诊疗行为的影响。本章的结构安排为：首先，从经济学视角论证医生的诱导需求行为；其次，实证测度按项目付费和预付制两种医保付费方式的激励约束效果；最后，依据实证结果，分析社会医疗保险付费方式的演进规律，从理论层面设计合理的医保付费机制。

5.1　医生诱导需求行为的经济学解释

5.1.1　医生诱导需求的理论模型

对于医生诱导需求行为，借鉴第 4 章经典埃文斯模型利润最大化的理论机理，将医生诱导需求的理论模型设为：

$$\max U = U(Y,\ I) \qquad \text{式 5-1}$$

$$Y = N \times [P_1 \times Q_1(i_1) + P_2 \times Q_2(i_2)] + K \qquad \text{式 5-2}$$

$$I = N \times (i_1 + i_2) \qquad \text{式 5-3}$$

式 5－1 为医生的目标函数，医生诱导需求效用 U 是 Y 和 I 的函数，Y 表示医生的收入，I 表示医生的总诱导。假设医生收入越高，其受诱导程度越低，对应的医生效用越大。因此，可以得到 U 对 Y 和 I 的一阶和二阶偏导数分别满足以下条件：

$U_Y<0$，$U_{YY}<0$；$U_I<0$，$U_{II}<0$

式 5－2 为医生的收入函数，N 表示接受诊疗患者的人数；P_1、P_2 表示每单位医疗服务 Q_1 和 Q_2 所带来的边际利润，不同的医疗服务所带来的边际利润不同；Q_1、Q_2 表示诱导医疗服务量，分别为单个诱导行为 i_1 和 i_2 的函数，且都有 $Q'>0$，$Q''<0$ 的特征。由于公立医院是事业单位，医生的收入来源结构中有一部分是政府财政补偿，比如基本工资部分，所以引入变量 K 表示政府财政补偿收入。[①] 因此，式 5－3 是医生总诱导量 I 的函数。

由一阶条件可得医生效用最大化的必要条件为：

$$P_1 \times Q_1'(i_1) = P_2 \times Q_2'(i_2) = -U_I/U_Y \qquad \text{式 5-4}$$

根据上述医生诱导需求的理论模型及其效用最大化的必要条件，可以从经济学视角对医生的诊疗行为选择进行推导解释：

第一，在式 5－2 和式 5－3 中，假设医生的接诊精力有限，当 P_1、P_2 和 K 不变，医疗服务量 Q 增加时，医生所能接诊的患者人数 N 减少，收入 Y 和总诱导 I 亦会减少。由此，U 对 Y 和 I 的一阶偏导数 U_Y 和 U_I 增大，从而 $-U_I/U_Y$ 变小。在式 5－4 效用最大化目标下，$Q'(i)$ 减少，则必有单个诱导行为 i 增加，从而导致医疗服务量增加。因此，作为理性经济人，

---

① 我国公立医院的政府补偿可分为直接部分和间接部分，直接部分包括医院初建时政府在土地、基本建设与大型医用设备购置等重资产的无偿划拨与投资、有编制医务人员的工资福利预算拨付、科研经费资助、政策性亏损等；间接部分则包括医保统筹基金的报销等。

医生在追求自身效用最大化的过程中，理论上会存在过度提供医疗服务量的行为动机。

第二，当 P_1、P_2 不变，政府补偿 K 减少时，U_Y 也会减少。为了弥补自身效用损失，医生会增加医疗服务量 Q 的提供，以保持 $-U_I/U_Y$ 最大化。因此，政府补偿不足将会增强医生增加医疗服务量的行为动机，从而产生诱导需求行为。

第三，当边际利润 $P_1 < P_2$ 时，要使式 5 -4 成立，则必有 $Q'_1(i_1) > Q'_2(i_2)$。这说明边际利润高的医疗行为 i_1 的诱导程度更大，即增加服务量 Q_2 和减少服务量 Q_1，也即替代效应。所以，若所提供的医疗服务项目存在明显的替代效应，则医生有动机向患者提供边际利润高的医疗服务。

5.1.2　医生诱导需求行为的经济学论证

如同文献评述部分诸多学者所提出的观点，由医疗服务市场信息不对称引起的医生诱导需求行为在现实中的典型表现在于高价药品、过度检查、大处方等，在增加患者看病负担的同时，也推高了医疗费用的不合理增长。基于上述医生诱导需求理论模型机理，下面将结合药品和医疗服务项目进行医生的诱导需求行为论证。

由式 5 -4 可知，对于医生而言，其效用最大化的必要条件为：

$$P_1 * Q'_1(i_1) = P_2 * Q'_2(i_2) = -U_I/U_Y \qquad 式 5-5$$

假设 P_1 为低价医疗服务项目或药品带来的边际利润，P_2 为高价医疗服务项目或药品带来的边际利润，满足 $P_1 < P_2$ 的条件；假设 Q_1 为低价医疗服务项目或药品的使用量，Q_2 为高价医疗服务项目或药品的使用量，则 Q_1 和 Q_2 为低价医疗服务项目或药品诱导行为 i_1 和高价医疗服务项目或药品诱导行为 i_2 的函数。U_I 和 U_Y 的含义不变，由于诱导程度越大，医疗服务项目或药品的使用量就越大，但边际使用量会递减，因此有 $Q'(i) > 0$，$Q''(i) < 0$。

所以，可以根据现实中医生选择高价药品和医疗服务项目做进一步的诱导行为进行分析：

（1）公立医院的政府补偿不足

如果政府对公立医院的财政补偿不足，则医生的收入 Y 减少，U_Y 随之增大，$-U_I/U_Y$ 值下降。为了保证效用最大，即 $Q'(i)$ 减少，医生会通过增强诱导行为 i，增加医疗服务和药品使用量，以弥补合理收入的不足。若政府补偿进一步减少，则诱导行为进一步加强，这是医生理性行为的表现。计划经济时期，医生收入全部由财政全额拨款负担，正常收入能够得到保证，且即使药品和医疗服务价格存在差异，增加供给量的收入所得也不归自己所有，因而医生没有多开药、大处方和过度供给的动因。但在医疗服务市场化严重的情况下，如果政府财政补偿不足，公立医院要实现自我发展和正常运行，就会产生创新和逐利动机，医院的逐利动机也会成为医生诊疗行为扭曲的引致动因，诱导需求产生是必然结果。

（2）药品或医疗服务项目存在边际利润差

若药品边际利润存在明显差异，即 $P_1 < P_2$，要使医生效用最大化，必有 $Q_1'(i_1) > Q_2'(i_2)$，由于 $Q'(i) > 0$，$Q''(i) < 0$，则有 $i_2 > i_1$。所以在无约束条件下，作为理性经济人，医生从高价药品的诱导行为 i_2 中获得的效用更大，即医生会选择高价药的使用量 Q_2。这也能解释即使国家严格控制医院的“药占比”，医生仍愿意大量使用医保报销目录外的进口药、新药等高价药品。同样，若 P_1 和 P_2 分别表示有价格差异的医疗服务项目，即存在边际利润差，亦会得出医生诱导患者接受更多高价医疗服务项目的结论。

以上分析对我国解决医方诱导需求行为的政策启示为：在深化公立医院改革过程中，为了破除“以药养医”，单一推行“医药分开”、取消“药品加成”、抑制过度检查等政策，难以从根本上切断药品和高价医疗服务项目与医生收入之间的联系，只要存在单一医疗服务量间的边际利润差，就会产生诱导需求行为。同时，这也对我国公立医院改革提出了综合治理要求，医疗、医药与医保改革政策要协同推进，需要建立内部治理和外部治理机制，将利益关联方置于大框架内进行协同式改革，以实现真正的“三医联动”。

5.2　医保付费对医生诊疗行为的激励约束效果分析

鉴于无约束条件下，医生会存在诱导需求的行为动机，对于如何规范医生的诊疗行为，在“三医联动”中，医保作为第三方可以发挥经济指挥棒作用，通过付费的激励约束机制，引导医生合理诊疗。医保付费方式可以分为后付制和预付制两种，后付制的主要形式是按服务项目付费，预付制的主要形式有总额预付、按人头付费和按病种付费等。本部分借鉴王苏生等（2009）① 数理演绎逻辑，分不同的逐利偏好来测度按项目付费和预付制对医生诊疗行为的激励约束效果。

5.2.1　医患保三方的效用函数

假设医疗服务市场上只有一种疾病，医生有能力通过制定合理的诊疗方案恢复患者的健康状态，患者是参加社会医疗保险的制度受众，医疗保险向医生支付参保患者在诊疗过程中产生的全部医疗费用。

（1）公立医院医生的效用函数

卫生经济学认为，医生的诊疗行为是对患者的健康产出过程，该过程

---

① 王苏生，等．双重目标下的最优医生激励机制设计［J］．预测，2009（5）：38～42.

医生的投入要素有两种①：一是人力资本，包括医生的教育成本投入、在职培训投入、临床经验积累与劳务付出，可以用医生的努力程度来度量；二是医疗资源，包括医院场所、检查设备、病床和药品等。

医生的产出要素则是医疗服务质量，可以用患者的健康改善程度来度量②，医疗服务质量越高，患者所改善的健康状况就越高。因此，医生的健康生产函数可表示为医疗服务质量的函数，即：

$$q = q(m, e) \qquad \text{式 } 5-6$$

式 5 -6 中，m 表示改善患者健康状况所需的医疗资源投入量，且 $m \in [0, m^+]$，m^+指医生诊疗某种疾病所能投入的最大医疗资源量，超过 m^+会产生对患者健康改善的负向影响或诱导需求给医生带来的负效用③。e 代表医生诊疗的努力程度，且 $e \in [0, e^+]$，e^+指医生所能投入的最大诊疗水平。

因此，健康生产函数 $q(m, e)$ 是上凸的单调非减函数，且有 $q_m \geq 0$、$q_{mm} < 0$，q_m 和 q_{mm} 分别为 $q(m, e)$ 对 m 的一阶和二阶偏导数；$q_e \geq 0$、$q_{ee} < 0$，q_e 和 q_{ee} 分别为 $q(m, e)$ 对 e 的一阶和二阶偏导数。生产函数的边际技术替代率为 $\frac{dm}{de} = \frac{\partial q/\partial e}{\partial q/\partial m} = -\frac{q_e}{q_m}$，表示这两大投入要素之间存在替代效应。

由于健康生产要素投入的产出结果是改善患者的健康程度，所以 $q \in [0, q^+ - q^-]$，q^+表示患者没有患病时的健康状态或接受治疗方案后能恢复到的最佳健康状态，q^-表示患者的疾病程度，即有 $q(0, 0) = 0$，

---

① 杨燕绥，岳公正，杨丹．医疗服务治理结构和运行机制——走进社会化管理型医疗［M］．北京：中国劳动社会保障出版社，2009：133～135.

② Viscusi W. K., Evans W. N., 1990, "Utility Functions That Depend on Health Status: Estimates and Economics Implications", *American Economic Review*, Vol. 80, No. 80, PP353 - 374.

③ Weinstein M. C., 1993, "Time Preference Studies in the Health Care Contex", *Medical Decision Making An International Journal of the Society for Medical Decision Making*, Vol. 13, No. 3, PP218 - 219.

$q(m^+, e^+) = q^+ - q^-$。

医生的成本函数可以刻画为：

$$C(m, e) = p_m m + E(e) \quad \text{式 5-7}$$

式 5-7 中，p_m 指医疗服务过程中医疗资源投入量 m 的单位价格；$E(e)$ 表示医生努力程度所产生的负效用，比如工作压力、过度劳累及其他内外部因素带来的负面影响。

因此，函数 $E(e)$ 是上凹单调递增函数，有 $E'>0$、$E''>0$，E'指医生的边际负效用。

医生的效用函数为：

$$U_X = aq(m,e) + (1-a)[T - C(m,e)] \quad \text{式 5-8}$$

式 5-8 中，T 表示医生医疗服务的医保付费额；$T-C$ 指扣掉成本后的医生净收入。a 表示医生的逐利偏好（$0 \leqslant a \leqslant 1$），$a$ 越小，医生的逐利偏好越低，越能专注于提供质量高、公益性强的医疗服务。令 $a=1$，则医生是最无私的诊疗服务者；令 $a=0$，则医生诊疗服务的唯一目标是实现自身利润最大化。

（2）患者的效用函数

患者的健康程度可以通过增加医疗资源投入数量和提高医生努力程度来提高，因而患者的效用函数为：

$$U_Y = q(m, e) - R \quad \text{式 5-9}$$

式 5-9 中，R 为参保患者所缴纳的医疗保险费。$q(m, e)$ 为患者的健康生产函数，指患者获得的健康改善程度，也包括医疗服务公益性所带来的溢出效用，医疗服务质量越高，承担的医疗成本越低，患者的效用越高。

（3）医疗保险的效用函数

医保在医疗服务健康生产过程中主要承担付费责任，一般情况下①的

① 不考虑医疗保险的特殊委托代理任务。

效用函数为：

$$U_Z = R - T \qquad \text{式 5-10}$$

式5－10中，R为医保基金的总额度，T为医保按政策规定向医生提供合理医疗服务所支付的费用。

由于医疗保险机构兼具委托人和代理人双重身份，具有“多任务委托代理”特征①，需要兼顾上游政府委托人、下游患者代理人以及自身的三重利益目标，所以其效用目标比较复杂，包含有经济目标、社会目标与政治目标等多方面。

因此，考虑多任务委托代理属性，医保的效用函数应将患者的效用纳入其中，以保障患者就医的可及性、安全性和可靠性，则医保的真实效用函数可进一步表示为：

$$U_W = U_Y + U_Z = q(m, e) - T \qquad \text{式 5-11}$$

(4) 完全信息条件下医生诊疗要素的最优均衡

如果不考虑医疗服务的信息不对称，假设在医生诊疗过程中，医—患—保三方信息都是完全的，各方都知道患者的患病程度、诊疗方案的效果及医生的努力程度。医保可以依据保证患者诊疗效用最大化原则，向医生诊疗过程中的要素投入m和e，则完全信息条件下，可以求出实现医疗保险效用最大化（也实现了患者的效用最大化）的均衡解（m^*，e^*）。

假设医保实现效用最大化的最优函数形式为：

$$\max\{q(m, e) - C(m, e)\} \qquad \text{式 5-12}$$

式5－12的一阶条件为：

$$q_m = C_m = p_m \qquad \text{式 5-13}$$

$$q_e = C_e = E' \qquad \text{式 5-14}$$

假设一阶条件满足均衡解（m^*，e^*）特征，进一步可得到：

---

① Ma C. T. A., 1994, “Health Care Payment Systems: Cost and Quality Incentives”, *Journal of Economics & Management Strategy*, Vol. 7, No. 1, PP139－142.

$q_m\ (m^*,\ e^*) = p_m$　　式 5 − 15

$q_e\ (m^*,\ e^*) = E'(e^*)$　　式 5 − 16

通过均衡解的一阶条件特征可知，要素投入的边际收益应该等于要素投入的边际成本。在完全信息条件下，最优化的医生诊疗要素投入组合为 $(m^*,\ e^*)$，此时医保和患者的效用皆实现了最大化。如果健康生产函数的要素投入可以进行观测，则可以确定医生诊疗要素的最优价格组合，即 $p_m^* = p_m$，$p_e^* = E'(e^*)$。

因此，完全信息条件下，实现医保投入的医生诊疗要素最优均衡的政策启示为：医保作为参保患者的代理人，要想最大限度地促进医生提高患者的健康改善程度，就需要设计科学的付费机制来引导医生向诊疗要素的最优价格目标靠近①。由此可见，测度哪种医保付费方式的激励约束效果更好，其理论机理在于哪种付费方式所确定的医生诊疗要素投入补偿价格更接近最优化组合价格（p_m^*，p_e^*）。基于此，下面将对医保按项目付费和预付制两种付费机制的激励约束效果进行分析。

5.2.2　按项目付费对医生诊疗行为的激励约束效果

医保按服务项目付费（Fee for Service，FFS）是指医保部门按照事先与协议医疗机构所规定的每个服务项目价格，对医疗机构向患者所提供服务的项目和数量支付相应医疗服务费用的形式。在按项目付费方式下，医保对于医生诊疗行为的费用支付主要按所提供医疗服务的数量确定。因此，可以将医保对医生的费用支付函数确定为：

$T = (1 + z) p_m m$　　式 5 − 17

式 5 − 17 中，z 为常数，其值大于 0，表示成本加成率，可以理解为我国“以药养医”制度中的“药品成本加成率”。

---

① Jack W.，2005，“Purchasing Health Care Services from Providers with Unknow Altruism”，*Journal of Health Economics*，Vol. 24，No. 1，PP73 − 93.

对医保而言，其效用函数可以确定为：

$$U_W^1 = q\ (m,\ e) - (1+z)\ p_m m \quad 式5-18$$

此时，医生的效用函数为：

$$U_X^1 = aq\ (m,\ e) + (1-a)[zp_m m - E\ (e)] \quad 式5-19$$

在信息不对称情况下，医生会依据自身效用函数最大化来决定诊疗方案与诊疗要素投入。因此，按项目付费的医生效用最大化函数形式为：

$$\max U_X^1 = aq\ (m,\ e) + (1-a)[zp_m m - E\ (e)] \quad 式5-20$$

$$s.t.\quad zp_m m - E\ (e) \geqslant 0$$

由上述函数可知，医生的效用大小与逐利偏好 a 有关，因此可分不同的逐利偏好，数理演绎医保按项目付费对医生诊疗行为的激励约束效果。

（1）医生完全没有逐利偏好

当 $a=1$ 时，即医生完全没有逐利偏好，诊疗行为结果只为最大程度地改善患者的健康水平，则医生诊疗行为最优化问题的效用函数形式可表示为：

$$\max q\ (m,\ e) \quad 式5-21$$

设（m^1，e^1）为最优解，则（m^1，e^1）满足一阶条件，即：

$$q_m\ (m^1,\ e^1)\ =0 \quad 式5-22$$

$$q_e\ (m^1,\ e^1)\ =0 \quad 式5-23$$

由函数 q 的性质 $q_m \geqslant 0$、$q_{mm} < 0$、$q_e \geqslant 0$、$q_{ee} < 0$ 可以得到：$m^1 > m^*$、$e^1 > e^*$。

因此，在无逐利偏好情况下，医生诊疗所产出的医疗服务质量为最优，其医疗要素投入组合将大于医疗保险最大化效用的投入组合，即 $(m^1,\ e^1) > (m^*,\ e^*)$。

此种偏好下，医生医疗要素投入的内在含义为：当要素的边际投入产出小于要素的边际成本时，说明医疗资源的使用效率低，医疗资源存在过度需求和浪费问题，因而，这是一种无效率的产出状况。

(2) 医生的偏好为自身利润最大化

当 $a=0$ 时，即医生是理性经济人，诊疗行为的目标只为实现自身利润最大化，在该种情况下，医生诊疗行为最优化问题的效用函数可表示为：

$$\max\{zp_m m-E(e)\} \quad \text{式 5-24}$$

令 $F=zp_m m-E(e)$。由于 F 是关于 m 的严格单调递增函数，在区间 $[0, m]$ 的最优解 $m^2=m^+$。F 是关于 e 的严格单调递减函数，则最优解 $e^2=0$。

因此，在此偏好的医生医疗要素投入组合中，医疗资源 m 被过度提供，努力程度 e 为最低水平，这也是另一种极端情况下的无效率产出状况。为了实现利润最大化，医生会提供利润率最高的诊疗服务方案，而且自身的诊疗精力投入尽量保持最低水平，不仅会产生“看病贵”问题，也会导致医疗费用的无限上涨，不符合医保追求的效用目标。

(3) 医生的偏好为兼顾自身利润与医疗服务质量

当 $0<a<1$ 时，即医生的诊疗行为兼顾考虑自身利润与医疗服务质量，此时医生诊疗行为最优化问题的效用函数为：

$$\max U_X^1=aq(m, e)+(1-a)[zp_m m-E(e)] \quad \text{式 5-25}$$

$$\text{s. t.} \quad zp_m m-E(e)\geqslant 0 \quad \text{式 5-26}$$

由于 U_X^1 为在 $[0, m^+]$ 上的严格单调递增函数，所以医生将会选择 $m^3=m^+$ 使自身效用最大化。

e 的确定过程如下：

在给定 $m^3=m^+$ 的情况下，医生将会根据努力程度的边际收益与边际负效用来确定最优的努力程度 e^3，则 e^3 满足：

$$q_e(m^+, e^3)=\frac{1-a}{a}E'(e^3) \quad \text{式 5-27}$$

由式 5-27 可知，随着偏好 a 的增强，q_e 会减弱，由于 $q_e\geqslant 0$，$q_{ee}<0$，则 e^3 会随偏好 a 的增强而增加，即如果医生不断增加对医疗服务质量的关

注，其努力程度也会提升，从而提高医保和患者的效用水平。

综上而言，在医保按项目付费方式下，无论医生的偏好为完全逐利或完全不逐利，医生在诊疗过程中都会产生医疗资源的过度提供或诱导需求问题，而且医生的努力程度会随逐利偏好的增强而减弱，患者所获得的医疗服务质量也会随医生逐利偏好的增强而降低，即产生过度医疗和医疗服务质量下降问题。结合我国现实来分析，由于大部分地区对公立医院采用按项目付费为主的支付方式，在医生收入得不到合理补偿、“以药养医”痼疾不能完全根除的情况下，按项目付费机制下的医生会倾向于多提供医疗服务，产生诱导需求问题，比如过度检查、大处方、使用高价药品等不合理诊疗行为。如果医保对诱导需求的甄别与监管不到位或能力不足，消极影响必然是医疗费用的不合理增长，从而推高患者的看病成本，严重浪费有限的医疗资源，而且医疗服务质量也不一定能得到保证，容易激化医患矛盾。

5.2.3 预付制对医生诊疗行为的激励约束效果

预付制（Prospective Payment System，PPS）是指在医疗费用发生前，医保部门按照与医疗机构的协议标准将医疗费用进行预先支付，支付标准在一定时期内固定，一段时期后按实际情况的变化再相应调整的付费方式，主要有总额预付、按人头定额支付和按病种支付等形式。相对于按项目付费这种前付费方式会产生控费失效及医疗服务质量不高问题，医保预付制从理论上而言，会对这些问题有所改善。而且预付制也符合约束医疗费用刚性增长的特征，我国是实行总额预算的预付制，国外相当一部分国家也在利用总额预付方式改革医保付费方式。下面将对医保预付制下医生诊疗行为的激励约束效果进行分析。

假设 S 为预付制下按人头定额或按病种预付给医生的预算值，则医生的效用函数为：

$$U_X^2 = aq(m, e) + (1-a)[S - C(m, e)] \quad \text{式 5-28}$$

信息不对称条件下，医生诊疗行为的效用最大化条件为：

$$\max U_X^2 = aq(m, e) + (1-a)[S - C(m, e)] \quad 式 5-29$$

$$s.t.\quad S - C(m, e) \geqslant 0 \quad 式 5-30$$

因此，预付制下医生的效用大小也与逐利偏好 a 有关，可分不同的逐利偏好，数理演绎预付制对医生诊疗行为的激励约束效果。

（1）医生完全没有逐利偏好

当 $a=1$，即医生完全没有逐利性偏好，其诊疗行为最优化问题的效用函数为：

$$\max q(m, e) \quad 式 5-31$$

$$s.t.\quad S - C(m, e) \geqslant 0 \quad 式 5-32$$

引入广义拉格朗日函数求解医生效用函数的最优解。

令 $L = q(m, e) + \lambda[S - p_m m - E(e)]$，设 (m^4, e^4) 为最优解，则 (m^4, e^4) 满足如下一阶条件及其约束条件：

$$q_m(m^4, e^4) = \lambda p_m \quad 式 5-33$$

$$q_e(m^4, e^4) = \lambda E'(e^4) \quad 式 5-34$$

$$S - p_m m^4 - E(e^4) = 0 \quad 式 5-35$$

根据一阶条件，可以得到：

$$\frac{q_m(m^4, e^4)}{q_e(m^4, e^4)} = \frac{p_m}{E'(e^4)} \quad 式 5-36$$

在该偏好下，式 5-36 的内在含义为：由于对医生付费金额的总量既定，按项目付费机制下医生完全无逐利性偏好所产生的诱导需求行为会得到一定约束，为了保证不超出预算总额，医生诊疗方案的确定必须考虑预算上限，对某种疾病的诊疗预算分配应该满足每一种医疗服务要素投入的边际效用比值等于该投入要素的边际成本比值。

进一步从政策层面来分析，对比信息完全条件下的医疗服务市场最优解 (m^*, e^*)，如果医保合理分配预付金额，通过建立预付金额 S 的精确化、科学化调整机制，从理论上可以实现医疗服务要素投入的最优化水平。因此，如果医生完全无逐利偏好，预付制能够实现激励约束的最优效率。

（2）医生的偏好为自身利润最大化

当 $a=0$，即医生诊疗行为有实现自身利润最大化的偏好时，该偏好下医生诊疗行为最优化的效用函数为：

$$\max\{S-p_m m-E(e)\} \qquad \text{式 5-37}$$

令 $K=S-p_m m-E(e)$，K 是关于 m 和 e 的单调递减函数。

该效用函数的内在含义为：由于医保所支付的金额固定，医生有控制成本的意识，如果医疗要素投入越少，则理论上所获得的效用越大。要想在自身利润最大化偏好下实现效用最大，医生如果选择最小的医疗服务要素投入组合，理论上只需保证患者最低的医疗服务质量。但在现实情况下，甄别医生诊疗行为的服务质量水平，复杂且需要相应的技术支撑，所以一旦医保放松监管或难以甄别医生诊疗服务的质量水平，虽然控费效果得以实现，但带来的消极后果是患者所获得的医疗服务质量难以保障，有可能出现为了控制成本，医生拒绝为疑难重症和需要付出更大要素投入的患者诊疗等“逆向选择”问题。

（3）医生的偏好为兼顾自身利润与医疗服务质量

当 $0<a<1$ 时，即在预算约束下，医生不仅考虑自身利润，也兼顾考虑患者的医疗服务质量。在该偏好下，医生诊疗行为最优化问题的效用函数可表示为：

$$\max U_X^2=aq(m,e)+(1-a)[S-p_m m-E(e)] \qquad \text{式 5-38}$$

此时，最优解 (m^5, e^5) 满足的一阶条件为：

$$ap_m(m^5, e^5)=(1-a)p_m \qquad \text{式 5-39}$$

$$ap_e(m^5, e^5)=(1-a)E'(e^5) \qquad \text{式 5-40}$$

进一步可得：

$$q_m(m^5, e^5)=\frac{1-a}{a}p_m \qquad \text{式 5-41}$$

$$q_e\ (m^5,\ e^5)\ =\frac{1-a}{a}E'(e^5)\qquad 式 5-42$$

由函数 q 的性质 $q_m \geqslant 0$、$q_{mm}<0$、$q_e \geqslant 0$、$q_{ee}<0$ 可知：随着医生逐利偏好 a 的减弱，q_m 和 q_e 会增强，e 和 m 会降低。其内在含义为：在有预算约束条件下，随着医生逐利偏好的增强，医生诊疗行为的医疗要素投入水平将会降低，相应地，患者所获得的医疗服务质量也会下降。

综合以上分析，可以得出如下结论：在医保预付制下，当医生没有逐利偏好时，理论上医保能够通过预付金额的科学调整机制实现激励约束的帕累托最优效率，而随着医生逐利偏好的增强，其诊疗行为的医疗服务要素投入水平会逐渐降低，患者所获得的医疗服务质量也会下降，控费目标与保障医疗服务质量目标二者不能同时实现。

进一步讨论，由于预付制度的设计初衷是控制医疗费用，是一种预算的硬性约束，无论是预付制中的按人头付费，还是按病种付费，医保对医疗服务提供方的费用补偿是定额的，对于医方而言，要想实现自身利润最大化，需要不断优化成本结构，或通过提高医疗技术水平降低服务成本。但也可能引致医方拒绝向医疗服务成本过大的患者提供诊疗，这种现象在我国较为普遍，比如“秦岭难题”①。“秦岭难题”反映的现实问题是，由于医保实行严格的总额预付，医院会通过控制床位减少对医保支付患者或医疗成本过高患者提供诊疗服务。另外，医生的诊疗处方也会倾向于向患者提供报销目录外的药品和服务项目，进而提高患者的诊疗成本，加剧“看病贵”问题。而且当前我国医保基金的管理效率不高，部分地区的医保基金已经出现赤字，再加上医疗服务供给总量不足、资源配置结构不合理等问题，也会进一步导致患者的“看病难”问题。因此，虽然预付制有利于控制医疗费用，但是如何同时实现患者看病的可及性、保障医疗服务

---

① “秦岭难题”是指 2012 年上海市民秦岭以博客形式向上海市委书记俞正声反映其父亲遭遇的医疗就诊问题，秦岭的父亲是癌症晚期患者，为了治疗辗转了五家医院，却没有一家医院为其提供病床，这种医保部门对医疗机构实行“总额预付制”而导致的医保部门控费和医院控床位问题，被符号化为“秦岭难题”。

质量，还需要进一步优化医保付费机制。

5.3 医保付费机制的合理选择与设计

上述内容已经通过经济学模型从理论上论证了医生的诱导需求行为及其消极影响，然后测度了按项目付费和预付制两种医保付费方式的激励约束效果，可以看到，两类付费方式的激励约束效率都不能实现帕累托最优。医疗保险的付费方式是医保作为付费第三方发挥对医疗服务提供主体激励约束作用的重要政策工具。选择一个好的支付机制可以改变医疗服务供需双方的行为，既能控制医疗费用的不合理增长，又能正向激励公立医院与医生提高医疗服务的效率与质量水平，从而最大限度地保障患者诊疗的可及性、可负担性、可靠性和安全性。当前，医保支付方式改革是我国医药卫生体制改革的核心内容之一，也是推进公立医院“三医联动”改革的重要内容，合理选择和设计医保付费机制是通过医保激励约束机制促进公立医院改革的有效治理路径。基于此，本部分将进一步研究我国医保付费机制的合理选择问题。

5.3.1 社会医疗保险制度下医保付费方式的演进规律

各国的医疗保障制度模式可分为四类：①国家保障型医疗保险模式，以英国等福利国家、苏联和东欧部分国家为代表，医保资金来源于税收，医疗机构由国家举办，其基本建设与运营的经费直接通过财政拨款实现，医保经办也由政府部门管理；②社会医疗保险模式，以德国、日本等国家为代表，医保资金由多方共同负担，医疗机构与保险机构是契约关系，参保人的医疗服务由保险机构以协议方式向医疗机构购买；③商业医疗保险模式，美国是典型代表，通过市场来筹集保费，管理式医疗组织即是典型的医疗保险付费机构；④储蓄型医疗保险模式，强调个人对疾病风险的主要责任，以新加坡为典型代表。结合我国医保体制发展历程，本部分主要分析国家保障型医疗保险模式与社会医疗保险模式的付费方式演进规律。

在国家保障型医疗保险模式中，政府举办医疗机构，医保依照预算对医疗机构进行支付。由于该类医疗保险制度强调国家对个人疾病风险的主要责任，其医保资金以条目预算和总额预算方式进行安排，即国家事先确定了医疗机构的费用总额，医疗机构按照政府要求的职能为个人提供医疗服务，因而医保付费与管理效率不高，对医疗机构和医务人员的正向激励不足，医疗服务供给存在效率低、质量差、对患者需求反应速度慢等问题。① 20 世纪 90 年代以来，部分国家和地区开始推动医疗体制改革，一方面期望引入市场机制促进医疗机构的效率，比如英国、中国等；另一方面将医疗服务购买者与提供者分离，给予医疗机构运营自主权，主张进行法人化、自主化的治理结构改革。依托于效率改革背景，医保付费方式也由条目预算和总额预算向按项目付费方式、按床日付费等方式转变，但是引入按项目付费后，虽然医疗机构的效率得到了一定提升，但又导致医疗费用激涨问题，不仅普遍出现医方诱导需求行为，而且过度激励效率引发费用与服务质量的约束不足。为此，21 世纪初，相关国家开始以总额预付为基础，对疾病进行分组，引入按病种付费和按病种分组付费，比如芬兰于 1995 年、丹麦于 2000 年、挪威于 2002 年、英国于 2003 年陆续推行 DRGs 付费方式。② 当然各国是依据本国医疗保障制度特征建立的以 DRGs 为主体的组合式付费方式。本书将国家保障型医疗保险模式的医保付费演进路径刻画如图 5 -1 所示。

---

① Chun C - B, Kim S - Y, Lee J - Y, Lee S - Y, 2009, "*Republic of Korea: Health System Review*", Copenhagen: WHO Regional Office for Europe.

② 赵斌，孙斐．社会医疗保障制度对医疗机构付费方式的设置规律——基于 31 国经验的总结［J］．社会保障研究（京），2014（1）：111 ~ 131.

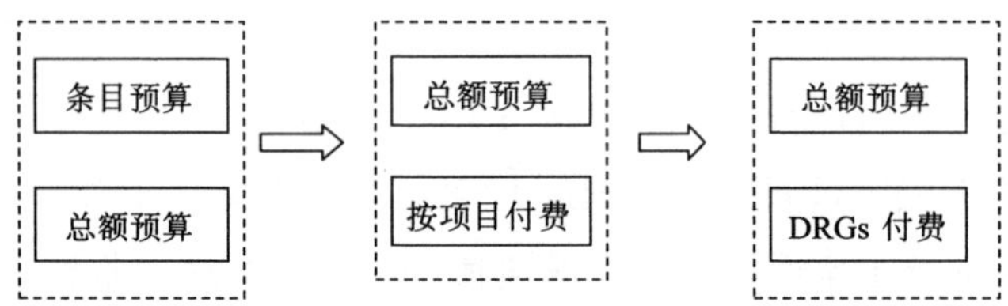

图 5－1 国家保障型医疗保险模式的医保付费方式演进路径

在社会医疗保险模式中，医保确立了医患保三方的契约关系，医疗保险方代理参保人与医疗机构签订服务协议，并依据服务量进行付费。付费方式改革之前，按服务项目付费是社会医疗保险的主要方式，通常用点数法进行计算，保方与医方事前对每一服务项目的点数进行谈判，保方再根据医方实际服务点数的价值进行医保基金支付。同样地，按项目付费不能控制医疗费用，医方容易产生诱导需求问题。因此，相关国家开始引入总额预算和按床日付费方式，比如法国于 2004 年对 80% 左右的公立医院和私立非营利医院进行总额控费，而私立营利性医院则按床日付费①，德国从 20 世纪 70 年代开始采用总额预算，1993～2003 年实行按床日付费。②但是总额预算与按床日付费方式亦存在医疗服务质量下降、报销范围外医疗费用不合理增长等问题。因而 20 世纪 90 年代以来，相关国家引入 DRGs 技术，各国根据本国医保制度特点建立了以 DRGs 为主的复合式付费组合，比如德国的 DRGs＋按床日付费、法国的 DRGs＋总额预算、韩国的 DRGs＋按项目付费、日本的 DRGs＋定额付费等。本书将社会医疗保险模式的医保付费演进路径刻画如图 5－2 所示。

综上所述，虽然各国所实施的医保制度不同，但付费机制的政策目标都是期望通过合理的付费机制设计，一方面控制医疗费用的不合理增长，另一方面激励医方提供有效率的医疗服务，规范诊疗行为，保障医疗服务

---

① Chevreul K., Durand－Zaleski I., Bahrami S., Hernández－Quevedo C., Mladovsky P., 2010, "France: Health System Review", *Health Systems in Transition*, Vol. 12, No. 6, PP1－291.

② Busse R., Riesberg A., 2004, "*Health Care System in Transition: Germany*", Copenhagen: WHO Regional Office for Europe.

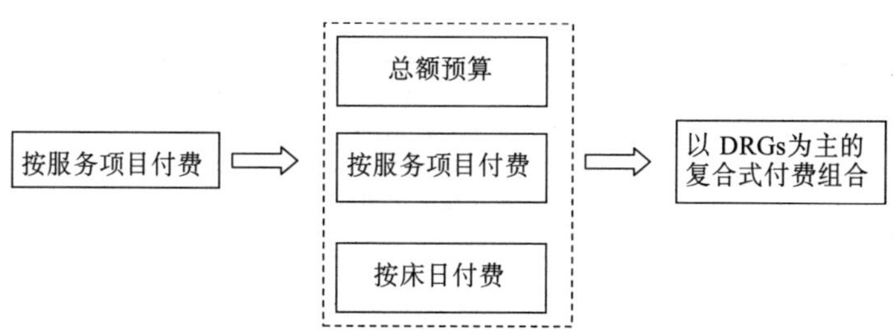

图 5－2　社会医疗保险模式的医保付费方式演进路径

质量。随着信息技术与疾病分组工具的发展与成熟，各国医保控费由被动变为主动，医保管理由粗狂式转向精细化，医保付费逐渐由单一式付费向以 DRGs 为主的组合式付费方式转变（如表 5－1 所示）。

DRGs 起源于美国，1983 年美国政府引入按疾病诊断与收费标准，通过完善循证医学与临床路径不断增加疾病诊断分组，目前已经发展到第六代 DRGs 分组技术，奥巴马医改后，美国医保支付形成以 DRGs 为主的基于价值偿付的付费组合方式。总之，从世界各国医保付费方式的改革趋势看，不论是国家保障型医疗保险模式，还是社会医疗保险模式，总体上呈现出以 DRGs 付费为主的组合式付费改革趋势。

表 5－1　世界主要国家的医保付费方式及医疗服务市场特征

国家	支付方式组合	医疗保障制度特点	医疗服务市场结构	医疗机构属性
以 DRGs 为主的支付方式				
法国	DRGs＋GB	非竞争、多元购买者社会医疗保险	公立医院为主	自主化、法人化
捷克	GB＋DRGs＋P－C	竞争、多元购买者社会医疗保险	公立医院为主	自主化
德国	DRGs＋PD		公立医院为主	自主化、法人化
波兰	DRGs＋FFS	单一支付者、地方购买者社会医疗保险	—	—
爱沙尼亚	DRGs＋FFS		公立医院为主	自主化、法人化
匈牙利	DRGs	单一支付者、国家购买者社会医疗保险	公立医院为主	自主化
吉尔吉斯斯坦	DRGs		公立医院为主	自主化
斯洛文尼亚	DRGs＋PD＋PCT＋GB		公立医院为主	自主化、法人化

续表

国家	支付方式组合	医疗保障制度特点	医疗服务市场结构	医疗机构属性
以 DRGs 为主的支付方式				
意大利	DRGs + FFS	国家卫生服务（购买者和提供者分离）	公立医院为主	自主化、法人化
丹麦	GB + DRGs	国家卫生服务（购买者和提供者未分离）	公立医院为主	自主化
按服务项目为主的支付方式组合				
韩国	FFS + DRGs	单一支付者、地方购买者的社会医疗保险	私立医疗机构为主	预算制
以总额预算付费为主的支付方式组合				
奥地利	GB（DRGs）+ FFS	多元、非竞争购买者社会医疗保险	公立医疗机构为主	自主化、法人化
西班牙	GB	国家卫生服务（购买者和提供者分离）	公立医院为主	预算制
葡萄牙	GB（由 DRGs 确定的 GB）		公立医院为主	预算制、自主化
塞浦路斯	GB	国家卫生服务（购买者和提供者未分离）	—	—
马耳他	GB + P − C		公立医院为主	预算制、自主化
瑞典	GB；GB + DRGs + P4P		公立医院为主	预算制、自主化
以单病种付费为主的付费方式组合				
斯洛伐克	P − C + PD	竞争、多元购买者社会医疗保险	公私医院并立	自主化、法人化
保加利亚	P − C + GB	单一支付者、地方购买者的社会医疗保险	公立医院为主	自主化、法人化
罗马尼亚	GB + DRGs + P − C + FFS		公立医院为主	自主化、法人化
以按床日付费为主的支付方式组合				
希腊	PD	单一支付者、地方购买者的社会医疗保险	公立医院为主	自主化、法人化
以色列	FFS + PD + DRGs（总额预算限制）	竞争、多元购买者社会医疗保险	—	自主化、法人化

续表

国家	支付方式组合	医疗保障制度特点	医疗服务市场结构	医疗机构属性
以按床日付费为主的支付方式组合				
克罗地亚	DRGs + FFS（点数） + PD（总额预算限制）	单一支付者、地方购买者的社会医疗保险	公立医院为主	自主化
拉脱维亚	P－C + PD + FFS	国家卫生服务（购买者和提供者分离）	—	—

注：FFS 表示按项目付费；PTC 表示按治疗病例付费；P4P 表示按绩效付费；P－C 表示按病种付费；GB 表示总额预算；PD 表示按住院床日付费；DRGs 表示按病种分组付费。公立医疗机构属性划分依据 Alexander S. Preker, April Harding. Innovations in Health Service Delivery [M]. Washington, D. C.: The World Bank, 2003，Preker 和 Harding 根据组织变革状况将医院划分为四种不同类型：预算制医院、自主化医院、法人化医院和私有化医院。

资料来源：赵斌，孙斐．社会医疗保障制度对医疗机构付费方式的设置规律——基于 31 国经验的总结［J］．社会保障研究（京），2014（1）：111～131.

5.3.2　DRGs－PPS 付费机制的选择

世界主要国家的医保付费方式改革趋向于以 DRGs 为主的组合式付费方式。本书在第 3 章已经介绍了我国的医保付费方式改革现状，主要是以按项目付费的复合式付费方式为主，改革趋势是以总额预付和按病种分组付费为主的复合式医保付费方式，北京在试点 DRGs 付费方式方面有了一定实践效果。结合社会医疗保险制度下医保支付方式的演进规律及我国国情，本书认为选择总额预付下的按病种分组付费方式（Diagnosis Related Groups－Prospective Payment System，DRGs－PPS）是实现公立医院有效控费、激励保障医疗服务质量、从源头上约束医生诱导需求动机、提高公立医院管理效率的良好机制选择。

(1) DRGs－PPS 付费方式介绍

DRGs 即疾病诊断相关分组，既是一种预算分配与支付方式，也是一种衡量医疗服务绩效的工具，将其作为支付方式是指依照疾病诊断分类标准，通常以国际疾病伤害及死因分类标准第九版（ICD -9）或第十版（ICD -10），将疾病、诊断和年龄分为若干组，每组又按照病情、病种轻重程度及有无合并症、并发症确定疾病诊断相关组分类标准，结合循证医学，通过临床路径和医疗服务成本测算出病种中各个分类疾病的医疗费用标准，以此为证据向医疗服务机构支付费用。① DRGs 分组的基本理念是：疾病类型不同，予以分开；同类病例但治疗方式不同，予以分开；同类病例同类治疗方式，但患者个体特征不同，予以分开。DRGs 利用诊断和操作为主要的分类轴，疾病类型通过疾病的“诊断”来辨别；治疗方式通过“操作”来区分；患者个体特征则利用年龄、性别、出生体重等变量来反映。目前，已有 40 多个国家和地区运用 DRGs 进行医疗管理，DRGs 技术与管理系统的日趋成熟对推进各国医疗管理的科学化、规范化和系统化有重要作用。②

由于我国人口众多且医疗保障需求的刚性特征，社会医疗保险的各种体制机制还在深化改革阶段，在医保付费方式选择时，应首要考虑医疗费用的合理增长问题。因此，对医保基金进行总额预算约束，不仅能合理控制医疗费用的总量增长，也有利于医保部门与医院的预算管理和精细化改革，坚持总额预算制有其必要性。另外，上文已经论证了预付制的控制效果更佳，所以，我国选择总额预付制按疾病诊断相关分组的付费机制（DRGs -PPS）从理论上而言有其合理性和必要性。

（2）DRGs - PPS 的激励约束效果

对于医保付费方式的选择而言，从控制医疗费用、保障服务质量和维

① 李珍．社会保障理论（第二版）[M]．北京：中国劳动社会保障出版社，2012.

② Evagelia Lappa, Georgios Giannakopoulos, 2013, “E - health Information Management According Types of DRGs and ICD Classification Systems: Greek Perspectives and Initiatives”, *Procedia - Social and Behavioral Sciences*, Vol. 73, PP246 - 250.

护患者健康的综合目标来看，需要将各种偿付方式优化组合，实现费用、质量和健康的有机统一。对后付制中的按项目付费，预付制中的按床日付费、DRGs 及按人头付费进行比较。按项目付费对医院没有控制成本动机，会导致过度治疗问题，但不会拒收重症病人，保障了医疗服务质量；而按人头定额付费则是另一极端，医院有强烈的控制成本动机，却可能拒收重症病人，导致治疗不足问题；按床日定额付费和 DRGs 居于二者之间，其中 DRGs 的控费能力与科学性、诊疗规范与质量高于按床日定额付费①。因此，各种偿付方式在一定程度上组成了连续谱，在风险分担、服务水平、保障效果等方面形成了倒"U"形局面（如图 5－3 所示）②。其中 DRGs 能够在有效控费前提下保证诊疗的质量与服务水平，从"技术上"上看，DRGs 是最优方案，至少在 OECD 国家里是最好的付费机制选择。③

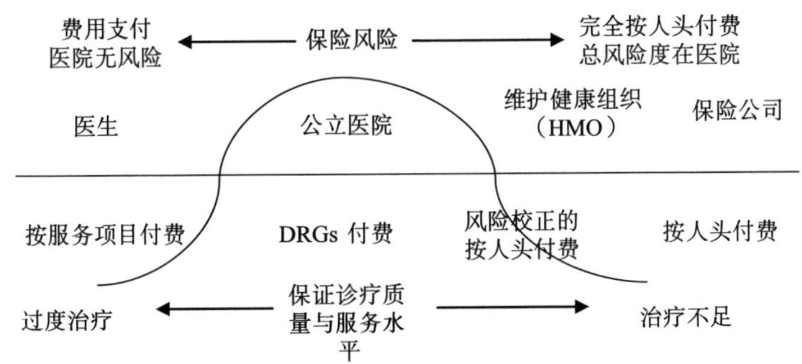

图 5－3　医保支付系统的连续谱

DRGs 与 PPS 组合后的复合式付费方式通过病组诊断类别和预付制形式，在约束医疗费用总量的基础上，建立科学的经济激励机制，引导医疗

① Randall P. Ellis, "*Hospital Payment in the United States: An Overview and Discussion of Current Policy Issues*", Paper Prepared for Colloque International, Paris, France, June 5, 2001.

② 翟绍果．从医疗保险到健康保障的偿付机制研究［M］．北京：中国社会科学出版社，2014：70.

③ 托马斯·曼斯基．医院 DRGs 系统：激励机制与管理策略［J］．中国医疗保险研究动态资讯，2010（1）：18～23.

服务提供方不断降低边际成本，改进医疗服务质量与技术，从源头上约束医生的诱导需求动机，是对医生诊疗行为激励约束的帕累托改进。标尺竞争理论①为 DRGs－PPS 付费机制的激励约束作用提供了理论基础。在 DRGs－PPS 付费机制下，通过对病例组合及付费的标准化，激励医院加强临床路径管理与诊疗规范，促进疾病治疗的合理化，并降低医疗成本，进而控制医疗费用。在控费的同时，可以利用病例组合难度系数（CMI）管理医疗服务质量，CMI 值反映了医疗技术难度与诊疗疾病的特征，客观上肯定了医生的诊疗水平和服务价值，既可以约束医生的诱导需求行为，也可以激励医生不断提升诊疗技术，提高医疗服务质量。

（3）DRGs－PSS 付费机制的应用原理

DRGs－PPS 的应用原理，包括 DRG 权重设定、DRGs 费率确定及 CMI 值计算等。

①DRG 权重设定。DRG 的权重计算公式为：

$$RW_{DRG_i} = \frac{AC_{DRG_i}}{\sum_{i=1}^{n} ATC_{DRG_i}} \qquad \text{式 5－43}$$

RW_{DRG_i}指某病组的权重，AC_{DRG_i}指某病组医疗费用的平均值，$\sum_{i=1}^{n} ATC_{DRG_i}$指地区内所有病组医疗总费用的平均值。考虑数据的正态分布特征及其他外部影响因素，计算 RW_{DRG_i}时，需要去除所有病组医疗总费用两端各 5% 的异常数据。在成熟的 DRGs 系统应用国家，一般会专设机构负责审定权重值的初步结果，该机构成员包含临床、经济、管理等领域的专业人士，以评价不同 DRG 权重设定是否恰当反映不同 DRG 之间的关系

① 标尺竞争理论详见：Andrei Shleifer，1985，"A Theory of Yardstick Competition"，*The Rand Journal of Economics*，Vol. 16，No. 3，PP319－327. 标尺竞争理论的机理在于：事前决定的付费标准根据许多医疗机构平均的成本确定，价格的确定和医院实际发生的成本没有直接联系，医院只是价格的接受者，这样会产生很强的激励效果，激励医院选择最有效率的技术将成本下降到标尺成本之下，以获得更多的利润。

（如技术难度、资源消耗等方面差别）。如果 DRGs 用于支付，DRG 权重还需与医保付费方和医疗机构进行协商。

②DRGs 费率确定。DRGs 的费率确定公式为：

$$R = \frac{GB}{\sum_{i=1}^{n} RW_{DRG_i} \times N_{DRG_i}} \quad \text{式 5-44}$$

其中，R 为 DRGs 费率，GB 为总额预算费用，RW_{DRG_i} 为某病组权重，n 为某地区的病组总数，N 为某病组的病例数。

③DRGs-PPS 下的医疗费用计算。确定 DRG 权重和 DRGs 费率后，可以对某病例和某公立医院的医疗费用进行计算。对于单个病例而言，其医疗费用的计算公式为：

$$HE_i = R \times RW_{DRG_i} \quad \text{式 5-45}$$

其中，HE_i 指某病例的住院医疗费用，R 为 DRGs 费率，RW_{DRG_i} 指该病例所占的 DRG 权重。

在 DRGs-PPS 下，医保基金对医院提供医疗服务的预付额应为：

$$AP = R \times \sum_{i=1}^{k} (RW_{DRG_i} \times N_i) \quad \text{式 5-46}$$

其中，AP 指医保对某医院的预付额，R 为 DRGs 费率，k 为医院入组的 DRG 组数，RW_{DRG_i} 指病例所占的 DRG 权重，N_i 为病组的病例数。

④CMI 值设定。CMI 指 DRGs 中的“病例组合指数”，是评估医疗服务提供单位（医院、科室、医师组等）绩效的指标，反映了一个服务提供单位收治病例的总体特征。其计算公式如下：

$$CMI = \frac{\sum_{i=1}^{k} (RW_{DRG_i} \times N_i)}{\sum_{i=1}^{k} N_i} \quad \text{式 5-47}$$

其中，RW_{DRG_i} 指收治病例所占的 DRG 权重，N_i 为该医疗服务提供单位 DRG_i 的病例数。

可以看出，CMI 与该单位收治病例的类型（以 DRGs 权重来反映）密不可分。如果该单位收治病例中技术难度大、资源消耗多的病例比例高，则该单位的 CMI 值就大。比较收治病例的平均 CMI 值，如果该单位今年的 CMI 值异常高，医保审核部门就可以对该单位收治该病例的处方进行检查，以监督是否存在过度诊疗和使用高价药品行为。通过 CMI 值，医保可以全过程监督公立医院与医生的诊疗行为，是 DRGs - PPS 机制中重要的质量与费用监控指标。

5.4 本章小结及政策启示

如第 2 章理论部分所阐述的，医疗服务市场不同于其他商品市场，具有其特殊性，从信息掌握能力和程度而言，医生具有绝对的信息优势，因而医患双方在诊疗过程中，存在严重的信息不对称。在医疗服务过程中，患者的健康状况、诊疗方案的确定、诊断效果的合理性、医生的努力程度等只有医生最为清楚。如若对医生的创收动机缺乏有效的约束机制，医生会利用信息优势来实现自身效用最大化，从而产生诱导需求行为，一方面增加了患者的看病负担，另一方面也会导致医疗费用的不合理增长。基于此，医保付费如何激励约束医生的诊疗行为十分重要。本章通过经济学分析方法对医生的诱导需求行为进行了理论论证，对医保按项目付费和预付制两种付费方式的激励约束效果进行了数理演绎，结合实证测度结果和国际医保付费改革规律及我国现状，提出选择 DRGs - PPS 的医保付费机制。通过以上分析，本章可以得出以下结论：

第一，根据医生诱导需求理论模型及其效用最大化的测算结果，在无约束条件下，作为理性经济人，理论上医生会过度提供医疗服务量。同时可进一步得到两个推论：一是在医疗服务市场化严重的情况下，如果政府财政补偿不足，公立医院要求医生创收，则必然导致诱导需求行为的产生；二是只要药品或医疗服务项目间存在边际利润差，医生就会凭借诊疗信息优势，诱导患者选择高价的药品或医疗服务项目。

第二，按项目付费和预付制对医生诊疗行为的激励约束效率都不能实现帕累托最优。在医保按项目付费机制下，无论逐利偏好程度如何，医生在诊疗过程中都会产生医疗资源的过度提供问题，而且医生的努力程度会随着逐利偏好的增强而减弱，患者所获得的医疗服务质量也会随着医生逐利偏好的增强而降低。在医保预付制下，当医生没有逐利偏好时，理论上医保能够通过预付金额的科学调整机制实现激励约束的帕累托最优效率，但随着医生逐利偏好的增强，医生诊疗行为的医疗服务要素投入水平会逐渐降低，患者所获得的医疗服务质量也会下降，控费目标与保障医疗服务质量目标二者不能同时实现，而且“总额预付”会诱致公立医院出现通过控制床位减少对医保支付患者或医疗成本过高患者提供诊疗服务的“秦岭难题”。

第三，通过对国家保障型医疗保险模式和社会医疗保险模式两种不同医疗保障制度模式的医保付费方式改革历程分析可以看到，虽然各国所实施的医保制度不同，但付费机制的政策目标都是期望通过合理的付费机制设计，一方面控制医疗费用的不合理增长，另一方面在激励医方医疗服务提供效率的同时，规范其合理诊疗行为。随着信息技术与疾病分组技术的发展与成熟，各国医保控费由被动控制变为主动控费，由粗狂式管理转向精细管理，医保付费方式逐渐由单一付费方式向以 DRGs 为主的组合式付费方式转变。

第四，DRGs－PPS（总额预付下的按病种分组付费方式）是实现公立医院有效控费，激励保障医疗服务质量，从源头上约束医生诱导需求动机，提高公立医院管理效率的良好机制选择，是对医生诊疗行为激励约束机制的帕累托改进。DRGs－PPS 付费机制通过对病例组合及付费的标准化，激励医院加强临床管理与诊疗规范，促进疾病治疗的合理化，并降低医疗成本，进而控制了医疗费用。在控费的同时，利用病例组合难度系数（CMI）指标来判断医疗服务质量，CMI 值反映了医疗技术难度与诊疗疾病的特征，以此可以约束医生的诱导需求行为，激励医生通过不断提升诊疗技术。

以上研究结论对我国医保付费方式改革和公立医院治理有重要的政策启示：

第一，政府对于医生诱导需求问题的治理不应仅仅站在问题的表面进行政策设计，“头痛医头，脚痛医脚”。医生利用信息优势诱导患者过度诊疗，开高价药、大处方，表面上是多开药、多检查所带来的利润更多，实质反映了医生的合理收入太低，以及纳入医保报销范围的药品与服务价格定价太低。为了破除“以药养医”，单一推行“医药分开”、取消“药品加成”、抑制过度检查等改革政策，不能够从根本上切断药品和高价格医疗服务项目与医生收入之间的联系，只要存在单一医疗服务量间的边际利润差异，就会产生诱导需求行为。

诚如第2章理论部分所提出的观点，治理是一个多方参与主体互赢的过程，需要考虑各治理主体的利益，在自身利益得不到合理保障情况下，利益关联方反而会成为改革的阻挠方。因而，解决医生的诱导需求问题，首先，要尊重医生的人力资本价值，医保付费机制的设计应考虑医生的诊疗风险和前期人力资本付出，重视医生的劳务技术价值和努力程度；其次，要完善现行财政对公立医院的补偿机制，同时，要同步推进公立医院人事薪酬制度改革；最后，按照科学标准对药品和医疗服务进行精确化分类，依据分类结果制定药品和医疗服务价格定价机制，药品价格与医疗服务价格要体现政府的宏观协调作用，更要发挥市场在资源配置中的决定性作用。

第二，根据世界主要国家医保付费方式的改革趋势来看，DRGs既可以在微观的费用支付、医疗服务绩效评价中起到重要的激励约束作用，也可以在宏观的预算管理、资源分配和绩效管理方面起到政策规制作用，因而我国应该加快推进医保支付方式改革进程。在推进DRGs－PPS付费机制改革方面，本书提出以下四方面的政策思考。

①实行DRGs－PPS医保付费机制要结合我国国情，DRGs的使用有其应用范围，从美国的实践经验中可以看到，DRGs需要对病种进行科学分组，确立疾病分组标准和编码，只有那些诊断和治疗方式对病例的资源消

耗和治疗结果影响显著的病例才更有效果，因而像门诊病例、康复病例、需要长期住院的病例应用 DRGs 不一定合适，且会增加应用成本。

②要根据我国的疾病谱有步骤地完善疾病编码工作，并不断扩充病种分组数，以及建立动态的 DRGs 权重调整机制。已有研究已经提出北京实施 DRGs 付费方式试点效果并不佳，究其原因在于病种分组数太少，容易产生交叉补贴问题，对医疗服务质量的约束效果也不明显，DRGs 的效果建立在疾病大数据、庞大的病例分组和科学的系统操作基础上，从目前来看，我国在这些方面的基础性工作还准备不足。

③从国际改革进程来看，医院办医自主化程度也会影响付费机制改革的效果，因而，我国坚持 DRGs－PPS 付费机制改革的同时，也要同步推进公立医院“去行政化”的管理体制改革，实行“管办公开”“法人化治理”，增强公立医院自主化办医程度，提高公立医院的经营权力与决策权力。

④DRGs－PPS 对我国医保部门的管理能力及其工作人员的素质提出了更高要求，鉴于目前我国临床路径管理和医疗卫生信息系统的不规范，分类标准尚未形成共识，难以制定统一的诊疗收费标准，难以核算临床操作成本，因而也要积极推进循证医疗和临床路径建设，加强对医保信息系统建设和人员配备，提高 DRGs 管理系统的应用能力。

第 6 章

医保药品规制对公立医院医药行为的影响

第 5 章研究了医保付费对医生诊疗行为的影响，如第 2 章分析框架中所提及的，医保的激励约束作用还体现为对公立医院医药行为上，通过药品规制引导医疗服务提供主体合理用药也是实现公立医院良好治理的政策目标之一。20 世纪 90 年代以来，我国医疗体制改革的核心就是如何解决“看病贵”问题，而“看病贵”的直接表现就是公立医院不合理的医药行为，淡化了公立医院的公益性职能，“以药养医”“药价虚高”问题突出。第 3 章已经分析了公立医院收入的结构性来源，其中药品收入、耗材收入、检查收入与化验收入占比高达 73.91%，而体现医生劳务技术价值的诊察收入与药事服务费收入占比仅为 0.87%，可以看到，药品耗材占比过高是造成“看病贵”与医疗费用不合理增长的重要原因。

对于解决“以药养医”和药价价格问题，政府从未停止过政策规制，主要的药品规制政策表现在药品价格和药品供应等方面。2001 年卫生部门推行了县级及县级以上公立医院的药品集中招标采购政策，由省级政府负责集中招标采购，并于 2009 年将药品采购范围扩伸至基层医疗机构，要求各级公立医疗机构必须按照政府招标确定的中标价采购药品，且不得“二次议价”。2006 年，为了弥补公立医院由于财政补偿不足引致的收支失衡问题，又推行“药品顺价加价 15% 政策”，规定公立医疗机构销售的药品可以在中标价基础上最高加价 15%。由于药品加价政策极大地推高了药品价格，加剧了“以药养医”和“药价虚高”问题，2009 年“新医改”又提出建立国家基本药物制度，推行基本药物“零差率”政策，要求公立医疗机构只能按采购价格销售药品，严禁对药品销售价格加成。另外，政府还通过单处方开药量、均次费用、药占比等具体指标来管制公立医院的用药行为，在药品生产流通供应领域改革方面也推行了一系列政策。从当前公立医院的改革现状来看，这些政策对于抑制药价快速上涨起到了一定作用，但并未从根本上解决“药价虚高”问题，“以药养医”改革也没有得到实质性进展。管制具有内生性，药品规制政策一旦实施便会呈现自我强化趋势，其负面效果也会越来越严重。① 那么，我国医疗保险领域药品规制政策对治理公立医院医药行为到底有没有效果，以及如何设计实现公立医院合理医药行为的规制路径，本章将对此进行探究。

6.1 公立医院药品规制政策效果的实证测度

“新医改”以来，为了约束公立医院的不合理用药行为，政府出台了一系列药品规制政策，这些规制政策是否有利于解决公立医院的“以药养医”问题，降低患者的看病负担，引导公立医院与医生合理用药呢？本部分将从定量分析视角测度与评价现行公立医院药品规制政策的效果。

6.1.1 变量选择与数据说明

2009 年以来的“新医改”将破除“以药养医”作为公立医院治理的重要目标之一，并通过建立“药品供应保障体系”“科学合理的医药价格形成机制”“国家基本药物制度”等措施来推进医药领域的改革，在具体规制公立医院医药行为中，医保部门将药占比作为评价打破“以药养医”效果的重要指标。药占比是指药品费用占医药费用的比重，因此从药品规制政策效果来看，诊疗患者的医疗和药品费用是最直接的体现。基于此，本部分将选择公立医院门诊人均医药费用、门诊人均药品费用、住院人均医药费用和住院人均药品费用作为测度变量。

本部分选取 2000 ~2014 年我国公立医院门诊与住院病人的人均医药费用和药品费用数据，数据来源于历年的《中国卫生统计年鉴》《2015 年中

① 朱恒鹏. 管制的内生性及其后果：以医药价格管制为例 [J]. 世界经济，2011 (7)：64 ~90.

国卫生与计划生育统计年鉴》和《2015 年我国卫生和计划生育事业统计公报》。

6.1.2　模型选择与构建

(1) 灰色预测 GM (1, 1) 模型的选择

本部分对药品规制政策效果的测度属于公共政策评价范畴。公共政策评价分为事前评价、执行评价和事后评价①，对于我国医保药品规制政策而言，其还在不断完善过程中，各类规制政策会随着公立医院改革的推进和新问题的产生而不断调整与修正，因此本部分对药品规制政策效果的测度属于执行阶段的效果测度。同时，由于公共政策在执行过程中具有时滞性特征，政策效果可能需要一段时间之后才能显现，所以，选择预测模型来测度药品规制政策的效果更合理。

已有预测模型中，当预测误差控制在合理精度内时，灰色预测 GM (1, 1) 模型具有很好的中长期预测效果。② GM (1, 1) 模型的重要意义在于预测的有效性，也被称为单序列一阶线性动态模型，其原理是通过特有的累加生成变换进行序列数据建模，把原始数据序列不明显的变化趋势通过累加变换后呈现明显的增长趋势，并用灰色差分方程和灰色微分方程对变换后的数据进行建模，最后用累减生成进行数据模拟和预测。③

(2) GM (1, 1) 预测模型的构建

设 GM (1, 1) 模型的微分方程为：

---

① 陈庆云．公共政策分析（第二版）[M]．北京：北京大学出版社，2011：206.

② 刘思峰，邓聚龙．GM (1, 1) 模型的适用范围 [J]．系统工程理论与实践，2000 (5)：121 ~ 124.

③ 彭云飞，沈曦．经济管理中常用数量方法 [M]．北京：经济管理出版社，2011：263 ~ 267.

$$\frac{dX^{(1)}}{dt}+aX^{(1)}=\mu \qquad \text{式 } 6-1$$

其中，a 称为发展灰数，μ 为内生控制灰数。

设 $\hat{\alpha}$ 为待估参数向量，$\hat{a}=(a, \mu)^T$，因为 GM（1，1）模型是单序列一阶线性动态模型，所以矩阵 $A=0$，从而可得到累加矩阵 B 为：

$$B=\begin{bmatrix} -\frac{[x^{(1)}(1)+x^{(1)}(1)]}{2} & 1 \\ -\frac{[x^{(1)}(2)+x^{(1)}(3)]}{2} & 1 \\ \vdots & \vdots \\ -\frac{[x^{(1)}(n-1)+x^{(1)}(n)]}{2} & 1 \end{bmatrix} \qquad \text{式 } 6-2$$

$$Y_n=[X_1^{(0)}(2)X_1^{(0)}(3)\cdots X_1^{(0)}(n)]^T \qquad \text{式 } 6-3$$

用最小二乘法求解系数 a：$\hat{a}=(B^TB)^{-1}BY_n$，并代入微分方程的解，得到时间函数：

$$\hat{x}^{(1)}(t+1)=\left[x^{(1)}(0)-\frac{\mu}{a}\right]e^{-at}+\frac{\mu}{a} \qquad \text{式 } 6-4$$

若令 $x^{(1)}(0)=x^{(0)}(1)$，则可得到 GM（1，1）预测模型的方程：

$$\hat{x}^{(1)}(t+1)=\left[x^{(0)}(1)-\frac{\mu}{a}\right]e^{-at}+\frac{\mu}{a} \qquad \text{式 } 6-5$$

因而，式 6－5 为 GM（1，1）预测模型的基本计算公式。

(3) GM（1，1）预测模型的评价步骤

若利用 GM（1，1）预测模型进行具体的评价与分析，则有如下步骤：

步骤 1：给出原始数据列。

原始数据列为：$x^{(0)}(t)=[x^{(0)}(1),x^{(0)}(2),\cdots,x^{(0)}(n)]$ 式 6－6

步骤 2：做一次累加生成（AGO）。

即：$x^{(0)}(t)=\sum_{t=1}^{n}X^{(0)}(n)$ 式 6－7

步骤 3：求一次累差，即：

$$a^{(1)}[x^{(1)}(t)] = x^{(1)}(t) - x^{(1)}(t-1) = x^{(0)}(t) \qquad \text{式 6-8}$$

求二次累差，即：

$$a^{(2)}[x^{(1)}(t)] = a^{(1)}[x^{(1)}(t)] - a^{(1)}[x^{(1)}(t-1)] = x^{(0)}(t) - x^{(0)}(t-1) \qquad \text{式 6-9}$$

步骤 4：构造系数矩阵 A、B、Y_n。

步骤 5：求系数向量。

系数向量表达式为：$\hat{a} = (B^T B)^{-1} B^T Y_n$　　式 6-10

步骤 6：确定拟合模型的具体形式。

步骤 7：回代检验。

步骤 8：后验差检验。

后验差检验方法包括方差比和小误差概率，其计算步骤为：

第一，求原始数据 $X^{(0)}$ 的均值与 $X^{(0)}$ 的离差 s_1；

第二，求残差数据平均值 $\bar{q}$ 与残差的离差 s_2；

第三，计算方差比，方差比计算公式为：$C = \frac{s_2}{s_1}$；　　式 6-11

第四，求小误差概率；

误差概率计算公式为：$P = P\{|q(k)| < 0.6745 s_1\}$；　　式 6-12

第五，精度检验。精度检验表如 6-1 所示，等级 1 表示预测拟合模型的精度最高。根据以上计算结果，参照精度检验表对拟合模型的精度等级做出估计。

表 6-1　　GM（1，1）拟合模型精度等级参照

等级	平均相对误差 ε	方差比 C	小误差概率 P
1 级	<0.01	<0.35	>0.95
2 级	<0.05	<0.50	<0.80
3 级	<0.10	<0.65	<0.70
4 级	>0.20	>0.80	<0.60

步骤 9：利用拟合模型进行评价与分析。

6.1.3 实证结果及分析

根据 GM（1，1）预测模型的分析机理，首先以表格形式确定公立医院门诊人均医药费用、门诊人均药品费用、住院人均医药费用、住院人均药品费用这四个测度变量的原始数据列，如表 6－2 所示。

表 6－2 公立医院门诊、住院人均医药费用和人均药品费用预测的原始数据列

年份	门诊		住院	
	医药费用（元）	药品费用（元）	医药费用（元）	药品费用（元）
2000	85.8	50.3	3 083.7	1 421.9
2001	93.6	54.0	3 245.5	1 475.9
2002	99.6	55.2	3 597.7	1 598.4
2003	108.2	59.2	3 910.7	1 748.3
2004	118.0	62.0	4 284.8	1 872.9
2005	126.9	66.0	4 661.5	2 045.6
2006	128.7	65.0	4 668.9	1 992.0
2007	136.1	68.0	4 973.8	2 148.9
2008	146.5	74.0	5 463.8	2 400.4
2009	159.5	81.2	5 951.8	2 619.8
2010	173.8	88.1	6 525.6	2 834.4
2011	186.1	92.4	7 027.7	2 939.7
2012	198.4	97.7	7 403.5	3 033.1
2013	211.5	101.3	7 968.3	3 124.7
2014	224.9	105.6	8 397.3	3 196.5

然后，利用灰色系统理论建模软件 GTMS3.0 计算门诊人均医药费用、门诊人均药品费用、住院人均医药费用和住院人均药品费用四个变量的 GM（1，1）预测模型系数值，并分别构建四个变量的预测拟合模型，如下所示：

Model1：$X_t^{(1)}=87.44e^{0.0677t}-84.62$　　式 6－13

Model2：$X_t^{(1)}=62.65e^{0.0557t}-47.60$　　式 6－14

Model3：$X_t^{(1)}=3127.12e^{0.0716t}-3019.61$　　式 6－15

Model4：$X_t^{(1)}=1472.55e^{0.0593t}-1432.35$　　式 6－16

接着，采用后验差检验方法检验四个预测拟合模型的合理性，可计算得到 Model1、Model2、Model3 和 Model4 的方差比 C 分别为 0.014、0.024、0.019 和 0.034。依据表 6－1 所列的 GM（1，1）拟合模型精度等级可知，四个模型的方差比 C 均小于 0.35，预测拟合模型的精确等级均为 1 级，因而利用所构建的四个预测拟合模型可以得到良好的预测结果。

最后，继续利用灰色系统理论建模软件 GTMS3.0 分别对 Model1、Model2、Model3 和 Model4 共进行 5 步预测，即可得到 2015～2020 年我国公立医院门诊人均医药费用、门诊人均药品费用、住院人均医药费用和住院人均药品费用的预测结果，进一步算出相应的药占比，最终的预测结果如表 6－3 所示。

表 6－3　2015～2020 年我国公立医院分门诊与住院的人均医药费用和人均药品费用预测结果

年份	门诊			住院		
	医药费用（元）	药品费用（元）	药占比（%）	医药费用（元）	药品费用（元）	药占比（%）
2015	241.2	113.0	47.1	9 153.7	3 582.0	40.0
2016	258.1	119.5	46.6	9 833.2	3 800.7	39.6
2017	276.2	126.4	45.8	10 563.1	4 032.8	38.2
2018	295.5	133.6	45.2	11 347.2	4 279.0	37.7
2019	316.2	141.3	44.7	12 189.5	4 540.2	37.2
2020	338.4	149.4	44.1	13 094.3	4 817.4	36.8

为了更直观地观测 2000～2014 年药品规制政策对 2015～2020 年产生的规制效果，制出门诊病人医药费用和药品费用的增长趋势图（如图

6-1 所示）及住院病人医药费用和药品费用的增长趋势图（如图 6-2 所示）。

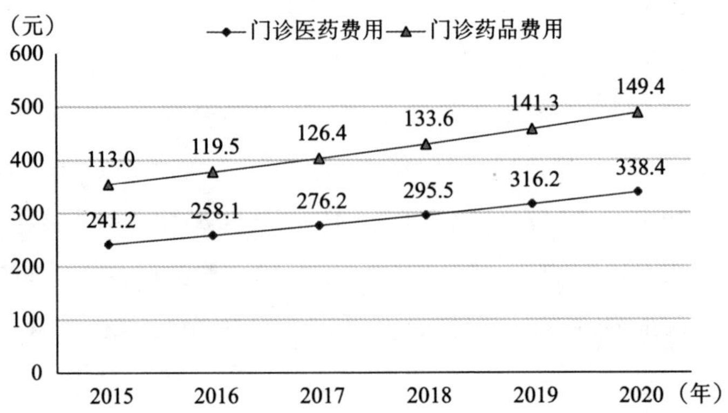

图 6-1　2015~2020 年公立医院门诊病人的医药费用和药品费用增长趋势

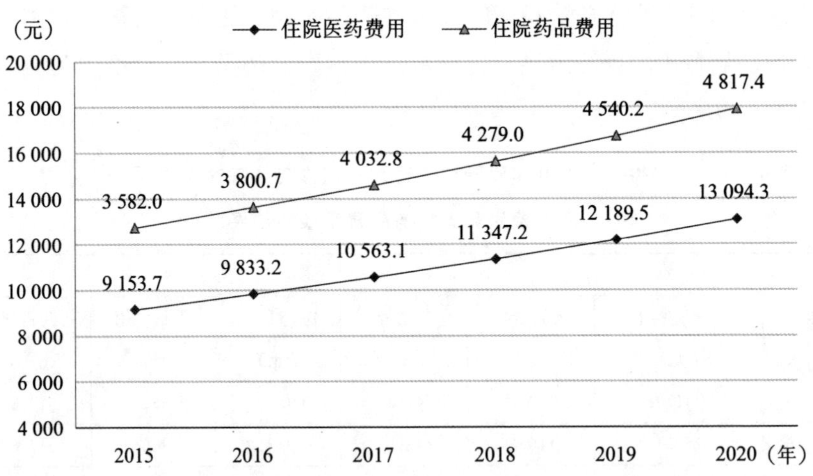

图 6-2　2015~2020 年公立医院住院病人的医药费用和药品费用增长趋势

根据以上数据结果，本部分可得到如下结论：

第一，2000~2014 年我国公立医院门诊、住院的人均医药费用和人均药品费用呈持续上涨态势，以 2009 年“新医改”为拐点，门诊的药占比和住院的药占比开始下降，门诊的药占比由 2009 年的 50.9% 下降到 2014

年的 47.0% ，住院的药占比由 2009 年的 44.0% 下降到 2014 年的 38.1% 。从药占比指标来看，一方面说明药品规制政策在调整公立医院费用结构、控制药品费用方面取得了一定效果，另一方面也应看到药占比的下降幅度并不大，说明现行药品规制政策还有进一步强化空间。

第二，预测药品规制政策在未来的政策效果，2015 ~2020 年也将会出现门诊、住院药占比越来越低而药品费用越来越高的现象。从图 6 -1 可以看到，2015 ~2020 年公立医院门诊人均医药费用和人均药品费用呈逐步增长趋势，并没有随着药占比的降低而下降。从图 6 -2 可看到，住院药品费用增长曲线的斜率明显要大于住院医药费用增长曲线的斜率，说明公立医院还存在过度用药行为。再结合表 6 -3 的预测药占比，虽然门诊和住院的药占比到 2020 年分别会降到 44.1% 和 36.8% ，但单纯的药占比下降并不能扭转药品费用持续加快上涨趋势。由此，本书认为，政府实施系列药品规制政策期望降低公立医院和患者的药品费用，但实际上仍会存在不合理用药行为。因而，从预测结果可以得出结论：现行药品规制政策的效果不佳。

第三，可以进一步推测出以下结论：药占比作为当前对公立医院医药行为的重要规制工具并不能完全刻画公立医院的用药行为。药占比只是一个相对指标，药品费用比重的下降并不能得出药品费用下降的结论，上述数据已表明，虽然药占比在下降，但是药品费用总量上涨趋势并没有改变，这说明公立医院还存在不合理用药行为，比如通过增加其他服务项目费用规模来降低药品费用占比，或通过改变用药数量和用药结构降低药占比。另外，政府通过药品降价政策表面上降低了药品价格，理论上同等药品用量情况，药品价格下降会降低药品费用，但不能忽视医院和药企的理性经济人行为，这些利益关联方也会对用药情况和药品生产情况进行调整，或多使用未降价药品，或停止生产利润空间少的药品，所以药占比并不能从根本上扭转医方的不合理用药行为。但这并不意味着政府要放弃对公立医院药占比的规制，本书第 4 章已经证实了药占比的提高会助推公立医院医疗总费用的增长，药占比仍然应成为对公立医院控费与国家卫生费用规制的重要监测指标。其政策启示是，除了注重药占比规制外，还需要优化其他的药品规制政策和手段。

6.2 “药品零差率”政策的合理性分析

基于改进“以药养医”政策弊端而施行的“药品零差率”政策是否达到了政策设计的初衷？“药品零差率”政策是否只是“头痛医头，脚痛医脚”的政策因应？或者“药品零差率”政策本身就存在不合理性呢？结合上节 GM（1，1）模型测度的药品规制政策效果，本部分将从微观层面进一步对“药品零差率”政策的合理性进行分析。

6.2.1 “药品零差率”的政策本质界定

国家推行基本药物的“药品零差率”政策主要是为了解决公立医院“以药养医”和“药价虚高”等不合理医药行为问题，其政策实施有重要的制度渊源。

计划经济时期，由于国家直接管理公立医院，财政全额负担公立医院的基础设施建设、仪器设备配置、药品采购供应和医务人员薪酬开支。改革开放以后，在市场经济的洪流冲击下，政府逐渐减少对公立医院的财政补贴，鼓励公立医院资金实现自筹①。公立医院收入来源结构中，随着政府财政补贴比重逐渐下降及医疗服务价格（诊疗费、护理费等）受到价格政策管制，公立医院出现政策性亏损。为了维持公立医院的运行和发展，政府允许公立医院在药品进价的基础上，按照不超过 15% 的

---

① 罗力，等．中国公立医院经济补偿规律和成本管制的必然性［J］．中国医院管理，2010（8）：3~5.

加成率出售给消费者，药品销售利润则留给医院①。在“新医改”之前，大型公立医院平均 60% 的收入来源于药品销售，中等规模和比较小的医院，药品销售收入占其总收入的比重甚至高达 70% ~ 80% ②。由此，药品顺价加价 15% 的政策演变成为“以药养医”政策，影响了公立医院的公益性，导致了我国医疗领域出现了严重的“看病贵”问题。追溯药品加成政策的设计初衷，实质是在政府投入不足、医疗服务价格体系不健全的条件下，为维持公立医院运营而提供的一种简单补偿机制，也是政府在职能缺位的条件下，不得不采取的一种财政负担的隐性转嫁机制。

为了扭转公立医院的逐利行为，解决“以药养医”问题，北京市于 2006 年 12 月率先开始“药品零差率”政策试点。与该政策相配套，还有其他三项政策，即基本药物制度、药品统一采购及配送制度，以及收支两条线政策。北京市制定 312 种基本药物，社区卫生服务中心（站）仅被允许供应基本药物目录内的药品，而其他医疗机构被要求按药品进价销售，政府按药品进价的 15% 予以补贴。2009 年“新医改”方案出台，要求取消药品加成，将公立医院的补偿渠道由医疗服务收费、药品加成和财政补助变为医疗服务收费和财政补助，通过建立国家基本药物制度，制定基本药物目录和零售指导价，基本药物以省为单位，公开招标采购，统一配送，统一价格。“药品零差率”政策开始在基层医疗卫生机构推行，2012 ~ 2013 年扩展到县级公立医院，2013 ~ 2014 年部分地区的市级和省级三级以上大医院也开始试点零差率政策。截至 2015 年底，全国所有县级公立医院取消了药品加成（中药饮片除外）。

但审视“药品零差率”政策的本质，该政策不过是药品加价 15% 政策的翻版，没有从根本上扭转公立医院的逐利行为和医生诱导需求行为。对

---

① 成刚，刘晓云，侯建林，孟庆跃．我国基本药物零差率政策存在的问题与调整策略［J］．中国卫生政策研究，2011（10）：39 ~ 42.

② 朱恒鹏．医疗体制弊端与药品定价扭曲［J］．中国社会科学，2007（4）：89 ~ 103.

于药品采购而言，医方是药品信息的优势方，既是买方垄断，又是卖方垄断。由于缺乏对药品生产、流通、采购环节的有效监管，以及寻租、腐败行为的存在，公立医院可以通过提高采购药品的价格（暗箱操作）或与药品供应方合谋（药品企业的返利与回扣）来实现药品收入利益的最大化。因此，“药品零差率”政策并没有建立对公立医院或医生的药品消费决策代理行为和政府定价的约束机制，既不能对市场机制失灵产生有效的矫正作用，也无法从“治本”角度去除公立医院采购或选择高价药品的趋利动机。

6.2.2 “药品零差率”政策的合理性思考

上节剖析了“药品零差率”政策的本质，本书认为“药品零差率”政策是国家药品规制无效的政策，不能从根本上扭转公立医院的“以药养医”问题。下面将从“药品零差率”政策在实施过程中引致的问题，以及发达国家药品加成状况及药品价格控制政策两个方面的分析，来探讨我国“药品零差率”政策的合理性。

(1) 我国“药品零差率”政策的消极影响

“新医改”提出实行基本药物零差率政策以来，该政策在实施过程中对药品采购价格、基层医疗机构医疗服务的可及性、医生与药企合谋等方面产生了诸多消极影响。

首先，“新医改”推行“药品零差率”政策导致药品在集中招标采购过程中出现“药价虚高”与“药价虚低”并存的“药价扭曲”问题。如上节所提及的“药品零差率”管制政策未能改变公立医院的逐利行为，在政府财政未能完全解决公立医院政策性亏损问题的前提下，药品销售终端的“零差率”规制政策会变相诱致公立医院提高采购药品价格的动机。“新医改”以来，媒体曝光了药价畸高的“芦笋片事件”① 正是典型性例子。例如，某直辖市公立医院的中标药品价格与不同企业生产的同通用名同剂型同规格药品的市场价进行对比，虚高值（中标价/市场价）最高的药品为骨肽注射液，虚高达 5 258%，平均虚高达 750%，如表 6－4 所示②。

表 6－4　某市公立医院中标药品价格与不同企业同剂型同规格药品市场价格对比

药品通用名	剂型	规格	单位	生产企业	中标价	对比企业	市场价	虚高值
骨肽注射液	注射液	2ml：10mg	支	珍宝岛	20.35	吉林辉南辉发	0.387	5 258%
注射用胸腺肽	冻干粉针	10mg	支	北京赛生	35.70	湖南一格	1.20	2 975%
奥美拉唑肠溶胶囊	肠溶胶囊	20mg×14 片	盒	常州四药	40.95	海口奇力	1.40	2 925%
注射用奥美拉唑纳	冻干粉针	40mg	支	北京凯因	19.51	马鞍山丰原	0.78	2 501%
灯盏花素注射液	注射液	5ml：20mg	支	神威药业	14.66	上海第一生化	0.66	2 221%

同时，由于基本药物定价坚持最低价采购原则，通过行政手段在限高药品采购价格，又导致部分药品偏离正常市场价格，而且价格虚低是国家基本药物招标中非常普遍的现象，药价畸低的“牛黄解毒片事件”③ 是典型性案例。市场交易存在的基础是双方均有利可图，这种药价虚低的背离价值规律的药品价格行为产生的消极后果更为严重。由于没有利润空间，一方面中标企业因难以承受畸低的价格而不再生产低价药品，另一方面也导

① “芦笋片事件”是公立医院药价虚高的典型事件。2010 年 5 月 16 日，央视《每周质量报告》披露，四川某药业股份有限公司生产的规格为 0.36g×60 片的芦笋片，其出厂价为每瓶 15.5 元，但是湖南省长沙市某医院按《湖南省医药价格公报》规定从湖南某医药有限公司采购该药品的价格为 185.22 元，顺价加价 15% 后，以每瓶 213 元销售给患者。而在网上药品集中采购指导价中，湖南省物价局对芦笋片的定价为 136 元，是出厂价的 8.8 倍。

② 刘汉卿，周培疆，马占军．我国公立医疗机构药价虚高的原因及解决办法[C]．第六届中美健康峰会，2016.

③ “牛黄解毒片事件”是公立医院药价虚低的典型事件。2010 年 9 月 13 日，《每日经济新闻》报道，在以省为单位进行的药品招标中出现了多种药品价格严重偏离本身价值的现象，称为“超低价药”，其中牛黄解毒片每片不足 0.01 元，而根据当年国家发改委的规定，牛黄解毒片的零售指导价格为 1 元，招标价不足指导价的 1/10。

致公立医院不愿意使用效果好、价格低的药品，产生“劣币驱逐良币”效应，例如速效伤风胶囊、酵母片、去痛片、甘草片、口服补液盐散、扑尔敏、氟哌酸、三黄片等低价特效的经典药品，由于价格低、利润不高、医疗机构不愿意使用而导致停产退市，从而影响了患者用药的可及性。因此，基本药物的“零差率”政策扰乱了药品正常价格，不符合市场价值规律。

其次，“药品零差率”政策引发了另一严重问题是基层医疗机构医疗服务的可及性问题，导致某些欠发达地区基层医疗机构陷入“运转难以为继”的境地。“新医改”政策提出“基本药物零加成，药品加成的成本部分由财政补贴和提高药事服务费来弥补，且基层医疗卫生机构全部配备和使用基本药物”，从政策出发点来看，“零差率”规制政策有其合理性。但在某些经济不发达地区，药品收入是维持基层医疗卫生机构运转的重要来源，基层政府少量或无力补偿基层卫生机构，基本药物实行零差率销售会导致基层医疗卫生机构难以运转，人才流失严重，基层医疗服务的可及性问题受到严重影响，进一步加剧了患者向大医院集中，强化了“看病难”问题，不利于“新医改”“强基层”建制目标的实现。

另外，“药品零差率”政策加剧了医药双方的合谋问题，导致“回扣泛滥”，产生医疗腐败问题，无益于约束公立医院的不合理用药行为。公立医院的卖药收益由四部分组成：政策规定的进销差价、药厂公开返还给医院的折扣（明扣）、医药企业和医院私下约定的折扣（暗扣），以及包括医生在内的相关人员拿到的回扣。① “药品零差率”政策作为一种严厉的加价率管制政策，并不能改变公立医院的“以药养医”局面，在此制度下，虽然规定公立医院不能合法对药品加价销售，但加剧了医药双方的合谋行为，公立医院或医生可以通过索要返点和回扣方式私下获利。在这种情况下，“药品零差率”政策只不过是将“药品加成”政策下的公开合法盈利转变为暗箱操作，而且鉴于在药品购销过程中公立医院的双头垄断地位，在政府只定价格、不

---

① 刘汉卿，周培疆，马占军．我国公立医疗机构药价虚高的原因及解决办法［C］．第六届中美健康峰会，2016.

管销售和付款的所谓“集中采购”政策下，药品生产企业为了获得较好的销量，不得不开展“高定价、大回扣”的隐性交易竞争①，近年来发生的葛兰素史克商业贿赂案、福建漳州医疗腐败案等丑闻便是典型性例证。

（2）发达国家的药品加成状况及药品价格控制政策

不同于我国药品在购销领域的禁止加成政策，大部分国家并不反对进行药品加成。表 6 -5 整理了部分 OECD 国家基本药物的加成情况，可以看到，美国等 OECD 国家并没有对基本药物进行加成规制，而且还允许药品在批发和零售两个环节进行合理加成。比如，比利时在药品批发和零售环节实行固定加成，在批发环节药品批发价相对生产价可以加成 13.1%（最高为 23.74 欧元）；在零售环节药品销售价相对于批发价还可以加成 31%（最高为 7.44 欧元）。因此，强制性通过药品零差率规制政策限制流通领域的药品价格并不是发达国家的通用做法。

表 6 -5　　部分 OECD 国家的药品加成情况

国家	批发加成	零售加成
美国	不规制，平均 2% ~4%	不规制，平均 22% ~25%
法国	递减加成（生产价格的 10.3% ~2%，仅适用于补偿药品）	递减加成（生产价格的 26.1% ~6%，仅适用于补偿药品）
加拿大	平均 5%（封顶，取决于地区和药品计划）	取决于地区和药品计划
比利时	固定加成（生产价格的 13.1%，最高为 23.74 欧元）	固定加成（批发价格的 31%，最高为 7.44 欧元）
澳大利亚	大多数药品报销计划目录是生产价格的 7.52%，封顶线为 69.94 澳元	递减加成（10% ~4%），封顶线为 40 澳元

资料来源：OECD，2008，“Pharmaceutical Pricing Policies in a Global Market”，OECD Publishing，PP46 -49.

---

① 朱恒鹏．医疗体制弊端与药品定价扭曲［J］．中国社会科学，2007（4）：89 ~103.

药品价格的形成有其经济规律，单纯以行政手段进行限价，不是最优的药品价格规制路径，也不利于形成合理的药品价格机制。表6－6反映了发达国家控制药品费用与价格的主要政策，这些政策包括批量采购、费用封顶、药品目录、限制促销和广告费用、处方控制、直接和间接定价规制、规制加成、推广合理用药、通用名药政策、患者自付和共付等方面。

表6－6　发达国家控制药品费用与价格的主要政策

主要政策	具体做法
批量采购	招标、集中采购
费用封顶	每个保险病人的药品费用封顶；限制每个治周期的费用
药品选择	肯定目录（基于循证的基本药物目录）；否定目录（排除某些药品）
限制促销和广告费用	促销和广告费是药品价格的重要组成，通过这个政策可以降低价格、合理消费
处方控制或激励	将药品目录分为两层或三层（基本药物、通用名药、创新药各一层），以减少昂贵药品的消费，将处方转向便宜药品或通用名药
直接定价规制	最高限价；成本加成；国际价格比较；价格冻结或消减；价格数量协议
间接定价规制	利润控制；参考定价
规制加成	加成消减；参考定价
推广合理用药	国家处方集、临床治疗指南、继续教育、非补偿药品目录、处方费用监测
通用名药政策	为品牌药品提供比较便宜的通用名替代药品
患者自付和共付	利于减少过度消费，但是对公平可及、可负担有不良影响

资料来源：左根永．我国农村地区基本药物供应保障体系研究——制度设计、运行结果和交易费用［M］．北京：经济科学出版社，2012：21.

综上所述，上一部分的实证结果已经佐证了目前我国药品规制政策的不佳效果，而且“药品零差率”政策本质上是加价15%政策的翻版，没有从根本上扭转公立医院的逐利行为和医生诱导需求行为。作为一种行政价格管制工具，“药品零差率”政策干扰了药品正常价格的形成，不符合市场价值规律，不仅会导致药品在集中招标采购过程中出现“药价虚高”与“药价虚低”并存的“药价扭曲”问题，也会影响基层医疗机构医疗服务的可及性，以及产生医生与药企合谋等寻租腐败问题。同时，强制性通过零差率规制政策限制流通领域的药品价格并不是发达国家的通用做法。因此，本部分可以得出结论：我国“药品零差率”规制政策不合理。

6.3　公立医院合理医药行为的药品规制路径设计

基于上述分析结果，通过借鉴国外药品规制的政策工具和理念，本部分将就完善我国医保领域的药品规制政策，解决“以药养医”问题，实现公立医院合理用药治理目标等方面，来设计规范公立医院医药行为的药品规制路径。

6.3.1　世界卫生组织和世界银行实现药品规制目标的政策工具

世界卫生组织倡导通过基本药物制度来实现药品规制目标。为了解决必须药品短缺问题，保障民众获得价格合理、质量与疗效得到保证的基本药物，实现用药的可及性，1975 年 WHO 提出了基本药物（Essential Drug）概念，倡导各国建立国家基本药物制度。① 基本药物制度的政策目标是用药的可及性、保证质量和合理用药。可及性是指基本药品的可获得性、可负担性；质量是指基本药物的用药安全和有效果；合理用药是指促进医务人员良好诊疗、患者能够用得起基本药物。② WHO 认为药品对于一国经济社会的发展具有至关重要的意义，清晰的国家基本药物政策为了确保基本药物的可及性、质量和合理用药目标，必须明确所有利益相关者的角色、权利和义务，并且进行适当的检测和评价，形成包括公私部门在

---

① WHO, 2004, “Equitable Access to Essential Medicines: A Framework for Collective Action”, Geneva: World Health Organization, 2002.

② Laing R., Waning B., et al., 2003, “25 Years of the WHO Essential Medicines Lists: Progress and Challenges”, *Lancet*, Vol. 361, PP1723 - 1729.

内的所有利益相关者的集体行动框架。国家基本药物政策应当以基本药物目录为核心，具体核心要素应包括政策与法律框架、药品管理圈和管理支持体系，具体内容应当包括基本药物遴选、价格可负担、可持续筹资、卫生服务的可靠性和药品供应体系（如表6－7所示）。

表6－7　　世界卫生组织基本药物政策的核心要素

核心要素	具体内容
政策与法律框架	①国家药品政策；②药品供应战略；③药品注册与规制；④药品管理法律；⑤药品生产政策
药品管理圈	①基本药物遴选；②采购；③流通；④使用
管理支持体系	①组织和管理；②可持续性筹资；③信息管理；④人力资源管理

因此，围绕上述基本药物政策的核心要素，WHO进一步提出了基本药物政策的主要政策工具，以利于指导各国制定与管理基本药物政策（如表6－8所示）。

表6－8　　世界卫生组织实现基本药物政策目标的主要政策工具

政策目标	主要政策工具
合理选择与使用基本药物	①临床治疗指南；②基本药物目录；③以基本药物目录为采购、补偿、培训、捐赠、监管的依据
价格可负担性	①价格信息透明；②当地价格竞争；③批量采购；④通用名药物政策；⑤为重要疾病协调合理的新药价格；⑥同新注册的基本药物协商价格；⑦减少基本药物的税收与关税；⑧通过更有效率的药品流通体系减少药品加成；⑨鼓励基本药物本地生产
可持续筹资	①提高医疗卫生服务的公共筹资能力；②减少患者（尤其是穷人）的自负负担；③通过国家、当地政府和雇主拓展健康保险计划；④与公共健康高度相关的疾病的基金、贷款和捐赠；⑤其他筹资形式，比如减免债务、集体基金
卫生服务可靠性和药品供应体系	①整合卫生服务中的药品；②实施“公－私－NGO”形式的混合供应体系；③通过药品规制确保药品质量；④探索多样化的采购计划；⑤卫生服务提供中包括传统药物

另外，世界银行根据不同国家应对药品可及性、提高卫生服务效率的政策措施，将药物政策分为三种：基本药物政策、通用名药物政策和创新药物政策，并提出成功药物政策的关键核心要素：通过设计好的供应链确保安全、有效药的可及性；通过增大购买力获得药品采购率；管理处方集的决策过程；建立有效的信息管理系统；确保药品合理、成本效果使用；确保药品足额筹资和支付机制；协调卫生政策和医药产业政策；确保医药产业的良好规制。同时，世界银行认为低收入国家的药物政策选择主要组合基本药物和通用名药政策，以使基本药物政策的可及性得到优化，并不关注创新性药品市场。中等收入和高收入国家则要组合两种或三种药物政策，并应用于不同的市场区域：对于第三方支付体系覆盖的大多数人口，提供通用名药；对于低收入人群提供更多处方集限制的基本药物；私人保险则为有支付能力的人提供创新药物。①

在实现药物政策目标方面，世界银行也提出了具体的政策工具（如表 6 -9 所示）。

表 6 -9　　　　世界银行实现药物政策目标的规制路径

政策目标	规制路径
确保药品的低价格	①集中采购；②与医疗机构签订框架协议；③通过补偿措施间接控制药品价格
确保药品的可及性	针对公共供应链的激励扭曲问题，引入私人供应，满足基本药物可及性
确保药品的质量	①制定规制和执行机制；②通过合约进行控制
监测合理用药	合约规制
控制卫生费用	①预算封顶，预算外进行配给；②处方限制；③药剂用量限制
确保合理用药	①用药指南、指导和培训；②搜集监测数据和建立合理用药的激励机制

资料来源：Andreas Seiter, 2010, “A Practical Approach to Pharmaceutical Policy”, Washington, DC: The World Bank, PP112.

① Andreas Seiter, 2010, “*A Practical Approach to Pharmaceutical Policy*”, Washington, DC: The World Bank.

6.3.2 管理式医疗合理用药的政策路径

管理式医疗组织采取制定处方药品目录、建立药品治疗替代程序和方法、建立疾病管理程序、药品使用审核和监控药品的不当使用等一系列措施对临床治疗模式进行规范，以控制药品成本，改善医疗质量。其主要规范合理用药的政策包括两方面。

（1）药品福利管理模式

药品福利管理是美国商业保险公司对医保基金控制的模式，主要利用市场手段对药品费用支出进行管理，以提高医保资金利用效率。其政策内容包括确定与患者的共付标准、药品的报销范围、药品的使用限制。具体规定如表 6 -10 所示。

表 6 -10　管理式医疗药品福利管理模式的主要内容

个人费用分担	非保障类药品	药品使用限制
①共付金额：5 ~25 美元 ②共保比例：10% ~50% ③分类负担标准 A. 目录内通用名药 5 美元 B. 目录内商品名药 10 ~15 美元 C. 目录外商品名药 20 ~25 美元	①美容类药品 ②非处方类药品（胰岛素除外） ③减肥类药品 ④促进功能类（如性功能）药品 ⑤促进生长发育类药品 ⑥治疗不孕不育症药品 ⑦避孕类药品 ⑧试验性药品 ⑨目录外处方药 ⑩戒烟类药品	①药品零售数量：100 单位或 34 天的用量 ②药品邮购数量：60 ~ 90 天的用量 ③戒烟治疗：每年或终身限定一次 ④特殊药品：如维生素，设定每个处方或一定期限的最大限量

资料来源：胡爱平，王明叶．管理式医疗——美国的医疗服务与医疗保障［M］．北京：高等教育出版社，2010：97.

(2) 药品成本控制与质量管理方面的政策设计

管理式医疗组织在药品成本控制和质量管理方面的政策工具主要包括：药品目录、药品替代治疗、制药厂商回扣、药品治疗指南、预先审批、药品使用审核等。

①药品目录。药品目录主要有三种基本类型：一是开放型药品目录，开放型药品目录的政策限制比较宽松，医生只将其作为一个参考目录。二是封闭型药品目录，封闭型药品目录的政策限制比较严格，医生所开具的处方药都要在药品目录之内，否则得不到费用补偿。三是限制型药品目录，限制型药品目录介于上述两种类型之间，通常只允许每种疾病治疗的前 10～15 种首选药品列入保障范围。

②药品替代治疗。药品替代治疗是指用相同疗效的其他同类药品替代医生所开具的处方药，但必须事先得到医生同意，医生也必须对替代药的治疗效果进行评估和决策。药品替代治疗的目的是为了提高患者的治疗效果，并非单纯地控制药费成本。例如某个替代治疗方案可能使病人由原先的 1 天 3 次用药改为 1 天 1 次，可能还会增加费用成本，但可以提高患者的服药耐受性，从而提高整个治疗效果，因此许多医院或护理院很早就采用这种方法。如今，管理式医疗组织也普遍使用替代药品治疗，一方面可以有效地引导临床合理用药，提高患者的治疗效果；另一方面还可以从总体上控制费用成本。

③制药厂商回扣。管理式医疗组织购买使用某种药品，该药品的制造商都会给予一定的价格折扣或业务回扣。折扣幅度取决于保险公司是否将该药品纳入其药品目录，或者根据该药品的实际用量而定。与其他同类产品相比，药品的用量越多，折扣幅度也越高。这些价格折扣或业务回扣往往可以使药费总成本降低 2%～5% 。

④药品治疗指南。药品治疗指南提供了客观公正的临床用药规范，便于医生了解有关合理用药的最新临床治疗进展。治疗指南在医学专业著作和期刊、临床治疗原则、相关法律法规及专业机构建议等基础上制定，属

于管理式医疗组织的疾病管理项目。正因为治疗指南是以临床治疗的实际结果为依据，因而能够得到医生的认可并指导临床合理用药。

⑤预先审批。预先审批是临床治疗中的一种管理手段，由保险公司的专业人员对药物治疗方案和患者用药情况进行审核，以评估治疗方案的合理性。需要预先审批的药品特征是药品副反应较大、容易被不当使用、容易被滥用、容易被当作一线药使用的二线药品。如果某种药属于预先审批的药品，则医生使用该类药品时须事先向保险公司征询，一旦符合规范性认证，医生所开具的处方药将被认可。否则，医生需寻找其他的替代治疗方案。这种管理方法一方面降低了患者的不便和不满，另一方面有利于药物的合理使用，从而力争药物治疗的成本—效益最佳化。

⑥药品使用审核。药品使用审核主要是制定用药规范和管理流程，以监控药品的不当使用；对相关数据进行统计分析以识别药品的不当使用；将药品使用的实际状况与用药规范进行比较分析；从药品的开方、配方及使用等方面对药品治疗进行管理和效果评估。针对医生的处方、药剂师配方及病人药品使用等状况的审核，其目的在于确保药品的有效合理使用，以较低的费用为病人提供高质量的医疗服务。药品使用审核包括预期审核、实时审核和回顾性审核三步骤。

6.3.3 我国公立医院合理医药行为的药品规制路径选择

上述分析可以看到，当前我国医保领域的药品规制政策主要集中于药品价格和药品供应两方面，政策的规制目标是解决公立医院“以药养医”和“药价虚高”等不合理医药行为。但是，已有药品规制政策并没有实现既定治理目标，需要对药品规制路径进行合理设计。2009 年“新医改”对于治理公立医院“以药养医”问题，规范其医药行为的政策思路是建立健全药品供应保障体系、建立科学合理的医药价格形成机制、建立国家基本药物制度等三大制度体系。为此，本部分借鉴世界卫生组织、世界银行和管理式医疗对于药品价格和合理用药行为规制的理念与政策工具，基于我国已有政策体系，设计实现公立医院合理医药行为的药品规制路径。

我国公立医院合理医药行为的药品规制路径选择为：一是建立遵循市场价值规制的药品价格形成机制；二是构建基本药物供应保障体系。这也是国家深化公立医院改革应该朝向的建制方向。

（1）建立遵循市场价值规律的药品价格形成机制

从世界范围看，只有实行计划经济体制的国家才对公立医院的药品购销价格进行全面管制，而在市场经济体制的国家和地区，则普遍建立了与市场经济体制相适应的医疗服务和医疗保障体系，药品价格由市场价值规律来调节，政府均只管医保支付价格，不直接干预公立医院的药品购销价格。因此，建立遵循市场价值规律的药品价格形成机制可以从两个政策方向进行着力：

第一，取消"药品零差率"管制政策。上述研究内容已经得出我国"药品零差率"政策不合理的结论，故建立遵循市场价值规律的药品价格形成机制首先需要取消"药品零差率"管制政策。取消"药品零差率"政策可以让公立医院的药品采购回归到"药品采购价格越低、获利越多"的正常导向上，激励公立医院主动降低采购价格，堵住药品回扣空间，抑制医药合谋行为，降低医生过度用药和药物滥用行为预期。

第二，实施政府只管医保支付价并动态调整的政策。政府对于药品价格规制的重心转向医保支付价，让公立医院自主与药品生产企业谈判采购药品，发挥市场在药品购销领域的价格自发调节作用，引导药品形成反映真实价值的价格水平，从而解决由政府集中采购引致的"药品价格扭曲"问题。这也有利于促进公立医院自主办医、医药分开、医疗服务价格调整和医生薪酬制度等方面的改革。

（2）构建基本药物供应保障体系

世界卫生组织和世界银行已经提出基本药物制度的合理性与必要性，

基本药物制度是规范公立医院医药行为的抓手。其核心内容是：国家按照必须、适宜、安全、廉价的原则，确定国家基本药物目录；对于目录内的基本药物，由政府组织招标、定点生产、集中采购和统一配送，以减少中间环节；政府负责基本药物的价格管理，确定不同医疗机构必须使用基本药物的比例。而要最大限度地发挥基本药物制度的功效，就需要构建基本药物供应保障体系。

基本药物供应保障体系应以国家基本药物政策为指导，通过协调和激励手段整合个体目标为体系目标，提高基本药物的可及性、减轻患者医药费用负担，使患者获得“质量有保证、价格合理、能够保证供应”的基本药物，规范公立医院的医药行为。因此，该体系的构建思路是：通过激励机制来实现利益关联方目标和制度目标的激励相容，最终达到整合基本药物供应保障体系的供给和需求，实现规范公立医院医药行为的治理目标。

首先，明确基本药物供应保障体系的利益关联方，及其目标和手段。如表6－11所示，基本药物供应保障体系的利益关联方包括患者、政府、公立医院、药品生产企业和药品配送企业。患者的目标为健康收益最大化，实现手段为医保制度和自付；政府的目标是实现基本药物的可及性，规范公立医院的医药行为，控制医疗费用的不合理增长，实现手段是基本药物供应保障体系建设；公立医院的目标为实现公益性导向，实现手段为降低管理成本，提高医疗技术服务收费，提高财政补偿收入；医生的目标为收入最大化，看好病，实现手段为工资收入和绩效收入；药品生产企业的目标是药品销售利润最大化，实现手段为提高药品价格、销量及减少成本；药品配送企业的目标为自身利润最大化，实现手段为提高配送费用、减少配送成本。

表6－11　　基本药物供应保障体系利益关联方的目标和手段

利益关联方	目标	手段
患者	健康收益最大化	各医保制度、自付
政府	实现基本药物可及性、解决药品虚高问题、解决以药养医问题、减轻政府和患者的医疗费用负担	基本药物供应保障体系建设

续表

利益关联方	目标	手段
公立医院	“创收、利润”导向转型为“公益性与自主运营”导向	降低管理成本、提高医疗技术服务收费、提高财政补偿收入
医生	收入最大化、看好病	工资收入、绩效收入
药品生产企业	利润最大化	提高价格、销量、减少成本
药品配送企业	利润最大化	提高配送费用、减少配送成本

其次，要实现各利益关联方的目标，需要建立有效的激励机制。激励机制主要是对供方和需方的激励路径。激励机制的设计机理为：通过需求显示路径的招标政策使患者的需求得到反映，以保证患者愿意购买基本药物；通过供给实现路径的生产、配送、采购和使用政策以及供方激励路径和需求激励路径的联合作用，使药品生产企业愿意供应、药品配送企业愿意配送、公立医院愿意使用、患者愿意购买。

需求显示路径主要通过政府协调的招标环节来完成，主要是在充分获取患者需求的基础上，通过招标实现患者需求，使患者需要的基本药物可以获得、质量有保证、价格可承受，也有利于患者合理使用。在当前省级统一招标采购制度下，这一环节主要由市场主体——药品生产企业和政府主体——省药品集中采购服务中心来完成，地方卫生局协助省药品集中采购服务中心签订委托协议，最终由省药品集中采购服务中心代表各级公立医院与药品生产企业签订基本药物供应保障合同。其政策工具包括：全国统一市场、单一货源承诺、招采合一、双信封技术标、双信封商务标、多样化议价方式、统一剂型和规制、供货样品备案和委托合同签订等，各政策工具对利益关联方的影响和对整体目标的贡献如表 6 -12 所示。

供给实现路径主要通过市场机制来完成，政府主要协调配送关系的确立、基本药物的强制和合理使用、企业行为的监督管理。市场主导药品生产企业和药品配送企业参与药品生产、采购、配送整条供应链活动。由于基本药物零差价，供给实现路径价格协调失灵，企业内部管理、企业间信

表 6-12 基本药物供应保障体系需求显示路径的政策工具设计

政策工具	对利益关联方的影响	对整体目标的贡献
全国统一市场	防止地方保护主义，吸引更多企业投标	提高基本药物可及性和质量
单一货源承诺	提高中标药品生产企业的市场份额	提高基本药物可及性和质量
招采合一	掌握需求、保证中标生产企业的销售量	提高基本药物可及性和质量
双信封技术标	降低资质不好的生产企业中标的概率	提高基本药物的质量
双信封商务标	提高议价能力，降低中标药品价格	使基本药物可负担
多样化议价方式	防止部分生产企业退出市场	提高基本药物可获得性
统一剂型和规格	使全省医疗机构用药规范化	提高合理用药水平
供货样品备案	控制生产企业药品质量	提高基本药物的质量
委托合同签订	政府代表卫生院与生产企业签订合同	保证中标药品的及时获得

息沟通显得至关重要，沟通的目的主要是协调基本药物订货数量。该路径在政府监督下，由生产企业带动基本药物的供应，实现基本药物及时获得。供给实现路径的政策工具包括：确定生产企业第一责任人、建立配送关系、合理的价格形成机制、网上采购、采购频次规定、市场清退制度、采购和药送情况公示、基本药物强制使用、处方及临床用药指南等，各政策工具对利益关联方的影响和对整体目标的贡献如表 6-13 所示。

表 6-13 基本药物供应保障体系供给实现路径的政策工具设计

政策工具	对利益关联方的影响	对整体目标的贡献
生产企业第一责任人	使生产企业负责配送的市场运营	提高基本药物及时获得
建立配送关系	政府协调下完成生产企业、医院与药品配送企业配送关系的建立	提高基本药物及时获得
合理的价格形成机制	取消“药品零差率”政策	提高可负担性；切断基本药物利益链，使用仅考虑疗效
网上采购	监控供应链，提高信息沟通能力	防止有损目标的机会主义行为
采购频次规定	集中公医院的采购规模，减少配送成本	使基本药物及时获得
配送时间规定	使配送企业及时配送	提高基本药物可获得性

续表

政策工具	对利益关联方的影响	对整体目标的贡献
市场清退制度	规范生产企业和配送企业行为	防止有损目标的机会主义行为
采购和配送情况公示	规范生产企业和配送企业行为	防止有损目标的机会主义行为
基本药物强制使用	各级公立医院必须使用基本药物目录中的药品，并提高基药使用比例	提高基本药物的可获得性
处方及临床使用指南	规范公立医院用药行为	提高合理用药水平

6.4　本章小结及政策启示

本章测度了医保药品规制对公立医院医药行为的影响。主要研究三方面内容：一是利用灰色预测 GM（1，1）模型，选择公立医院门诊人均医药费用、门诊人均药品费用、住院人均医药费用和住院人均药品费用作为测度变量，测度了药品规制政策的激励约束效果；二是界定了国家基本药物零差率的政策本质，总结了“药品零差率”政策在实施过程中的消极影响，展开了对“药品零差率”政策的合理性分析；三是结合世界卫生组织、世界银行和管理式医疗对药品价格和合理用药行为规制的理念与政策工具，基于我国已有政策体系，设计了实现公立医院合理医药行为的药品规制路径。

针对以上研究内容的分析结果，本章可以得出以下结论：

第一，利用灰色系统 GM（1，1）预测模型测度我国医疗保险领域的药品规制政策效果，可以发现，药品规制政策在调整公立医院费用结构、控制药品费用方面取得了一定效果，但药占比下降幅度并不大，说明现行药品规制政策还有进一步强化空间。同时从药品规制政策未来的预测效果来看，现行药品规制政策的效果不佳，单纯的药占比下降并不能扭转药品费用的持续加快上涨趋势。药占比作为当前对公立医院医药行为的重要规制工具并不能完全刻画公立医院的用药行为，药占比只是一个相对指标，由药品费用比重的下降并不能得出药品费用下降的结论，虽然通过药品规制政策降低了药占比，但是药品费用总量上涨趋势并没有改变，这说明公立医院还存在不合理用药行为。

第二，“药品零差率”政策的本质是药品加价 15% 政策的翻版，既不能对市场机制失灵产生有效的矫正作用，也无法从“治本”角度去除公立医院采购或选择高价药品的趋利动机。

第三，我国“药品零差率”规制政策不合理。该结论的依据在于：从实施过程中产生的消极影响来看，“药品零差率”政策不仅导致药品在集中招标采购过程中出现“药价虚高”与“药价虚低”并存的“药价扭曲”问题，也引发了基层医疗机构医疗服务的可及性问题，使某些欠发达地区基层医疗机构陷入“运转难以为继”的境地，而且更加剧了医药双方的合谋问题，导致“回扣泛滥”，产生医疗腐败问题，无益于约束公立医院的不合理用药行为；从国外的政策实践来看，强制性通过零差率规制政策限制流通领域的药品价格并不是发达国家的通用作法。

第四，当前我国医保领域的药品规制政策主要集中于药品价格和药品供应两方面，政策既定的规制目标是解决公立医院“以药养医”和“药价虚高”等不合理医药行为，但是已有药品规制政策并没有实现既定治理目标，需要对药品规制路径进行合理设计。本部分设计了我国公立医院合理医药行为的药品规制路径：一是建立遵循市场价值规制的药品价格形成机制；二是构建基本药物供应保障体系。建立遵循市场价值规律的药品价格形成机制可以从两个政策方向进行着力：取消“药品零差率”管制政策和实施政府只管医保支付价并动态调整的政策。基本药物供应保障体系应以国家基本药物政策为指导，通过协调和激励手段整合个体目标为体系目标，提高基本药物的可及性、减轻患者医药费用负担，使患者获得“质量有保证、价格合理、能够保证供应”的基本药物，规范公立医院的医药行为。基本药物供应保障体系的构建思路是：通过激励机制来实现利益关联方目标和制度目标的激励相容，最终达到整合基本药物供应保障体系的供给和需求，实现规范公立医院医药行为的治理目标。

第 7 章

医疗保险对公立医院激励约束的典型经验

第 6 章节从理论架构层面确立了本书的分析基础，并从实证论证层面分三个维度测度了医疗保险对公立医院的激励约束效果，以上研究内容为医保激励约束机制的构建提供了理论支撑和实证依据。在构建公立医院的医保激励约束机制之前，本部分将进一步从经验研究层面对国内外诸多有益的医保激励约束经验进行归纳和总结，并结合我国“新医改”过程中公立医院治理的现实困境，分析这些典范经验的有益做法，为公立医院构建医保激励约束机制提供经验借鉴。因此，本部分将结合研究主题，分别从管理式医疗、医疗服务监管、医疗费用控制和“医疗、医保和医药”联动式改革等视角各有侧重地就医保对公立医院激励约束的典型性经验进行研究。

7.1　美国管理式医疗的激励约束经验

鉴于第 2 章已经详细阐述了管理式医疗的理论机理，本部分将简要介绍美国的医疗保障体系、管理式医疗的发展历程和具体运行机制。

7.1.1　美国现行医疗保障体系介绍

美国医疗保险制度属于补缺型模式，整个医疗保障体系由政府主导型的社会医疗保险计划和雇主主导型的商业健康保险计划组成。在“奥巴马医改”政策实施之前，美国医疗保险制度没有实现全民覆盖，政府对于居民医疗保障责任主要体现为“保两头”，从 20 世纪 60 年代开始，联邦政府陆续成立了公务员健康保障、老年人医疗保险（Medicare）和穷人医疗救助（Medicaid）计划，即社会医疗保险部分，覆盖对象为老人、儿童、残疾、贫困等群体。对于“中间”部分则交由商业医疗保险负责，或由企业纳入雇主健康福利计划，或者个人参加商业医疗保险。美国当前的医疗保障体系如图7－1所示，社会医疗保险主要由军人医疗保障、职业伤害医疗保险、少数民族免费医疗、穷人医疗救助、老遗残医疗保险等组成；商业医疗保险主要由雇主健康福利计划、个人医疗保险等组成。当然，各项医保制度之间也有重叠和交叉，这体现了美国主体医疗保障不足问题。而管理式医疗主要是通过健康维护组织、定点首诊服务和网络医疗服务等介入商业医疗保险领域。

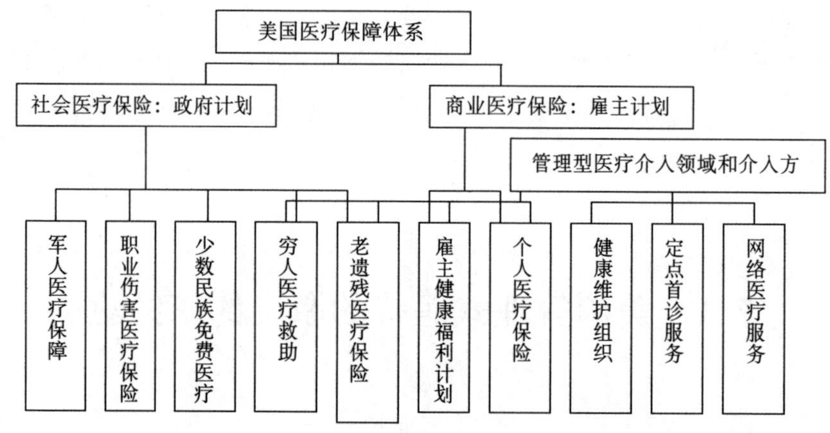

图7－1　美国医疗保障体系结构

资料来源：杨燕绥，岳公正，杨丹．医疗服务治理结构和运行机制——走进社会化管理型医疗［M］．北京：中国劳动社会保障出版社，2009：261.

再来看美国各项医保制度的覆盖率。2013年美国人口调查（Current Population Survey 2013）显示：2013年，美国大约有27 144万人参加保险，占总人口的86.61%，还有约4 195万人没有参加任何形式的保险。在参加保险的人数中，有约20 106万人参加私人保险，约占总人口的64.16%，占总参保人数的74.07%；有10 758万人参加政府保险计划，约占总人口的34.33%，占总参保人数的39.63%；还有约1 067万人同时参加私人保险和医疗救助，约2 353万人同时参加医疗保障和私人保险，约512万人同时参加医疗救助和医疗保障。① 如此可见，美国医保制度未能实现全民

① 数据来源：美国人口调查报告2013年《Current Population Survey 2013》。

覆盖。

接下来介绍美国医疗体制下公立医院发展状况。美国坚持市场主导型的多元主体办医模式，医疗机构的经营管理高度自主化，这一特征与其商业医疗保险高度发达密切相关。美国的公立医院为非营利性医院，仅占 27%，承担 23% 的门诊和 18% 的住院治疗，举办者是联邦政府、州政府及地方政府，服务对象为退伍军人、65 岁以上的老年人、残疾人以及低收入者和没有任何形式医疗保险的人群。其余 73% 均为民营医院，且 85% 左右也为非营利性医院。

美国绝大多数公立医院的日常运营经费来自医保机构支付，其中最主要的是美国联邦政府管理的老年和残障医疗保险（Medicare，向 65 岁以上老年人或符合一定条件的 65 岁以下残疾人提供）、联邦政府与州政府联合管理的贫困者医疗救助（Medicaid，为贫困儿童和家庭提供）、州政府管理的儿童医疗保险（The State Children's Health Insurance Program，SCHIP），医务人员主要由政府雇佣。由于政府投入不足，有些公立医院设备陈旧、高技术人才缺乏、服务水平不高，而民营医院由于存在竞争，都会尽可能地提供一流设备、技术和服务，吸引一流医务人才。

美国公立医院主要是为了弥补医疗卫生服务的不公平性和非可及性，而绝大多数患者更倾向选择民营医院，虽然民营医院费用高，但设备、技术、服务都优于公立医院。私立医疗保险组织为了获得更多参保者，也倾向于选择较多的民营医院作为定点医院。在美国不论医院是什么所有制形式，都采取统一的标准和准入门槛，只要达到标准，任何机构和个人都可以举办医疗机构，只要有行医资格，任何人都可以从事医疗工作，政府主要通过专业协会对各类医院实行严格监管。

总体来说，在现行医疗保障体系有效竞争与监管机制下，美国的医疗资源配置较为均衡，服务效率和质量也比较高。在奥巴马医改法案实施前，美国没有国家强制性的全民社会医疗保险制度，大约有 15%～20% 的人没有任何形式的医疗保险，只能享受政府主办的医疗救助服务。由于美国法律规定所有医疗机构的急诊部必须先提供医疗服务再付费，相当一部分没有医疗保险的患者在接受治疗后选择逃费。在这点上，尽管美国医疗保障体系确保了较高的供给效率，但公平性和可及性远不如实现了全民医保的欧洲、加拿大、澳大利亚、日本等发达国家。而这也正是奥巴马上台后要强制推行强制性全民医保制度的初衷。

7.1.2 美国管理式医疗的发展历程

美国最早的管理式医疗保险产生于 20 世纪 30 年代，即健康维护组织（HMO）。它实质上是一种以行业划分（如记者、铁路、矿工、私营企业员工、国有企业员工等）的行业保险，由医疗机构提供带有保险性质的团体类/行业类医疗服务。

早期管理式医疗兴起的原因在于医疗机构缺乏对保费提取进行精算的专业人员，而专业保险公司在这方面的专业性为其提供了合作需求。比如 1942 年成立的凯泽永久医疗集团、1947 年成立的普吉湾团体医疗保健合作医院和大纽约医疗保险方案以及 1957 年成立的明尼亚波利团体医疗方案。由它们提供综合性医疗服务，强调预防性医学，同时采用签订服务契约方式对医院进行管控，成为管理式医疗保险的典范。不过早期的 HMO 发展缓慢，由于管理式医疗保险对传统医疗保险形成了竞争压力，一直受美国医疗协会的反对，各类医学组织也对 HMO 设置准入障碍，反对医生参与医疗方案。截止到 1976 年，美国 HMO 组织仅有 174 家，所服务的会员群体只有 600 万人。

20 世纪 80 年代，由于企业控制成本、雇员偏好现金收入及最高法院在卫生领域开始采用反托拉斯法等原因，管理式医疗保险进入快速发展期。比如，著名的蓝十字保险拥有大约 96 个 HMO 组织和 55 个优惠服务提供者组织（PPO）。20 世纪 90 年代后，HMO 的数量激增，会员由 1976 年的 600 万人增加到 2006 年的 6 000 万人，同时管理式医疗保险与传统医疗保险之间的竞争进一步催生了新型管理式医疗模式的产生，比如优先提供者组织（Preferred Provider Organizations，PPO）、排他提供者组织（Ex-

clusive Provider Organizations，EPO）和服务点计划（Point - of - Service Plans，POS）等，各类管理式医疗模式为美国参保居民提供了多样化的医疗保险服务。

表 7 - 1　美国某企业员工 EPO 和 PPO 计划 2015 年的补偿标准表

医保项目	EPO 计划	PPO 计划	
	网络内	网络内	网络外
自付费用	20 美元	20 美元	免赔额 +40% 共同保险
共同保险	10%	10%	40%
一般化验/X 光检查	共同保险 10%	共同保险 10%	免赔额 +40% 共同保险
MRI/CAT 扫描	免赔额 +10% 共同保险	免赔额 +10% 共同保险	免赔额 +40% 共同保险
住院护理/手术治疗	免赔额 +10% 共同保险	免赔额 +10% 共同保险	免赔额 +40% 共同保险
处方药	自付 10/25/50	自付 10/25/50	只限网络内
免赔额	个人 500 美元，家庭 1 250 美元	个人 500 美元，家庭 1 250 美元	个人 2 000 美元，家庭 5 000 美元
共同保险上限	个人 1 500 美元，家庭 3 750 美元	个人 1 500 美元，家庭 3 750 美元	个人 6 000 美元，家庭 15 000 美元
总自付额上限	个人 2 000 美元，家庭 5 000 美元	个人 2 000 美元，家庭 5 000 美元	个人 8 000 美元，家庭 20 000 美元

注：EPO（Exclusive Provider Organization）为专有提供者组织；PPO（Preferred Provider Organization）为优先医疗服务组织；免赔额相当于我国医保的起付线，共同保险相当于自付比；网络内与网络外是指在该计划中保险公司通过与医生和医院谈判、签约获得一个优惠的医疗服务价格，经过谈判和签约的医生和医院属于网络名单内，其他则属于网络外。

资料来源：黄国武．美国医保制度演进中大病风险化解机制研究［J］．社会保障研究（京），2015（2）：143～153.

通过表 7 -1 可以看到，美国管理式医疗组织在补偿水平方面免赔额高，能降低患者需要支付的医疗费用，在减轻患者的医疗费用负担方面发挥了重要作用。

在美国，个人主要通过团体来购买医疗保险，原因有三：第一，雇员只能参加雇主举办的团体健康福利计划，而不能参加政府主办的社会医疗保险计划；第二，团体购买的费用低于个人购买，降低了承保成本和代理人佣金，因此逆向选择在一定程度上被遏制，对投保人的健康审查适度放松；第三，对雇主来说，医疗保险费可以作为税前营业费用列支，对雇员来说，也不作为应税收入。

因此，管理型医疗组织积极促成了雇员和雇主双方医疗保险谈判规则、协议制度和交易市场，作为政府社会医疗保险和雇主雇员健康福利计划之间的沟通桥梁，通过健康维护组织、定点首诊服务和更灵活广泛的网络服务等方式，充分发挥公益性和市场性的功能。

7.1.3 美国管理式医疗的运行机制

美国管理式医疗是发挥医疗保险的第三方作用，激励约束医院、医生、患者等相关主体行为，因而其管理手段与机制复杂而丰富。由于第2章已就管理式医疗的定义和运行机理进行了全面而深入的分析，所以本部分将对美国管理式医疗的主要运行机制进行介绍，具体内容如下所述。

（1）医疗服务提供机制——整合型医疗服务体系（Integrated Delivery System，IDS）

整合型医疗服务体系指医保机构与数量有限的医疗机构结成形式各异的纵向一体化联盟，患者实现“分级诊疗、双向转诊”，医疗资源实现全科医生、社区医院与专科医院、综合医院、各级医疗机构之间互通共享。根据医院、患者、保险机构之间契约安排的不同，IDS又分为健康维护组织（HMO）、优先医疗服务组织（PPO）、定点服务计划（POS）、独立医师联盟（IPA）等多种形式。例如，在HMO形式下，定点医院或医生受雇于医保机构或与医保机构签订排他性的定点服务协议，参保者由特定的全科医生服务，若去定点医院就诊必须经过全科医生的转诊，否则费用不能报销。而在PPO形式下，定点医院或医生是独立的，只需与医保机构签订非排他性的定点服务协议，参保者去任何医疗机构就医都不需要由全科医生转诊，但是在PPO外的医疗机构就医需要承担较高比例的自付费用。

IPA 和 POS 则是 HMO 和 PPO 的变种与组合。

IDS 具有双重作用。一方面，只与符合要求的医疗机构签约，除非医疗机构接受医保机构提出的管理条款，提供较高的折扣，否则医保机构就不为其提供丰富的患者资源。在这类“选择性缔约”下，医保机构的谈判能力大大增强，有效制衡了医疗机构的市场权力。另一方面，医保机构通过费用分担引导患者先到全科医生、社区医院就诊，或经其转诊到上一级医院，避免患者盲目涌入大医院，造成大医院人满为患的局面。

（2）医疗费用偿付机制——预付制（Perspective Payment System，PPS）

美国对医疗费用实行的是预付费偿付制度，指的是医保机构按事先确定的标准预先支付给医疗机构一笔费用，而医疗机构对其实际花费自负盈亏。在传统的按项目付费（Fee For Services，FFS）中，医疗机构实际花费多少，都按照相应价格，由医保机构实报实销。而医疗机构为了多盈利，就会尽可能多开药、多检查，“过度医疗”。而在 PPS 中，主要有针对门诊服务的按人头付费方式和针对住院服务的按病种分组付费（DRGs）方式。

按人头付费是医保机构依据签约医生所服务的诊疗患者人数预先支付一笔固定的费用，一般情况下不再额外付费，由签约医生为参保者提供一切门诊服务。而 DRGs－PPS 偿付机制下，医保机构对医疗机构收治的住院患者按所属病种一次性付清费用。这里的病种按诊断类别、严重程度、年龄性别、有无并发症等标准划分，每一类都对应特定的费用偿付标准。比如治疗一名男性某类癌症患者，医保机构会根据以前沉淀的大数据，按该病种数年来的平均医疗费用作为固定偿付标准，提前将该病种的治疗费用定向支付给医院。在该项癌症治疗病例过程中，如果收治医院的实际医疗费用超过了固定偿付标准，所超过部分由收治医院自行承担，若有结余则结余部分成为收治医院的盈利收入。这种医疗费用偿付机制一方面对医院起到了有效的医疗费用约束作用，另一方面也对医院的医疗行为有激励作用，促使医院优化治疗过程，减少不必要或过度提供诊疗项目。近年来，美国诸多医保组织将医院的收入与临床质量考核标准挂钩，在 DRGs 基础上推行按质量付费方式，以保障或提高医疗服务质量。

（3）医疗服务管理机制（Medical Management）

医疗服务管理机制指的是医保机构通过一些管理工具直接或间接干预医疗决策，主要包括临床路径管理和质量报告卡。临床路径指的是医保机构根据权威机构发布的循证医学标准，对不同病种的临床路径，如用药标准、用药剂量、所需检查及手术、住院时间等，都规定一个范围，超出部分不予报销，对于有疑问的案例医保机构会移交给特约专家或者国家承认的“同行评议组织”（Peer Review Organization）裁决。质量报告卡指的是医保机构或其他第三方机构设计指标体系，收集医疗机构的费用和质量信息对其进行绩效考核，并视情况公布考核结果。因此，参保人可以依据考核结果选择费用少、效果好的医院，通过竞争引导医院主动控制成本、提高诊疗质量。

（4）疾病防控（Disease Prevention）与健康管理（Health Management）机制

疾病防控与健康管理是针对参保人员的管理机制，指的是医保机构通过健康教育、健康促进活动、慢性病管理等手段和激励性条款，鼓励参保人积极采取措施进行疾病防控和保健，降低医疗支出。例如，医保机构会运用各种媒体手段向参保人提供健康教育、疾病防控知识等讲座，或聘用健康顾问、病案管理人员提供服务，对潜在风险较大的参保者（尤其是慢性病患者）进行跟踪管理，监督其日常的求医用药和健康的生活方式。医保机构还会推出健身奖励计划，鼓励他们参加如戒烟、健身、减压等健康促进运动，对达标的人员提供物质奖励，同时健康管理的参与程度越高、健康指标进步越大的，就能享受越多的保费减免。

管理式医疗能够取得良好的激励约束效果有赖于各运行机制的整体发挥，各运行机制并非简单叠加，而是相辅相成、不断优化。比如，由医疗保险组织与医院结成的 IDS 是重要基础，只有形成 IDS，PPS、医疗服务管理机制、疾病防控和健康管理机制才能有效实施，管理式医疗的作用才能最大程度发挥，同时也只有实行 DRGs－PPS 的医保偿付机制，医疗保险组织所签约的医生才有动力鼓励参保人员进行健康管理。管理式医疗对美国医疗体系的发展产生了深远影响，管理式医疗不仅明显减缓了美国医疗费用的增长速度①，而且也大幅改善了医院的医疗服务质量②。

7.1.4　美国管理式医疗的政策启示

结合上述对美国医疗保障体系和管理式医疗运行机制的分析，本书认为美国经验于我国医保对公立医院的激励约束有以下几点政策启示：

一是要兼顾公平与效率。基本医疗服务作为公共产品，改革首先应考虑的是公平问题，要保证医疗服务的可及性，解决“看病难和看病贵”问题，公立医院要成为兜底国民健康的“安全阀”。

二是要理顺公立医院改革过程中各利益方联方的关系。尽量减轻改革的阻力，从美国“奥巴马医改”的结果来看，强制推行的改革法案激起了各利益关联方的反对，因而，我们在制定政策前，应该顾及各利益团体的改革反应。

三是要控制好医疗费用的刚性增长。美国医疗体系最让人诟病的问题之一便是高居不下的医疗费用，我国要改革公立医院的补偿机制问题必然需要政府大量的公共财政支持，然而激增的医疗费用会成为后续改革的负担，因而，在推行改革政策时，也须合理控制好医疗费用的增长。

四是注重医疗保险的运行机制建设。抛开美国医保的高度市场化来

① Miller, R. H., Luft, H. S., 1994, “Managed Care Plan Performance since 1980: A Literature Analysis”, *Journal of the American Medical Association*, Vol. 271, No. 2, PP1512－1519.

② Robinson, J. C., 1993, “Payment Mechanisms, Nonprice Incentives, and Organizational Innovation”, *Health Care and Inquiry*, Vol. 30, No. 7, PP328－333.

看，美国医保之所以效率高，主要是因为通过管理式医疗组织激活了医疗保险机构的运行效率，医保机构的激励约束作用使医疗机构间实现了资源共享、信息互通和转诊顺畅，同时预付制和按病种分组付费方式既控制了医疗费用，也保证了医疗服务质量。

五是医改顶层设计者要有疾病预防和健康管理意识。“防未病”比之“治已病”，不仅能够有效防范未来疾病的发生风险，还能够降低卫生总费用和居民治疗负担。因而，学习美国在疾病预防和健康管理机制建设方面的经验，对于正处于健康管理政策制定与机制建设的我国而言具有重要的现实意义。

7.2 英国 NHS 体系的医疗服务监管经验

自 1944 年英国政府接受《贝弗里奇报告——社会保险及相关服务》的建议并发布社会保险白皮书以来，英国围绕建成福利国家进行了一系列的社会保障法律法规建制，并不断完善其各项社会保险项目内容。福利国家社会保障模式的典型特点是由国家筹资，为国民提供“从生到死”的高福利水平社会保障服务。作为世界上第一个建成福利国家的英国，其在医疗保险方面的发展及改革探索经验非常值得我国借鉴，且当前公立医院改革中的很多理念与政策实践也源于对英国经验的吸纳，比如“全民医保”“分级转诊”“家庭医师”等。因此，本部分将着重介绍英国国民健康服务体系（NHS）在监管医疗服务方面的经验，以期对我国公立医院医疗服务监管有所裨益。

7.2.1 英国国民健康服务体系（NHS）介绍

英国国民健康服务（NHS，National Health Service）体系建立于 1948

年，70 多年来经历了不断的改革与完善。自建立以来，英国 NHS 逐渐发展为全世界最大的由政府筹资建立的为全民免费提供医疗保障制度的服务体系，除对处方药、验光配镜和牙科服务等收取部分费用外，NHS 始终保持着为 6 320 万名英国居民提供基本的免费医疗服务。NHS 体系的最主要职能是实现医疗服务的可及性。NHS 为英国国民提供医疗服务的基本理念是：全民享有、优质医疗及按需要获得服务①。居民是否获得医疗服务只取决于“需要”，而非是否有支付能力。

据 NHS 官网数据显示，NHS 雇员达到 150 多万人，其中有一半为专业医务人员，包括 9 万名医生，3.5 万名全科医生，40 万名护士及 1.6 万名救护车人员。他们每 36 小时接待 100 万病人，每周约 70 万名患者看牙医，3 000 名患者接受心脏病手术，拥有超过万家的全科医生事务所，由全科医生提供初级医疗保健服务，如要急诊或转院，也必须由全科医生决定并选择转诊医院就诊，每位全科医生大约服务 2 000 人，签约率大约在 97%。NHS 实行严格的分级诊疗制度，按照公立医院的职能分为初级医疗服务和二级医疗服务。其中，前者是 NHS 的主体，由大约 150 个基层护理医疗机构（Primary Care Trusts，PCTs）（大部分是家庭诊所和社区诊所）组成，占 NHS 预算的 80%，主要是为国民提供及时的初级诊疗和寻找合适的二级医疗机构。后者也称为急救医疗机构（Acute Trusts），由 173 个急救中心、11 个救护车医疗机构、60 个精神健康医疗机构及其他机构组成，主要负责重病和手术治疗。

由于 NHS 能够确保医疗服务的公平性和可及性，一度被誉为“西方最完善的医疗服务体系”，但由于缺乏有效的竞争与激励，牺牲了服务的效率和质量，虽然看病“不贵”，但医院人满为患、候诊时间长、回应性差问题相继显现。为此，英国政府不断对 NHS 体系进行改革与完善，相关改革历程及主要内容如表 7－2 所示。

---

① Sherman Folland, Allen C. Goodman, Miron Stano, 1997, “*The Economics of Health and Health Care*”, 3rd edition, Upper Saddler River: Prentice Hall.

表 7－2　　　　NHS 体系的发展历程及主要改革内容

时间	发展历程	主要内容
1944 年	NHS 建立	筹资来源于国家税收，由卫生部监管，为居住在英国的居民提供由生到死的免费医疗服务
1962 年	建立医院计划（The Hospital Plan）	批准人口在 12.5 万人左右的地区发展区域综合医院。NHS 被分为三部分：医院、全科医生和地方战略卫生局（SHAS）
1967 年	发布《考格威尔报告》（The Cogwheel Report）	该报告考察了医院内医生的组织架构，并提议进行专业分组，同时还承认 NHS 的复杂性及为满足未来需求而变革的重要性
1989 年	发布《为患者工作》白皮书（Working for Patients）	面对不断发生的资金危机，经过对 NHS 为期一年的评审，该政策于 1989 年发布。此举为 NHS 建立了内部市场，将服务购买和供给分开。卫生署和一些全科医生（资金持有者）成为医疗服务购买者。医院、急救业务和社区服务成为“自治”信托，并且被鼓励在质量和价格方面开展竞争
1990 年	通过《NHS 与社区护理法案》（NHS and Community Care Act）	卫生署管理自己的预算，并从医院和其他医疗机构购买医疗服务
1991 年	建立 NHS 信托组织（NHS Trusts）	这些是自我管理的独立组织，它们的目标是鼓励创造与创新，不断加强对社区服务的关注
1998 年	启动 NHS 直拨电话服务系统（NHS Direct）	它是由护士领导的、世界上最大的单体电子医疗（E－Health）服务，每个月会处理超过 50 万次的电话呼叫
2000 年	建立 NHS 随叫随诊中心（NHS Walk－in Centres）	它通常位于交通便利的地区，提供由护士主导的针对轻微疾病和创伤的 NHS 服务。英格兰目前有 93 家 NHS 随叫随诊中心，基本上每天都运营工作。患者不需要预约也能在正常工作时间外获得医疗服务
2002 年	成立初级卫生保健信托机构（Primary Care Trusts）	目前大约有 152 家初级卫生保健信托机构，大部分由医院管理者组成。在 2013 年 4 月被取消前，它们监督着 2.9 万名全科医生和 2.1 万名 NHS 牙医，并掌握超过 80% 的预算。作为地方性机构，它们能很好地理解社区需求，确保提供医疗和社会照料服务的机构能有效地工作

续表

时间	发展历程	主要内容
2004 年	成立第一家基金信托医院（First Foundation Trust）	英格兰目前有 129 家基金信托医院，这些基金信托医院比 NHS 基金信托医院有更大的财务和运营自由。它们是政府公共服务分权的一部分。和其他信托机构一样，基金信托医院依照 NHS 绩效检查体系进行评估
2006 年	启动扩展的患者选择（Extended Patient Choice）项目	这项倡议使患者除了本地医疗机构外，还可以从 NHS 基金信托和其他独立治疗中心中选择服务
2007 年	开设 NHS 选择（NHS Choice）网站	由医生部运营管理，帮助英国居民做医疗决策，决策的范围从戒烟等日常小事到发掘和利用英格兰的 NHS 服务。它已成为欧洲最受欢迎的医疗网站，每月有超过 900 万次的访问量
2008 年	实施医疗机构自由选择政策（NHS Choices）	经全科医生转诊的患者首次进行专科医师门诊预约时，可根据其最关切的需求选择符合 NHS 标准的医院或临床机构
2009 年	通过新 NHS 章程（New NHS Constitution）	新 NHS 章程首次集中呈现了对雇员、患者和公众的权利义务等细节。新章程的目的在于确保 NHS 始终履行其 1948 年初建时的承诺，即为每位英国国民提供免费且优质的医疗卫生服务。新 NHS 章程于 2013 年进行了修订
2013 年	建立临床服务购买组织（CCG）	临床服务购买组织（CCG）代替初级卫生保健信托机构（PCT）和区域战略卫生局（SHA）。临床服务购买组织目前超过 240 个，由全科医生牵头组成，从 2013 年 4 月起掌管近 60% 的 NHS 预算

资料来源：贡森，葛延风，王列军．中国公立医院医生薪酬制度改革研究［M］．北京：社会科学文献出版社，2016：87～89.

7.2.2　NHS 的医疗服务监管机构设置

作为全民医保的免费医疗保障模式，英国 NHS 在对医疗机构的医疗服务提供方面实施了全面和严格的监管，诸多经验值得我国借鉴。本部分主要介绍 NHS 的医疗服务监管机构及对公立医院医疗服务的考核制度。

英国现有对公立医院医疗服务的监管由政府监管和非政府监管两个体系组成，以政府监管为主，主要集中在对医院医疗业务和财务方面的监督与约束，其公立医院医疗服务监管体系如图 7-2 所示。

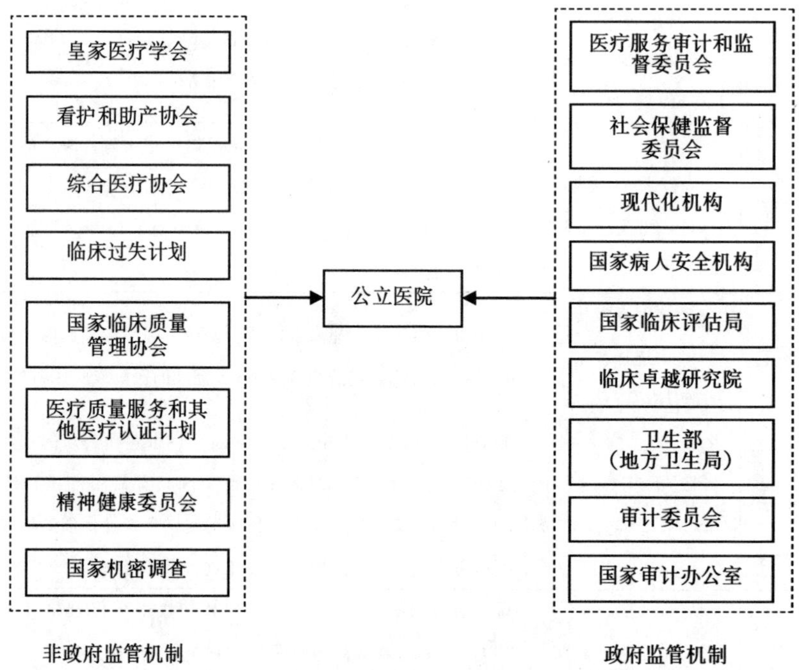

图 7-2 英国 NHS 医疗服务监管机构体系

7.2.3 NHS 对公立医院医疗服务的考核制度

英国医疗委员会（Healthcare Commission，HCC）的主要职责是监管各类医疗机构是否严格遵守卫生部规定的医疗质量标准/目标。HCC 从 1995 年起通过年检（Annual Check）制度对医疗机构的绩效做出评级和跟踪，并公开发表其调查结果，由公众监督。

依照《2008 年健康和社会护理法案》（Health and Social Care Act 2008），护理质量委员会（Care Quality Commission，CQC）从 2009 年 4 月起取代了 HCC、社会护理检查委员会（Commission for Social Care Inspection，CSCI）以及精神健康法案委员会（Mental Health Act Commission，MHAC）。CQC 的主要职责是管制 NHS、地方管理局、私人公司或志愿者组织提供的健康和成人社会护理服务，并且根据《精神健康法案》保护病人的权利。从 2009 年 4 月起到 2010 年 4 月，所有 NHS 医院、NHS 血液与器官移植管理局及其他任何形式的健康服务提供者被强制要求在 CQC 进行登记。而 2010 年 4 月以后，所有卫生和社会护理服务的提供者都必须在 CQC 登记，否则不允许行医。CQC 可以对违反法规的机构公开警告、处以罚款、记录在案或暂时取消资格，若情节严重，有权彻底取消其行医资格，并将相关责任人送上法庭。CQC 将其工作年报通过网站予以公布，保障公众最大的知情权。

此外，基金医疗机构还需接受 Monitor 对于其是否遵守授权条款的监管。这一机构是 2004 年 1 月设立的，与政府相独立，对议会负责，主要对基金医疗机构进行监管和早期干预，对申请成为基金医疗机构进行授权。

（1）HCC 对公立医院的年度考核

评分主要包括两项内容：一是服务质量；二是财务管理。其中，服务质量又分为：核心指标（Core Standards）、现有国家目标（Existing National Targets）及新国家目标（New National Targets）。核心指标是硬性指标，包括七个领域，几乎涉及医疗的所有内容。

2008 年 HCC 发布了公立医院考核的关键领域，主要有：安全性（Safety）；临床质量（Clinical Quality）；患者与公众的感受——包括尊严（Dignity）与医疗的可及性（Access to Care）；健康与福利（Health and Wellbeing）——包括减少健康不平等；儿童健康与医疗服务。具体情况见表 7 -3。

表 7-3 英国医疗委员会（HCC）对公立医院年度考核的核心指标和全国目标

核心指标	全国目标（现有/新）
①安全性（Safety） ②临床与成本有效性（Clinical and Cost Effectiveness） ③治理（Governance） ④病人为中心（Patient Focus） ⑤可及、反应及时的治疗（Accessible and Responsive） ⑥医疗环境（Care Environment and Amenities） ⑦公共健康（Public Health）	①健康与福利（Health and Well-being of the Population） ②医疗服务可及性（Access to Services） ③病人/用户感受（Patient/user Experience） ④出院后长期护理（Long-term Condition）

资料来源：李玲，江宇等．中国公立医院改革——问题、对策和出路［M］．北京：社会科学文献出版社，2012：247.

（2）HHC 和 Monitor 对基层医疗机构的考核

根据《2013 年健康和社会护理法案》（Health and Social Care Act 2013），NHS 成立了基层医疗机构（Foundation Trusts，FT）。这是分权化改革的重要内容之一，使一部分良性运营的医院可以以合作社或者共同基金的形式高度自治，从而更好地为社区服务。基层基金机构按当地居民人口确定，由地方管理者、职员和公共成员管理，拥有更大的财政支持和自由性。从 2004 年 4 月至 2008 年，英格兰共成立了 92 个基层基金机构。

基层医疗机构采取会员制，会员则由病人、社区居民和机构员工组成，管理委员会（Board of Governors）从会员中选举产生。第一家基层急救机构（Acute FT）于 2004 年成立，第一家基金精神卫生机构（Mental FT）于 2006 年成立。到 2008 年，英格兰共成立了 112 家卫生机构，共有会员 1 200 万人（约占英国人口的一半），约 43% 的急救机构和 52% 的精神卫生机构都是基层机构。

考核主体分为两类：一类是基层机构仍接受国家健康委员会（HHC）对遵守医疗标准/目标的监管；一类是还接受 Monitor 对于其是否遵守授权

条款的监管。

Monitor 根据 FT 提交的年度计划对其进行风险评估，结果在官网进行公布，一旦发现 FT 没有按照年度计划进行，Monitor 将会及时对其重新排序。评估主要围绕财政（Finance）、治理（Governance）、必须提供的服务（Mandatory Services）三方面进行。具体情况见表 7 -4。

表 7 -4　　英国基层医疗机构的考核指标

考核指标	具体内容
财政（Finance）	计划完成
	潜在绩效
	财政效率
	流动性
治理（Governance）	遵守章程
	会员显著提高
	合适的董事会角色与结构
	服务质量
	医疗质量
	其他风险管理过程
	其他 NHS 与地方的合作
必须提供的服务（Mandatory Services）	义务服务的变化
	受保护资产处置

（3）HCC 对公立医院新的考核体系

2009 年后，NHS 开始改革公立医院的监管体制，同时加强 HCC 对公立医院医疗服务考核体系的建设。如图 7 -3 所示，NHS 建立了对各级医疗机构新的考核框架，明确了各方的角色与责任。其主要特色是：利用信息来确定医院运行绩效的级别，从而为患者选择医院提供更多信息；通过委托与契约关系，利用初级保健医生的代理人身份让医疗机构更加注重责任；发挥地区经理的作用，协调地区医疗服务，同时加强对初级保健医生的管理；发挥 CQC 对医疗质量与病人安全的监督。

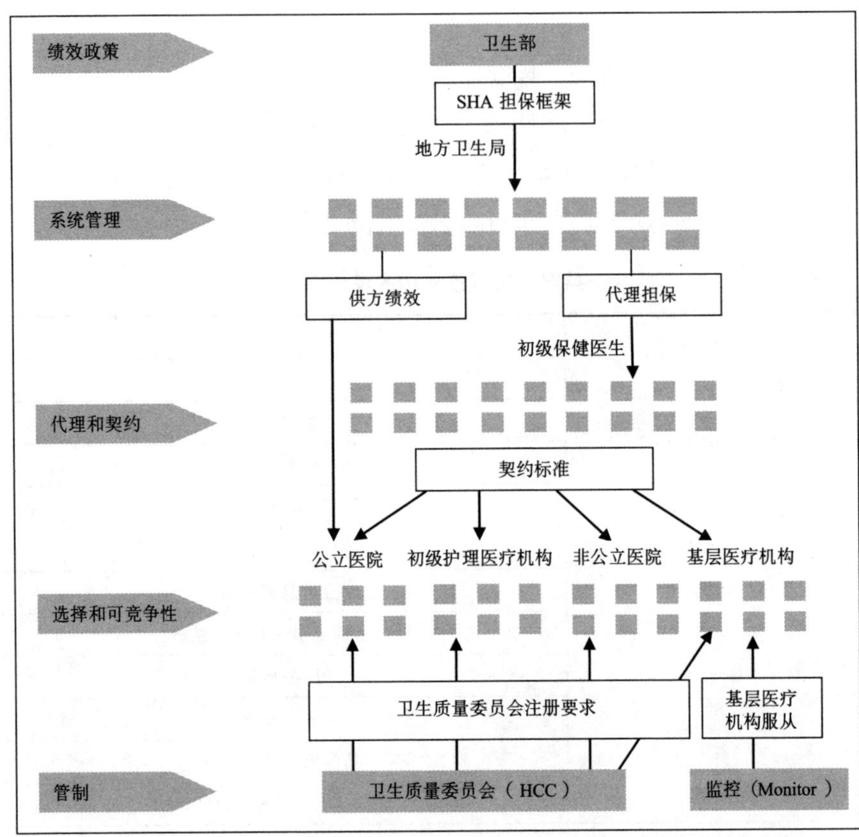

图 7－3　2009 年后 NHS 对医疗机构的考核框架

资料来源：李玲，江宇等．中国公立医院改革——问题、对策和出路［M］．北京：社会科学文献出版社，2012：255.

另外，英国医疗委员会（HCC）也在不断完善各类型公立医院医疗服务的考核指标（如表 7－5 所示）。HCC 从健康预防、疾病诊治、医疗服务可及性、员工满意度等方面对初级护理医疗机构、急症与专科医院、急救医院和精神健康医院等医疗机构进行了精细化的规定，每项考核指标都进行了量化与严格考量，是科学监管的体现，有利于完善对医疗机构医疗服务监管体系、监管内容的治理。

表 7 – 5　英国医疗委员会（HCC）对各类公立医院的具体考核指标

公立医院类型	考核指标
初级护理医疗机构	糖尿病视网膜筛选 Diabetic retinopathy screening
	GUM 门诊的可及性 Access to GUM clinics
	A 类电话达到 19 分钟标准 Category A calls meeting 19 minute standard
	A 类电话达到 8 分钟标准 Category A calls meeting 8 minute standard
	B 类电话达到 19 分钟标准 Category B calls meeting 19 minute standard
	心脏病发作后再灌注的时间 Time to reperfusion for patients following a heart attack
	转诊延误 Delayed transfers of care
	早期精神疾病服务干预的委托 Commissioning of early intervention in psychosis services
	危机解决/入户治疗服务的委托 Outpatients of crisis resolution/home treatment services
	A&E 总时间 Total time in A&E
	门诊病人等待超过 13 周标准 Outpatients waiting longer than the 13 weeks standard
	住院病人等待超过 26 周标准 Inpatients waiting longer than the 26 weeks standard
	血管再造病人等待超过 3 个月 Patients waiting longer than three months for revascularisation
	种族分组数据质量 Data quality on ethnic group
	中风护理 Stroke care
	未成年人怀孕率 Teenage pregnancy rate
	衣原体筛查（作为衣原体流行的近似替代）Chlamydia screening（as a proxy for Chlamydia prevalence）
	儿童肥胖率 Childhood obesity rate
	四周戒烟率 Four week smoking quitters
	血管疾病死亡率降低 <75 Reduction in <75 CVD mortality rate
	癌症死亡率降低 <75 Reduction in <75 cancer mortality rate
	所有年龄组、所有病因死亡率 All age all cause mortality
	自杀及伤害 Suicide and injury of undetermined intent mortality rate
	委托综合儿童和青少年精神健康服务 Commissioning a comprehensive
	18 周转诊次数 18 – week referral to treatment times
	所有癌症：两周等待 All cancers：two week wait

续表

公立医院类型	考核指标
初级护理医疗机构	所有癌症：一个月确诊到治疗 All cancers：one month diagnosis to treatment 所有癌症：2个月 GP 紧急转诊到治疗 All cancers：two - month GP urgent referral to treatment
	乳腺癌筛查 Breast cancer screening
	初级医疗可及性 Access to primary care
	病人感受 Experience of patients
	有效治效的药品使用者 Drug users in effective treatment
	NHS 员工满意度 NHS staff satisfaction
	初级牙医服务可及性 Access to primary dental services
	出生后6~8周母乳喂养率：数据范围 Prevalence of breastfeeding at 6 - 8 weeks from birth：data coverage
	怀孕妇女：12周妇科约见医生 Pregnant women：12 - week maternity appointment
	免疫范围（儿童）Immunisation coverage（children）
急症与专科医院	婴儿健康与不平等：怀孕与哺乳期间吸烟 Infant health and inequalities：smoking during pregnancy and breastfeeding initiation
	生殖泌尿用药的可及性 Access to genitor - urinary medicine
	种族分组数据质量 Data quality on ethnic group
	转诊延误 Delayed transfers of care
	18周转诊次数 18 - week referral to treatment times
	所有癌症：两周等待 All cancers：two week wait
	所有癌症：一个月确诊到治疗 All cancers：one month diagnosis to treatment
	所有癌症：2个月 GP 紧急转诊到治疗 All cancers：two - month GP urgent referral to treatment
	A&E 总时间 Total time in A&E
	门诊病人等待超过13周标准 Outpatients waiting longer than the 13 weeks standard
	住院病人等待超过26周标准 Inpatients waiting longer than the 26 weeks standard
	血管再造病人等待超过3个月 Patients waiting longer than three months for revascularisation
	救急胸痛诊疗所等待次数 Waiting times for rapid access chest pain clinic
	28天内取消的手术及未获批准的手术 Cancelled operations and those not admitted within 28 days
	NHS 员工满意度 NHS staff satisfaction

续表

公立医院类型	考核指标
急救医院	急性心肌梗死管理 Management of acute myocardial infarction
	低血糖发病管理 Management of hypoglycaemic attacks
	哮喘管理 Management of asthma
	心搏骤停病人管理 Management of patients with cardiac arrest
	中风及短暂肌肉萎缩发作病人管理 Management of stroke and transient ischaemic attack
	心脏病发作后再灌注的时间 Time to reperfusion for patients who have had a heart attack
	救护车的修复与安全环境 Repair and safe environment of ambulances
	A 类 18 分钟救护车反应次数 Category A 18 minute ambulance response times
	A 类 19 分钟救护车反应次数 Category A 19 minute ambulance response times
	B 类 19 分钟救护车反应次数 Category B 19 minute ambulance response times
	病人/使用者感受 Experience of patients − health and wellbeing domain
	NHS 员工满意度 NHS staff satisfaction
精神健康医院	种族分组数据质量 Data quality on ethnic group
	“精神健康最小数据库” 的护理种类 Patterns of care from the Mental Health Minimum Dataset
	危机干预入户治疗的可及性 Access to crisis resolution home treatment
	儿童与青少年精神健康服务 Child and adolescent home treatment
	病人临床质量方面的感受 Experience of patients：clinical quality domain
	出院 7 天内得到跟踪联系的比例 Proportion of people receiving follow − up contact within seven days of discharge from hospital
	病人安全方面的感受 Experience of patients：safety domain
	转诊延误 Delayed transfers of care
	为有学习障碍病人提供的最好的精神健康服务 Best practice in mental health services for people with a learning disability
	病人健康服务方面的感受 Experience of patients − health and wellbeing domain
	有效治效的药品使用者 Drug users in effective treatment
	NHS 员工满意度 NHS staff satisfaction

资料来源：李玲，江宇等．中国公立医院改革——问题、对策和出路［M］．北京：社会科学文献出版社，2012：257～259．

7.2.4 NHS 医疗服务监管的政策启示

本书认为英国 NHS 医疗服务监管方面的相关做法对我国公立医院治理有以下政策启示：

第一，对各级公立医疗机构进行合理的定位。英国 NHS 对医院有详细分类和精准的服务定位，而我国基础医疗机构建制还不完善，但大型综合医院却在改革中不断扩大规模、强化垄断性，不利于医疗资源的合理配置，公立医院改革的负外部性在外溢。所以，需要对我国各类公立医院机构进行合理的功能定位，比如可以将门诊、急诊等医疗服务职能从综合医院中分离出来赋予社区医院等基层医疗机构。

第二，建立切实可行的全科医师制度和分级转诊体系。可以说，英国的全科医师制度与分级转诊制度是发达国家里最成熟和最完备的，极大地促进了医疗资源的合理分配，有利于解决“看病难”问题，提高医疗服务的可及性。我国当前正在推行的家庭医生和分级转诊制度也正是借鉴了英国经验，但鉴于我国在全科医生培养、基层医疗机构建设、区域卫生规划、多元化办医等方面还存在很多问题，虽然国家出台了这些制度的改革纲领性文件，但是如何建立及推行切实可行的全科医师制度和分级转诊体系需要审慎研究。

第三，对医疗服务实行科学化、精细化管理。从英国 HHC 和 Monitor 对基层医疗机构的监管考核，以及 HCC 对各类型公立医院精细化的指标考核来看，科学化与精细化的监督管理效果突出。我国对于公立医院医疗服务的监管，也可以学英国进行精细化管理，明确监管主体的责任，全方位约束监管对象的行为。

第四，实行“大医疗监管体制”。医疗监管确实不是一个部门的事，我国对医疗服务的监管职能分散在卫计委、民政部、人社部、财政部等行政部门，但是“多龙不治水”的监管问题非常突出，部门之间的协调性也很差。从世界医疗改革趋势来看，“大医疗管理”是改革方向，监管职能集中于一个机构，能够强化监督管理责任，提升监管效能。因而，我国可以借鉴英国的这种“大医疗监管体制”，将分散在各部门的监管职能统一起来。

7.3　日本公共医疗保险的费用控制经验

日本作为与我国文化传统较为接近的东亚国家，其医疗保障实施“全民皆保险”的公共医疗保险制度，该医疗体系体现了国家在基本医疗卫生服务方面的主体责任，为提高日本医疗卫生条件，减轻患者看病负担，改善其生活质量和促进医疗技术进步等发挥了重要作用。通过 OECD 的官方数据可看到，2012 年日本国民平均寿命达到 83.2 岁，在其成员国中排名首位（OECD 组织成员国平均寿命为 80.2 岁）①，且日本居民看病负担较轻，医疗质量能够得到保障。我国当前也进入了“全民医保”时代，医疗保障体系逐渐完善，“新医改”进入全面深化改革阶段，就日本公共医疗保险制度的借鉴经验而言，其在少子老龄化严重、经济衰退导致财政收入减少且国民健康费用快速增长的现实背景下所实施的医疗费用控制经验，特别是在已有制度下的结构性调整改革经验，非常值得我国借鉴。

7.3.1　日本公共医疗保险制度介绍

日本于 20 世纪 20 年代初建立社会医疗保险制度，随着健康保险法、国民健康保险法等法律的推行，到 20 世纪 60 年代就已实现了医保的全民覆盖，之后不断对医保体系进行调整与完善，形成了目前险种多样、保障

① Life Expectancy at Birth (Indicator) [EB/OL]. OECD 官网，2015 - 03 - 07，http://data.oecd.org/healthstat/life - expectancy - at - birth.htm.

齐全和覆盖面广的公共医疗保险体系。截止到 2014 年，日本公共医疗保险体系覆盖了全国 1.28 亿人口。由于日本公共医疗保险制度体系中各类子项目众多，本书按各项医保制度面对对象不同将其分为国民健康保险制度、职工健康保险制度和后期高龄者医疗保险制度。下面将对三类医保制度进行简要介绍。

（1）国民健康保险制度

日本的国民健康保险制度是一种基于所属地不同而设立的地域型医疗保险制度，主要覆盖对象为所属地域内的农民、自有职业者、家庭主妇、退休工薪阶层（75 岁以下的退休人口）、前期高龄者财政调整的老年人口及其他未就业人员以及外国人（居留日本半年以上）等人群。该制度具有社会福利性质，由国家或地方政府承担健康保障责任，在参保人病、伤、孕育和死亡时享受由所属市町村级政府提供的医药、门诊、住院、分娩、丧葬费用补贴以及患病期间的生活费用补贴。该项制度参保人的医疗保险费主要由个人、市町村级政府和中央政府承担，费率由所属市町村保险主管部门自主测算、决定以及执行，因其医保管理以及服务供给由市町村负责而被称为地域性医疗保险。目前大约覆盖了 4 000 万人，其中包括前期高龄者财政调整的 1 400 万人、市町村保险的 2 000 万人和退休工薪阶层的 200 万人等。

（2）职工健康保险制度

主要面向政府、学校等公共事业单位、各种规模的企业、商会、客船货船行业等聘用的员工及其家属。根据聘用对象不同，又细分为四小类，分别为：共济组合保险（对象为国家、都、道、府、县各级政府以及公共事业单位、私营学校聘用的公务人员或者教员）；工会掌管保险（对象为大型企业、商会聘用的员工及其家属）；政府掌管保险（对象为中小型企业聘用的员工及其家属）；船员保险（对象为客运、货运商船以及渔船船员）。费用主要由雇主与员工共同承担，政府再给予一定补助，支付内容与国民健康保险类似，具体补贴比例略有不同。

（3）后期高龄者医疗保险制度

日本当前的后期高龄者医疗保险制度是由前期老年保健制度演变而成。20 世纪 80 年代初，鉴于日本严峻的老龄化人口结构，日本政府出台《老人保健法》，将原属于国民健康保险制度和职工健康保险制度中的老年人医保分离出来。该法规定，凡是参保的 70 岁以上或者 65 岁以上并患有重症病候的老年人，都可以获得国家的免费医疗服务，这是一项高福利性质的医保制度。老年人的医保费用主要由国家、地方政府以及保险机构共同承担，起初参保老人自己承担的医保费不足 10% ，后来由于卫生支出的财政压力，日本政府将原本独立的老年医保费用分摊到其他保险制度中，变相降低了参保老人的医保缴费比例，但是日本政府会对保险机构承担的财务缺口进行财政补偿。

到了 20 世纪 90 年代末期，日本社会的人口老化更加严峻且经济陷入“失去的十年”，同时医疗卫生服务需求增加导致卫生费用快速增长。为了缓解由此引发的财政负担、医保基金赤字、医患关系紧张等问题，日本于 2000 年 11 月通过医疗保险制度修改法案，对 70 岁以上老人的医保支付制度实施改革，将原来的定额支付改为定比例支付（10% 的支付比例）。2001 年，对具有一定收入条件的老人提高支付水平到 20% ，同时将前期老年保健制度的准入年龄由 70 岁提高至 75 岁。2008 年 4 月 1 日，日本政府整合前期老年保健制度，颁布实施后期高龄者医疗保险制度①。所谓的后期高龄者是相对于前期高龄者（65 ~74 岁的老人）而言，该项制度的准入年龄为 75 岁及以上（包括 65 岁以上残障人士）。目前，后期高龄者医疗制度大概覆盖 1 500 万老年人口。参加后期高龄者医疗制度的老年人患者的自付医疗费用比例为 10% ，剩余部分的医保支付结构为 1:4:5（由保险

① 王岭．日本老龄化背景下医疗保险制度变迁及启示［J］．江西农业大学学报（社会科学版），2012（4）：131 ~135.

受益者承担 10%，国家、地方政府财政承担一半，其他医保机构支援金承担 40%）。当然为了弥补原有制度公平性缺失问题及缓解代际矛盾，部分地方政府的医保支付政策也有不同，例如东京都在 2012 年规定后期高龄者医疗自付支付水平在原有标准上又提升了 16.1%①，且高龄人群医保支付与非高龄人群的医保支付分开核算。

7.3.2 日本的医疗费用控制政策

随着日本社会经济的变化及少子老龄化日趋严重，日本公共医疗保险制度开始暴露出诸多问题，特别是医疗费用快速增长造成医保财政压力加大。在“全民皆保险”的公共医疗保险制度下，日本国民医疗费用开支迅速增长，1980 年医疗费用财政支出为 16 万亿日元，1990 年达到 20 万亿日元，2000 年则为 30 万亿日元，2010 年达到了 36.6 万亿日元。据预测，受人口老化影响，2025 年日本医疗费用支出（加上护理费）将从 2012 年的 43.5 万亿日元增加到 73.8 万亿日元。② 自 21 世纪以来，日本政府致力于医疗费用控制方面的改革，且取得了一定成效。就日本公共医疗保险制度目前的医疗费用控制政策和改革经验来看，在某些改革政策推进方面对我国医保控费或公立医院改革有一定启益。综合已有研究和相关资料，日本公共医疗保险制度的医疗费用控费做法主要包括以下几方面：

（1）坚持医保的强制参保原则

相对于欧美国家比较自由、开放的医疗保险制度，20 世纪 60 年代初日本政府就颁布了《医疗保险法》，并强制性地在国内各都、道、府、县广泛推行，由法律赋予国民投保的权利与义务，最终实现了全民医疗保

① 殷志芳．日本国民健康保险制度改革及其启示［J］．合作经济与科技，2013（20）：95～96.

② 读卖新闻．日本拟用大数据控制医疗费［EB/OL］．参考消息网，2014－8－20，http：//science. cankaoxiaoxi. com/2014/08/20/468045. shtml.

险。作为一项福利性质的民生制度，日本的公共社会医疗保险具有参保的强制性，强制参保实际上是确保参保人减轻负担的前提。强制参保体制下，为了降低参保人的缴费负担，日本的保险机构不完全根据投保人的风险评定或者经济背景评估来制定保费收缴比例，而是较为人性化的吸纳潜在的投保者。具体而言，为了使较低收入人员与高危高风险从业人员能够承担保费，保险机构采取以参保人员收入比例缴纳保费制度，取代保险业以风险评估与经济背景评估征收保费的传统，这减轻了参保人的保费负担。①

在全民参保体制下，患者无须担忧看病贵负担，从心理层面降低了患者的看病心理负担。另外，强制参保的医保体系实现“一卡在手，自由就医”，自由就医能够促进疾病的早发现早治疗，从而降低了由于疾病恶化而引发的治疗成本上升。特别是对于那些外部性较强的疾病而言，可以通过早期治疗达到控制医疗费用的效果。

（2）实施三级诊疗制度

为了有效、合理地配置医疗资源，日本实施严格的三级诊疗制度。三级诊疗制度就是将提供医疗卫生服务的医疗机构划分为三级，每一级分别独立承担一类医疗服务。具体为：第一级是指由居民社区保健诊所承担的医疗卫生服务，负责为社区民众提供常见疾病的诊疗救治；第二级是指由中小型医疗机构负责提供普通的住院医疗服务；第三级是指由医科大学或者大学附属医院负责提供高级、特殊诊疗救治服务。②

实行多层次的转诊制度有利于减少卫生资源的不合理配置，日本医保体系内严格规定所参保人员不得轻易越级就医，如若越级就诊，患者需要自付一定额度的诊疗费。三级诊疗制度在限制患者就医的同时，也限制了

---

① 宋金文．日本医疗保险体制的现状与改革［J］．日本学刊，2005（3）：59～75.

② 邓芳丽．借鉴日本医疗模式缓解看病难问题［J］．当代护士，2012（3）：185～187.

医疗从业人员和医疗机构的发展规模。在三级诊疗体系中的医疗从业人员需要进行严格的资格认证，各级医疗机构内的医师、护士及其他从业人员需要进行资格认证，且控制医学院校的开设与医学部学生定员数量，这有利于保证各级诊疗体系内医疗机构从业人员的数量和质量。同时，还严格限定各级医疗机构的医疗设施基准，不仅设定统一的住院设施标准，严格控制有床医院的开设和病床数量的增加，而且还按照各个地区人口数量的不同设定医院病床数量的上限，以减少病床过剩现象，这些制度规定有利于降低各级医疗机构医疗供给方诱导医疗服务的可能性。

总之，三级诊疗制度的广泛推行提升了日本医疗卫生资源的利用效率，也抑制了医务人员的诱导需求行为和医疗机构的无序扩张，在夯实基层健康保障水平、提升医务人员整体素质的同时，也有效地控制了医疗费用的不合理增长。

（3）建立和完善介护保险制度

日本于 1997 年 12 月颁布了《介护保险法》，并于 2000 年 4 月正式实施。介护保险制度面向全体国民，受到世界卫生组织的好评与推崇。其具体执行主要由都、道、府、县、町各地方主管部门负责，中央政府负责制定服务目录、标准以及监督。制度规定，凡是 40 岁以上国民均需为其未来享受的由公立医疗机构提供的公共护理医疗服务投保介护保险，并按制度规定上缴额定金额的保费。① 由于人口老龄化，老年人尤其是患有残疾或老年痴呆的群体成为主要受益对象。一方面，通过一般护理医疗服务、卫生打理洗浴服务、疗养指导服务等精细的护理服务提高了中老年群体的健康水平和生活质量、减轻了传统家庭护理压力；另一方面，刺激了护理周边产业的兴起与发展，解决了部分国民的就业问题。

日本厚生省统计白皮书显示，日本需要护理的老年人数从 1993 年到

① 陈竞．日本护理保险制度的修订与非营利组织的养老参与［J］．人口学刊，2009（2）：53～59.

2010 年增加了近 200 万人，预计 2015 年需要护理的老年人将达到 520 万人，给介护保险制度的实行带来了压力。因此，日本政府在 2005 年 6 月对该法案进行了修订，主推护理预防体系，规定都道府县町村需承担起预防体系管理职责，通过开展各级区域的护理服务项目搭建区域性护理预防体系。此外，还设立一系列综合援助服务项目，由市町村设立社区综合援助中心，通过该中心开展并推广具体的服务项目。总的来说，日本介护保险制度的成功离不开日本政府对于国情的准确把握，对相关卫生法案的妥善修订与完善①，而且介护保险分离了老年人的治疗与疗养，减少医疗费用支出，从长远来看有利于老龄化社会的医疗费用控制。

（4）建立全国统一的诊疗价格体系和医保费及给付内容调整机制

对医疗体制里可能出现的重复医疗、过度医疗等问题，日本政府于 2003 年 3 月颁布了《关于医疗保险制度体系及诊疗费用体系的基本方针》，规定参保者在诊疗之后，由医疗费用审查部门对其医疗服务行为进行审查，通过后由该组织完成补偿支付。之后，日本针对医疗支付方式进行了探索。2004 年 4 月，将 DPC 预付制与 DPC 分类诊断②一同推行实施。其中，前者指的是医疗卫生机构或单位依据病患的姓名、年龄、意识模糊程度、是否经手术或其他处理、是否有并发症等指标进行分类组合；后者是指在前者基础上，将预付标准划分为三个阶段，划分标准取决于病患住院

---

① 朱秋莲，谭睿．日本护理保险制度的改革及其对中国的启示［J］．社会福利（理论版），2014（3）：46～49.

② DPC，即 Diagnosis Procedure Combination，国内学界译为疾病诊断分组定额支付方式，是日本版的 DRGs－PPS 付费方式，根据患者的伤病、年龄、意识障碍水平、手术和处置的有无、合并及有无并发疾病等治疗行为的条件组合，将疾病诊断做不同的分组，并参考已订立的给付价格方式予以支付的医保付费方式。日本在 1998 年以参加的 10 所病院的 3 万多例住院患者的数据为基础，将 13 个主要诊断群（MDC，Major Diagnostic Category）包含的前 80% 疾病分为 270 组，将其中的 183 组试行定额支付，到 2006 年形成了目前使用的共 16 个 MDC、2 347 个疾病诊断分组的 DPC 体系。

天数与该医疗机构常年平均住院天数的比值，以及各医疗机构自身的调整系数①。在2006年初有82家医疗机构实行DPC支付方式，同年4月又增加了62家医院，并有200多家医院同意加盟为DPC协助调查单位，协作DPC完成数据调查以及问题反馈等工作。② 此外，日本积极推行自主研发的医保DPC支付方式，统一了不同医疗机构之间的医疗卫生服务标准，充分体现了医保制度的公平性和公正性。另外，诊疗报酬制度每两年一次适度调整诊疗与药剂价格，同时审查支付机构负责检查诊疗行为与用药规范，对于不符合规定的诊疗与用药实行拒付相关费用，惩罚医药机关等措施，起到了控制医药供给方诱导费用上升的作用。

同时，日本也通过建立医疗保险保费与给付内容调整机制，达到有效控制参保人医疗费用支出的作用。由表7－6可看到，日本医疗保险患者的个人负担水平逐年进行调整，一方面通过医疗保险保费的调整来提高参保人的保费负担，另一方面通过给付内容的调整来降低给付水准，提高住院伙食费和高额疗养费负担上限。在少子老龄化日益严重的经济社会环境下，日本灵活的医疗保险保费与给付内容调整机制有利于强化个人的健康保障责任，也减轻了国家医疗费用的增长负担。

表7－6 日本医疗保险患者个人负担水平的调整状况

时间	患者个人负担水平的调整内容
1984年	个人负担10%
1986年	高额疗养费患者负担上限由5.1万日元提高到5.4万日元
1987年	老人医疗住院1天由300日元提高到400日元，门诊1天由400日元提高到800日元
1989年	高额疗养费患者负担上限由5.4万日元提高到5.7万日元
1991年	高额疗养费患者负担上限由5.7万日元提高到6.0万日元
1992年	老人医疗住院1天由400日元提高到600日元，门诊1天由800日元提高到900日元

① 廖黎黎，王小万．日本医疗保险病例组合支付方式介绍［J］．国外医学（卫生经济分册），2006（4）：167～172.

② 熊菲．日本医疗保险制度对我国的启示［D］．武汉科技大学，2009.

续表

时间	患者个人负担水平的调整内容
1993 年	高额疗养费患者负担上限由 6.0 万日元提高到 6.3 万日元；老人医疗住院 1 天由 600 日元提高到 700 日元，门诊 1 天由 900 日元提高到 1 000 日元
1995 年	老人医疗门诊 1 天由 1 000 日元提高到 1 010 日元
1996 年	老人医疗住院 1 天由 700 日元提高到 710 日元，门诊 1 天由 1 010 日元提高到 1 020 日元；高额疗养费患者负担上限由 6.3 万日元提高到 6.36 万日元；住院伙食费由 600 日元提高到 700 日元
1997 年	医疗费个人负担比重由 10% 提高到 20%；门诊药剂费的部分负担；老人医疗住院 1 天由 710 日元提高到 1 000 日元，门诊 1 天由 1 020 日元提高到 1 次 500 日元
1998 年	老人医疗住院 1 天由 1 000 日元提高到 1 100 日元
1999 年	老人医疗住院 1 天由 1 100 日元提高到 1 200 日元，门诊由 1 次 500 日元提高到 1 次 530 日元
2000 年	高额疗养费患者负担上限由 6.3 万日元提高到 6.33 万日元 +（医疗费 −3.18 万日元）×1%
2001 年	老人医疗住院 1 天由 1 200 日元提高到负担 10%（月上限为 37 200 日元）；住院伙食费由 760 日元提高到 780 日元
2002 年	老人医疗门诊由 1 次 530 日元提高到负担 10%；个人负担比例提高到 30%（取消门诊药剂费的部分负担）；高额疗养费患者负担上限提高到 7.23 万日元 +（医疗费 −2.41 万日元）×1%
2006 年	高额疗养费患者负担上限提高到 8.01 万日元 +（医疗费 −2.41 万日元）×1%

（5）建立专业、独立的医疗费用审查机构

日本根据不同的险种设置了不同的医疗费用审查机构，负责审查具体医疗行为的治疗方案是否恰当、诊疗救治费用是否合理，以及由政府、企业、商会、保险机构等支付的保险费用使用情况。

医疗费用审查机构有社会保险治疗报酬支付基金和国民健康保险团体联合会两个，其中前者主要审查同业组织健康保险，全国健康保险协会下辖的健康保险、船员保险、互助会保险等，后者主要审查都道府县的国民

健康保险、同业组织国民健康保险以及高龄群体保险。审查成员由医务人员代表、参保人员（患者）代表、公益代表以及保险公司或机构代表等组成，几乎覆盖所有利益关联方，因此可以有效确保审查过程的公平公正公开，有利于监督和管理医疗卫生资源的配置方式，还有利于规范医疗卫生服务供需中的医患行为①。具体审查流程如图7－4所示。

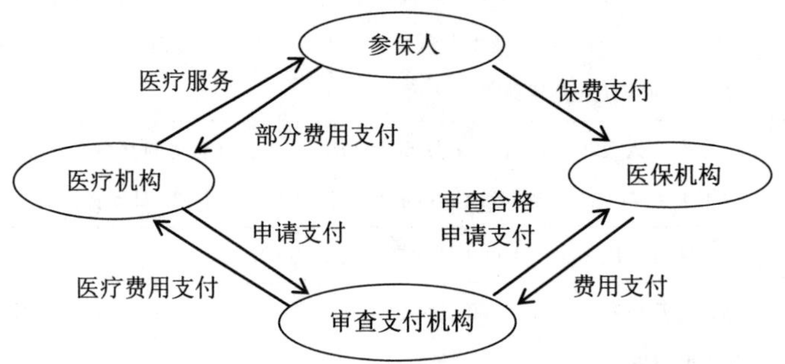

图7－4　日本公共社会医疗保险诊疗体制的基本流程

7.3.3　日本公共医疗控费改革的政策启示

综上而言，日本公共医疗保险制度的控费做法主要是通过强制参保，提高医保覆盖率，同时针对老年人医疗费用不断上升，积极开展预防医疗，控制成年病发病率，降低重病发生比例，这对老龄化社会的医疗保障支出具有一定的费用制约效果；通过三级诊疗机制抑制医疗从业人员的诱导需求行为和医疗机构的无序扩张，实现医疗资源的有效配置，控制医疗资源浪费，从而规制医疗费用的不合理增长；通过建立介护保险制度，分离老年人的治疗与疗养，减少未来的医疗费用支出；通过建立全国统一的诊疗价格体系、医保费及给付内容调整机制和专业独立的医疗费用审查机构，从供给层面的结构性调整来实现有效的费用制约效果。本书认为日本

① 刘晓莉，等．日本医疗保险制度改革及对我国的启示［J］．医学与哲学（人文社会医学版），2008（11）：43～45.

公共医疗控费做法对我国有以下政策启示：

一是重视建立与完善老年保健制度。日本的老年保健制度建立之初即收到显著成效，虽然受到人口老龄化及经济持续低迷的影响，但日本政府通过一系列的修正法案来调整改革进度，确保了制度的稳定运行，起到了减轻医保基金赤字与政府医疗负担的成效，为老年人的医疗卫生保健提供了价格低、效率高、服务好的福利。我国目前正面临人口老龄化的严峻考验，老年人的医疗保健问题是未来我国医疗卫生体制改革必须要面对的难题。因此，我国应积极建立老年保健制度，并根据本国国情做适当的调整和完善，这对未来解决老年人群的医疗保健问题具有重要意义。

二是重视各医疗制度间的公平公正。日本医疗保险体系名目复杂、制度繁多，但补偿机制在不同医疗保险制度之间基本一致，极大地消除了国民待遇的不公平和不公正现象。当前，我国医疗保险体制下不同保险制度之间补偿机制不一样，主要表现为城乡差异、地域差异以及制度间的横向差异，或多或少引发了社会矛盾，公平性和公正性受到一定程度的损害。因此，我国医疗卫生体制改革需要注重医疗保险制度之间的公平性和公正性，逐步缩小不同地区、城乡以及不同制度间的补偿差异。

7.4　中国福建省三明市的“三医联动”综合改革经验

党的十八大以来，我国公立医院的改革“明星”莫过于“三明医改”。三明市是福建省中西北部地区的一个经济欠发达地级市，其医改的关键背景在于医保基金严重亏损，据相关数据显示，2010 年三明市职工医保统筹基金收入抵支约 1.4 亿元，2011 年实际超支约 2.12 亿元，分别占到当年市级地方财政收入的 11.66% 和 14.42%，财政无力兜底，基金欠付全市

22家公立医院药费1 700多万元①。自2012年以来，三明市以医药改革为突破口，进行医药、医保、医疗“三医联动”整体改革，全面推进市县两级公立医院在分配机制、补偿机制、考评机制、药品采购、医院管理、基金管理等方面综合改革，并取得了明显效果。2013年次均出院费用比2011年下降7%，职工医保统筹基金从2011年亏损2.08亿元到2015年结余1.30亿元②。

三明市的改革经验得到了中央的肯定，原卫生部部长高强调研后认为：三明市的改革总体方案设计科学合理、目标明确、思路清晰、公立医院综合改革的基本模式已初步形成，“三明医改模式”在全国是一个非常好的、可复制的模式。③ 2015年11月25日，由国务院医改办、国家发改委、财政部、国家卫计委等部门联合主办的全国公立医院综合改革培训班在福建三明市开班，1 700多名来自全国的行政干部和公立医院院长分批学习“三明路径”。2016年4月28日，国家卫计委在回应医改试点经验时提出“三明市的经验要在全国推广”④，这预示着三明医改已经得到了国家的认可，三明市的经验将成为影响全国医改的重要因素。因此，有必要从学术角度对“三明”模式进行探讨，这也有利于从理论层面进行政策启益性思考。

7.4.1 “三医联动”的综合改革措施

三明市“三医联动”的改革路径如图7-5所示，梳理其有益做法及

① 王东进．从“三可”视角看三明医改［J］．中国医疗保险，2014（12）：5~8.

② 本部分有关三明市医改所引用数据及图表制作的数据，皆来源于三明市医改办官网，http：//www.jksmpt.com/，后文不再一一注明。

③ 詹积富．三明市公立医院综合改革［M］．福州：福建人民出版社，2014：3.

④ 卫计委回应医改试点经验：“三明模式”可全国推广［EB/OL］．中国网财经，2016-4-28，http：//h5.china.com.cn/toutiao/doc_ 1_ 2_ 1246354.html? tt_ from = weixin&tt_ group_ id = 6278444756244152577&from = groupmessage&isappinstalled = 0.

政策思考有如下三方面。

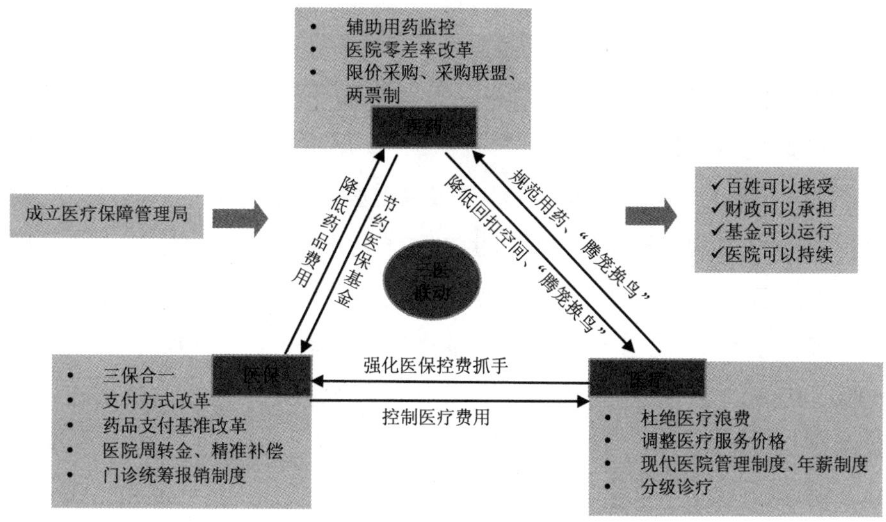

图 7－5　三明医改的“三医联动”改革路径

（1）医药改革：药品限价采购与规范用药行为

三明市在医药改革方面的重点措施主要有：

第一，实行药品耗材联合限价采购。三明市以所有公立医疗机构为整体，联合宁波、珠海、乌海、玉溪等省外城市，按照“为用而采、去除灰色、价格真实”的总原则和“临床需要、医院上报，杜绝假药、保证质量，遏制回扣、责任连带，诚信供货、配送到位，跟踪监测、动态调整，一品两规、两票制度，公平竞争、市场淘汰，网上公开、群众监督”的操作规范，在保证质量的前提下，实行最低价采购，严格执行“一品两规”“两票制”和“药品采购院长负责制”，从源头上堵住药价虚高等问题。

第二，实施重点药品监控。2012 年 4 月，将辅助性、营养性、高回扣、“疗效不确切、价格很确切”的 129 个品规“神药”，进行重点监控。对被发现有回扣品种的药品生产企业和为其配送的企业，列入商业贿赂不良记录企业黑名单，从制度上、源头上遏制药企、医药代表向医务人员行贿行为的发生。建立治理医药购销领域商业贿赂制度，实行治理医药购销领域商业贿赂院长负责制和医务人员安全预防制度，加强医院内部管理。

第三，规范用药行为。严格控制“大处方”，控制次均门诊费用和次均住院费用；严格控制医师处方权，明确普通门诊一次处方的限量，防止医生为拿回扣而开“大处方”“只开贵、不开对”。严格控制抗菌药物使用，执行抗菌药物分级管理制度，二级以上医疗机构每月必须将抗菌药物用药量前 10 名的品规及其开具医生在院务公开栏公布，对连续三个月排名在前三名的抗菌药物给予暂停使用处理，并约谈责任医生。严格控制大检查，要求二级以上医院大型设备检查阳性率不低于 70%，三级医院不低于 75%，三级医院全年大型医疗设备检查费用与医疗总费用的占比控制在 5.5% 以内，二级医院控制在 3.5% 以内。加强医疗机构抗生素与输液管理，从 2014 年起，三明市确定了 53 种无须输液治疗的常见病、多发病。

（2）医保改革：实行“三保合一”

三明市在医保方面的重点改革措施主要包括：

第一，整合医疗保险职能，成立医疗保障管理局。2016 年 7 月 10 日，三明市在全国率先成立医疗保障管理局，将人社局的医疗保险、生育保险管理职责，卫计委有关药品集中采购管理职责，财政局有关拟订医保基金、生育基金的预决算职责，医保管理中心有关医疗保险定点医疗机构、本级定点零售药店的资格审查、管理等职责进行整合，纳入医疗保障管理局。①

第二，“三保合一”理顺医保管理体制。在全国率先将城镇职工医保、居民医保、新农合三类医保经办机构整合成市医疗保障基金管理中心，承担药品限价采购与结算、基金管理、医疗行为监管、医疗服务价格调整等

① 三明成立医疗保障管理局整合医保管理［EB/OL］. 新华网，2016 - 7 - 12，http：//news. xinhuanet. com/health/2016 - 07/12/c_ 129137233. htm.

职能，实行垂直管理，成为“三医联动”的重要抓手和平台。

第三，“招采合一”发挥医保机构在药品采购中的主导作用。将药品集中采购职能并入医保管理中心，改革药采方式，医院向医保中心报送临床用药需求目录，医管中心负责统一采购和结算，彻底切断了医院与药品耗材供应商之间的资金往来，也彻底解决了医院、药品供应商、医保机构之间长期解决不了的“三角债”关系。同时，医保在药品限价采购、配送与结算、药品价格谈判、医保定点机构的审核结算和医疗行为的监督稽查等方面都起到了主导作用。

（3）医疗改革：规范医疗行为

三明市在医疗领域的重点改革措施有：

第一，建立院长考核体系并实施院长目标年薪制。建立一套包括 6 大类 40 项的院长考评体系，采取定性与定量、年度与日常考核相结合的方式，考核结果与院长年薪和医院工资总额核定挂钩，变一人的责任为全院员工的共同责任，调动全体医务人员参与医院管理的积极性，使医院院长回归到医院精细化管理方向上。院长年薪由财政全额负担，从二级乙等到三级甲等基本年薪分别为 20 万元、25 万元、30 万元、35 万元。2015 年全市 22 家县级以上医院院长年薪最高 40.7 万元，最低 19.5 万元。

第二，实行全体医务人员目标年薪制。在 2015 年之前，参照国际上医生收入一般为社会平均收入 3～5 倍的惯例，对在职临床类、技师类和临床药师类医务人员，按照级别和岗位，实行不同等级年薪，封顶年薪为住院医生 10 万元、主治医生 15 万元、副主任医生 20 万元、主任医生 25 万元。医技人员年薪所需资金由医院负担，由院长在核定的工资总额范围内自主分配，医技人员绩效年薪考核与岗位工作量、医德医风和社会评议等挂钩。2015 年之后，在医生年薪制基础上，实行全员目标年薪制和年薪计算工分制，将原来医生收入与科室收入挂钩改变为按工作量分配。同时，规范工资总额分配比例，医生、护士和行政后勤团队分别占 50%、40% 和 10%；规范医生、护士和行政后勤人员的最高年薪之间比例；规范年薪发放在医院内公示制度。

第三，理顺医疗服务价格。以“堵浪费”为切入点，挤压药品流通领域水分、规范医务人员不合理的医疗行为，推动药品耗材“量价”齐下，使医保基金支出压力得到有效缓解，为医疗服务价格调整腾出空间。在此基础上，医院总收入增长幅度控制在8%左右的情况下动态理顺医疗服务价格，先后五次调整医疗服务收费标准，在降低药占比的同时提高医务性收入占比。提高医院的医务性收入占比方面，截止到2016年5月，三明市公立医院的医务性收入为70 139.17万元，已达66.4%；降低药占比方面，截止到2016年5月，三明市公立医院药品收入为25 387.49万元，药占比降到24.04%；提高普通门诊诊查费用方面，三级医院主任医师、副主任医师、主治医师、住院医师提高到48元、38元、28元、18元，由医保基金统一报销18元。

7.4.2 三明医改的激励约束效果

通过近4年的改革实践，三明市公立医院综合改革的效果明显，特别是在控费和调动医务人员积极性方面。归纳起来，主要表现在以下方面：

第一，医保基金控费效果显著且医保实际报销比例大幅提升。三明医改的初衷就在于扭转医保基金亏损的局面，“三医联动”改革启动以来，三明市医保基金立刻扭亏为盈，全市城镇职工医保赡养比逐年下降，由2011年的医保基金亏损2.8亿元，到2012～2015年分别结余2 209.0万元、7 517.0万元、8 637.5万元和12 996.8万元，如表7－7所示。可以看到，改革对于控制医疗费用起到了立竿见影的效果。另外，虽然医保控费十分严格，但患者的医保实际报销比例大幅提升，截止到2015年年底，三明市医保的实际报销比例远远高于全国水平（如图7－6所示），而且患者住院费用明显下降，三明市将基本医疗保险最高支付限额提高到了8万元，大病保险提高到22万，最高可补偿30万元。

表7-7　　改革前后三明市医保基金结余状况　　单位：万元

	2011年	2012年	2013年	2014年	2015年
医保基金结余	-28 000.0	2 209.0	7 517.0	8 637.5	12 996.8

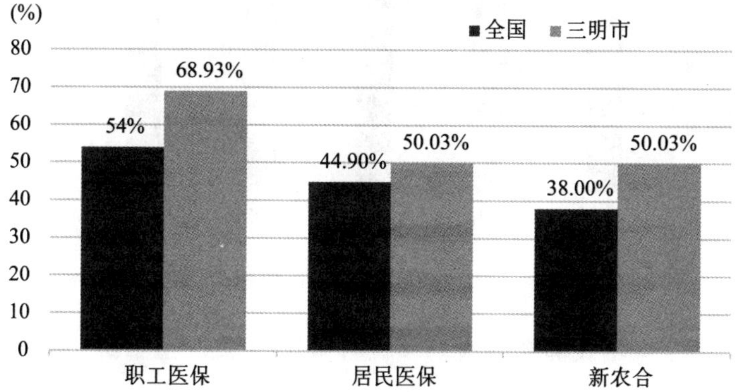

图7-6　三明市及全国各类医保的实际报销比例

第二，改善医院的收入结构，一定程度上遏制了医药收入的增长比。2012年22家县级以上医院医药总收入为18.90亿元，同比增长11.86%，2015年的医药总收入为23.62亿元，同比增长5.97%。改革期间，2012～2015年三明市22家公立医院医药总收入年均增长率为8.73%，相比于2006～2011年年均19.4%的增长速度（如图7-7所示），医药总收入的增长速度明显放缓。在医药总收入的结构性收入来源中，医院医务性收入由2011年的6.75亿元（占总收入比重的39%）增加到2015年的15.30亿元（占总收入的比重上升到64.78%），医院药品耗材由2011年的10.15亿元（占总收入比重的61%）下降到2015年的8.32亿元（占总收入比重的35.22%）。

第三，提高医务人员待遇，促进医务人员的积极性。薪酬水平的大幅提高是对医务人员劳务和技术水平的尊重和肯定，有效调动了医务人员的工作积极性。2011年三明市22家公立医院工资总额为3.82亿元，2015年增长到8.95亿元，改革四年间，工资总额翻了一倍多。从平均薪酬来看，2011年22家医院医务人员的平均工资只有4.22万元，而2015年增长为

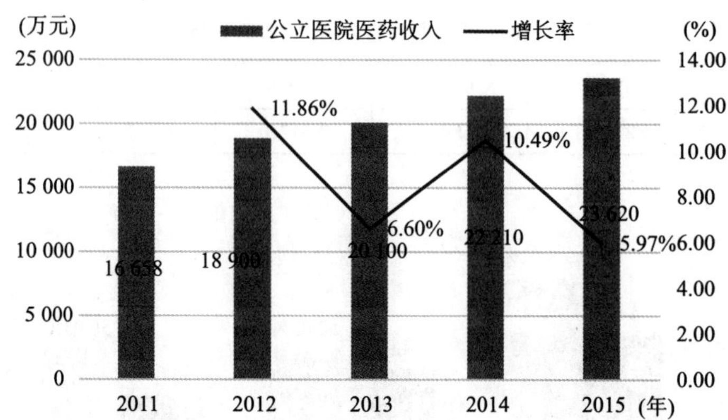

图 7－7　2011～2015 年三明市公立医院医药收入增长情况

8.90 万元，年均增长幅度达到 20.51%，其中主任医生年薪一般达到 20 万元以上。

第四，从患者负担来看，一定程度上缓解了“看病贵”问题。比如，三明市公立医院城镇职工医保住院次均费用由 2011 年的 6 553 元下降到 2015 年的 5 343 元，其中个人次均自付费用由 1 818 元下降到 1 615 元；城乡居民次均住院费用中个人的次均自付费用，由改革前 2011 年的 2 194 元下降到 2015 年的 1 757 元。

7.4.3　三明医改模式是否值得复制的思考

虽然三明市改革探索取得了一些成效，国家也有意将“三明模式”向全国推广，但本书认为以下三点值得我国政策制定者审慎决策。

第一，“三明医改”只是政府为主导作用的改革模板之一。三明市专门由一名副市长（市委常委）主管公立医院改革业务，主导“三医联动”的综合改革，究其根本是以政府行政力为主体的改革模式。如若其他地方政府改革不像三明市一样，由懂得医改问题症结点且具备改革魄力与勇气的行政首长牵头，则在药品议价和采购流通环节就有可能被利益集团所“绞杀”或妥协。因此，没有市场优胜劣汰的竞争压力，三明市的这种行政主导式改革是否具有可持续性和创新性，值得后续关注。

第二，三明市的改革措施与国家所倡导的“管办分开、政事分离”公立医院改革目标相去甚远。虽然三明市利用目标年薪制和具体的绩效考核制度规范了医院院长的行为，但仍然是“管办不分”，医院院长具有行政级别，由行政部门任命，无可避免会由于行政行为带来管理效率上的损失问题。而且目标年薪制在没有彻底解决政府与医院之间的“委托—代理”问题之前，并不是“高薪养廉”的做法，“高薪”只是相对于改革之前而言，这种相对而言的“高薪制”难以从可持续性上规范灰色收入和红包行为①。只有建立现代法人化的医院管理制度，着力在医院去行政化方面下功夫，深化人事制度、职称晋升制度改革，才能确保目标年薪制更加充满活力，确保医院持续健康发展。

第三，已有改革效果的固化是否会影响其他方面的改革。三明医改的控费效果非常明显，改革第二年便将医保基金扭亏为盈，其关键措施在于挤压了药品在流通环节和医生用药行为导向上的“水分”②，但是一味地降低药价是否会导致药品质量的下降？不同价格的药品在药性上不同，如原研药、新药和进口药品，其价格必然很高，因而如何规范药品质量值得思考。另外，通过三明市的改革，全市 22 家公立医院的医疗水平得到了改善，医务人员的积极性得到了提高，但是固化后的改革局面可能会使城市医院进一步扩张，导致人才和病人的“双虹吸现象”，导致城乡医疗水平之间的差距越来越大，这不利于分级转诊制度的改革和实施。

诚如有学者对“三明医改”提出了诸多质疑③：年薪制可以解决公立医院的逐利问题吗？只有公立医院才具有公益性吗？三明医改的过度控费

---

① 戴悦，郑振佺，孙虹．公立医院“院长年薪制”的理论探讨：以福建三明医改为例［J］．中国卫生经济，2015（11）：15～18.

② 孔令敏，林世才，张清涌．三明医改新路径：挤压药价的虚高水分［J］．医院领导决策参考，2013（17）：40～43.

③ 代志明．“三明医改”模式可以复制吗？——兼与钟东波先生商榷［J］．郑州轻工业学院学报（社会科学版），2015（2）：35～38.

行为合理吗？医生参与“三明医改”了吗？政府的公立医院改革成本分担责任问题解决了吗？由于三明医改所倡导的政府强势介入医疗服务的政策导向背离了国际医疗改革的大势，再加上三明医改回避了改革成本的合理分担及医生的改革参与权等问题，因此三明医改难以在全国推广。

医改是世界性难题，不可能一蹴而就，三明医改只有 4 年左右的改革经验，而且是在政府行政力量主导下的改革探索，以卫生经济学的不确定性理论来看，中央政府在全国推广“三明模式”需要审慎地看待其改革经验，可以借鉴其大力破除医药流通领域药价虚高的勇气和改革措施，明确政府的办医责任，从全局出发，通过“三医联动”理顺医改过程中各利益关联方的关系和责任，而不是全盘借鉴和模式复制。

7.5 本章小结及思考

医疗保障不同于养老保障，公立医院所提供的基本医疗服务还需要保证可及性、效率性和公益性，医保部门所筹集的医疗保险基金要坚持“以收定支”原则且面临刚性增长问题，这显示了医疗保险改革的复杂性与艰巨性。医改是世界性难题，对于我国这样一个经历了多次医疗体制改革失败，且仍在新一轮医疗体制改革道路上寻找出路的国家而言，一项合理有效的医疗政策对 13.7 亿国民的健康保障显得非常重要。世界各国围绕公立医院改革进行了几十年的探索，我们可以集百家之所长，弥补自身改革缺陷，以优化政策与制度体系。本章对美国管理式医疗的激励约束经验进行了深入评析，对英国国民健康保障体系（NHS）的医疗服务监管经验进行了详细介绍，对日本公共医疗制度的医疗费用控制经验进行了全面阐述，另外也对时下我国最热的“三医联动”改革典型——福建三明医改模式进行了描述和是否值得全国复制推广展开了政策讨论。

通过对以上这些国家和典型地区的经验介绍，可以发现我国在公立医院治理道路上任重而道远，改革还面临诸多错综复杂的困难及症结点。综合上述分析内容，国内外实践经验对我国公立医院的医保激励约束机制构建有如下政策思考与启益：

第一，对于医改而言，运行机制层面的建设与改革效果要强于对体制层面的重构和改革。医疗卫生体制的系统性和复杂性不言而喻，一个国家医疗卫生体制的构建和完善需要花费数十年时间，也耗费了大量的公共财政成本。面对现有问题进行医疗改革需要慎重考虑是否有必要从体制层面进行重构。如果从美英日等国医改历程来看，针对本国的医疗问题，它们并非是推倒重构新的医疗卫生体制，而是基于本国国情，从运行机制层面进行体制层面的结构性制度调整。比如，美国管理式医疗激活了医疗服务提供的各环节主体效率，极大地发挥了医保的激励约束作用，日本的三级诊疗制度和前后期老年保健制度的分立与改革也是对已有医保制度的调整和完善，从而有效地控制了医疗费用的增长。所以，我国公立医院改革并不一定非得从体制层面进行大刀阔斧地重构或建制，可以灵活发挥各运行机制，从供给侧改革来解决已有问题。

第二，我国医疗卫生服务均等化建设要“重基层、重预防”。像英国两级建制的分级转诊制度和日本三级诊疗机制，之所以这些分级转诊制度能够发挥重要功效，就在于这些国家重视基层医疗机构的建设，注重医疗资源配置向基层倾斜。反观我国现状，基层医疗卫生服务体系不健全、不完善，医疗资源随着改革不断深入而产生向大医院、综合性医院集中的“虹吸效应”问题，无论是家庭医生制度的推行，还是分级转诊制度的实践，这些改革政策的实施效果都不会太佳。另外，“防未病胜于治已病”，重视疾病预防和健康管理无论是对减轻居民看病负担，还是降低国家疾病治疗费用，都发挥了重要作用。而且，随着我国人口老化速度加快及医疗卫生的财政负担日益增大，通过健康管理和合理的医疗资源配置来抑制医疗卫生费用的不合理增长，将疾病保险转化为健康保险，降低患病风险，减少疾病支付费用，会成为今后医疗体制的重要改革方向。

第三，需要破除我国公立医院办医的垄断性地位，强化医疗服务提供的市场竞争意识，提高医疗服务供给的可及性。公立医院仅是医疗服务提供的平台，而非医疗服务公益性保障的唯一载体。可以看到，美英日等发达国家多元化办医格局明显，各类型医疗机构满足了居民多样化、优质优效的医疗服务需求，只要医保机构发挥应有的激励约束作用，私立医院也能提供更好的医疗服务①，而且还能提升公立医院的竞争意识，改善医疗服务供给的水平和质量。比如，德国医疗体系中，民营（营利性和非营利性）医院占了70%，但无论是公立医院还是民营医院，其日常运营收入的绝大部分都来自全国300多家社会医疗保险基金的支付②。在德国，医保基金作为第三方支付方向各种所有制形式的医疗服务机构平等开放合同竞标和购买服务，通过严格的合同谈判，决定基本和非基本的医疗服务包、预算拨款、支付机制和绩效评估等具体内容，通过合同绩效评估结果决定维持或终结合同关系，有效保障了多元化办医效率。

第四，公立医院改革非常复杂，需要进一步强化监管部门的职能与责任，因而可以实施“大医疗保障”的管理机构建制。在阐述三明市“三医联动”改革经验时，本书肯定了三明市短期的医改成效，但是也提出了其行政主导的改革模式是否具有可持续性、公立医院的委托代理问题尚未得到有效解决、已有改革效果是否影响其他方面的改革等政策思考。但是基于当前我国医保部门、卫生部门和医院之间存在分工不明、权责不清、利益掣肘等现实问题，本书认为三明市在公立医院改革困难重重的制度环境下，成立医疗保障管理局，整合之前散放在各个部门的医疗保障职能，强化了政府办医和监管责任，有利于解决原有部门责任推诿、监管方面“多龙不治水”等问题，保障了制度改革的效率，为医疗、医保、医药“三医联动”改革提供了强有力的行政支撑。鉴于医疗改革的复杂性，强化医疗保障管理部门的行政效能，这也符合当前世界“大医疗保障”建制改革的

① Nick Goodwin, Reinhold Gruen, Valerie Iles, 2006, “*Managing Health Services*”, Buckingham: Open University Press.

② 顾昕. 全民医疗保险与公立医院中的政府投入：德国经验的启示 [J]. 东岳论丛, 2013 (2): 53～59.

方向。

当然，美英日等发达国家的改革是基于本国国情和所面临的医改问题而实施的制度改革探索，我们不能一味地借鉴与复制。但这些成功的实践改革经验能够为我国深化公立医院及医改其他方面的改革提供诸多有益的政策启示。

第 8 章

实现公立医院良好治理的医保激励约束机制构建

本书第 2 章通过概念界定、理论梳理明确了管理式医疗的理论机理，提出医疗保险对公立医院的激励约束机制是解决我国公立医院市场失灵和政府失灵问题的有效路径，并建立了分析框架。第 3 章对我国公立医院的改革历程与运行现状、医保的发展状况和医保对公立医院的激励约束情况进行了深入分析，归纳了公立医院治理过程中医保在激励约束方面存在的诸如医保经办机构监管效能不足、医保支付方式缺乏激励约束效果、公立医院医疗服务提供效率差异大、医疗费用增长过快、以药养医问题严重、公立医院公益性缺失等问题。基于分析框架与现存问题，第 4 章、第 5 章和第 6 章分别从公立医院医疗服务提供绩效、医生诊疗行为和公立医院医药行为三个维度，实证测度了医保控费、医保付费和药品规制等政策工具对公立医院的激励约束效果。第 7 章则分析了美国、英国、日本和中国福建三明市等典型性经验的有益做法，分别从管理式医疗、医疗服务监管、医疗费用控制和“医疗、医保和医药”联动式改革等视角各有侧重地对公立医院的激励约束内容进行研究和总结。

以上研究内容与研究结果对于明确医疗保险对公立医院的激励约束作用，提供了理论支撑、现实依据、实证佐证和经验典范。本章将在前几章理论分析、问题归纳、实证研究和经验借鉴基础上，进一步从机制设计层面构建实现公立医院良好治理的医保激励约束机制，以为发挥医保对医疗服务提供主体的正向激励和外部约束作用，促进医疗、医药体制机制改革，最终实现公立医院良好治理目标，提出可行性治理路径。

8.1 医保激励约束机制的目标

在构建医保激励约束机制之前，首先需要明确医保激励约束机制的实现目标，为实现公立医院良好治理及相关配套改革政策提供指导方向。从治理主体的利益诉求来看，医保激励约束机制的设计要兼顾各利益关联方的利益目标，因此，本部分将从各利益关联方视角来明确医保激励约束机制的目标。

（1）政治目标：实现政府作为委托人的健康保障责任

任何一项制度安排，从政府角度而言，都内含了重要的政治目标及被赋予了重要的政策责任。就政治目标而言，无论是医疗保险发展，还是公立医院治理，政府都是重要的初始委托人，其目标价值取向是作为最重要的健康保障责任主体，通过制度设计与改革确保国民获得可及、可靠、安全、可负担的医疗服务，维护国民的健康权益，进而保障社会的稳定与和谐。具体而言，激励约束机制设计要确保医保能够兼顾政府委托人、公立医院代理人及其自身利益的多重委托代理任务，确保公立医院能够切实履行好政府所赋予的办医职责，满足国民基本医疗服务需求。

（2）社会目标：保障国民享受可及、可靠、安全、可负担的医疗卫生服务

就社会目标而言，我国坚持国民医疗保障的国家责任，维护患者的健康权益，通过医疗保险的各项制度安排使国民享受可及、可靠、安全、可负担的医疗卫生服务，应当成为医保激励约束机制的核心目标，这也是国家实施医疗保险制度的初衷和价值体现，与 WHO 倡导的健康理念相一致。“可及”是指医疗服务的可获得性；“可靠”与“安全”是指医疗服务的质量与诊疗效果；“可负担”是指医疗服务付费的可承受性。因而，医保激励约束机制的设计要围绕保障患者健康权益的这几个理念进行，激励公立医院为国民提供质优价廉的医疗服务，切实解决“看病难、看病贵”问题。

（3）经济目标：控制公立医院医疗费用的不合理增长

就经济目标而言，医保激励约束机制要发挥控制公立医院医疗费用不合理增长的作用。医疗费用的增长应当与国民经济发展水平和居民可负担能力保持一致，一旦偏离该目标，就意味着医疗资源的浪费与医疗费用的过快增长，会加重患者的看病负担，导致“看病贵”问题，同时也会造成医保基金的支付压力与国家医疗卫生资源的浪费。特别是我国老龄化趋势越来越严峻，医保基金面临严重的支付危机，如何有效控费以确保医保基金的收支平衡，是实现医疗保险制度可持续发展的重要条件。因此，控制公立医院医疗费用不合理增长，确保医保基金安全、有效运行是医保激励约束机制的重要目标。

（4）制度安排目标：实现公立医院医疗服务提供的效率与公益性

就制度安排目标而言，医保激励约束机制要实现“激励”与“约束”两大功效。“激励”体现为通过医保的付费机制合理地补偿公立医院与医生，正向激励医方提供质优价廉的医疗服务，保障医疗服务的质量与效率，提高医疗服务提供方的积极性。“约束”体现为通过医保的谈判机制、考评审核与监督机制等，控制医疗费用的不合理增长，规范医疗服务提供主体的诊疗行为，抑制诱导需求行为，引导合理用药，解决“药价虚高”等问题，保障公立医院的公益性。总之，通过医保激励约束机制促进公立医院良好治理，就是通过发挥医保的激励约束作用，保障公立医院的正常运行，实现其医疗服务提供效率与公益性的均衡，促进公立医院健康发展。

8.2　医保激励约束机制的构建

基于以上目标，本书认为实现公立医院良好治理的医保激励约束机制体系应当包括医保谈判机制、DRGs－PPS 医保支付机制、医疗服务评估考核机制、医疗服务智能审核机构、社会参与监督机制、信息披露机制六个子系统。

8.2.1 医保谈判机制

美国管理式医疗组织之所以对定点医疗机构具有强有力的激励约束效果，就是因为这些管理式医疗组织具有很强的谈判能力，能够在双方的权利责任、服务范围、费用补偿方式、消费者权益保护、医疗质量保证、服务利用审核、医疗责任保护等方面与定点医疗机构达成了具有法律效力的服务合同。

虽然我国实行单一的医保经办模式，尚未形成有效的医保谈判机制，但是为了创新管理理念，适应社会治理方式变革，提高医保管理效率，应当建立健全医保与医疗机构、医药机构的谈判协商和风险共担机制，完善协议管理，加强双方平等协商。医保与公立医院的谈判机制应当包括的基本要素有：谈判主体、谈判程序、谈判规则和谈判内容，具体为：

第一，谈判主体。谈判主体是指参加谈判活动的行为主体，应当是具有法人资格或取得行医资格的个体、机构和协会。主要包括医疗保险机构、医疗机构、医药机构、医师及行业协会组织和医疗保险协会等。

第二，谈判程序。谈判程序包括谈判主体资格的认定、谈判的具体形式、谈判结果的法律效应等。谈判的方式可分为正式或非正式的，谈判结果可以是合同或协议的形式。

第三，谈判规则。谈判规则是指谈判双方应当遵守的基本准则或规范。例如奖罚分明、信息透明、诚实守信等。

第四，谈判内容。谈判内容包括医疗服务的范围、内容、质量、费用结算标准和支付方式等，以及医疗机构的管理方式，明确界定谈判双方的责、权、利。为了实现医保对公立医院的合理控费目标与医疗服务质量保障，结算标准和付费方式应是医保谈判的核心内容。

8.2.2 医保支付机制

偿付方式决定整个医疗费用的支出水平、医疗机构的收入与效益及医疗服务的质量，并影响患者的健康结果。本书第 5 章提出 DRGs - PPS 支付机制是实现公立医院有效控费，激励保障医疗服务质量，从源头上约束医生诱导需求动机，提高公立医院管理效率的良好机制选择，是对医生诊疗行为激励约束机制的帕累托改进。因而，建议我国全面推广以 DRGs - PPS 支付为主的复合式医保支付机制。但是推行 DRGs - PPS 支付机制还需要注意以下三方面问题。

第一，对于我国而言，每年筹集的医保基金总额是有限的，随着老龄化速率的加快，以及医保制度覆盖面的扩大和支付水平的提高，医保基金支付会面临严重的压力。因此，应当坚持“总额控制”的医疗保险付费核心理念，以保障医保基金的可持续运转。

第二，要明确 DRGs - PPS 的应用范围。DRGs 只适用于那些诊断和治疗方式对病例的资源消耗和治疗结果影响显著的病例，对于那些不适用 DRGs 的病例类型，有必要投入力量开发其对应的病例组合，在医疗服务系统管理中形成多种病例组合工具配合使用、相得益彰的局面。

第三，由于 DRGs 是基于数据进行工作的，需要保证病案数据的质量和标准化，要利用新技术，不断地扩充病种分组数量，制定合理的疾病诊断分组费用标准，并进行动态调整。同时医疗保险数据具有巨大的开发潜力，且对 DRGs 的应用和管理部门的决策有重要作用，因而医保管理部门要注意对大数据的积累、收集和分析。

8.2.3 医疗服务评估考核机制

通过建立对公立医院医疗服务的评估考核机制，引导医生合理诊疗，形成有序竞争、优胜劣汰的局面。本书认为医疗服务评估考核机制应包括建立定点公立医院医疗保险信用等级制度和医保定岗医师制度。

（1）定点公立医院医疗保险信用等级制度

信用等级制度在医疗保险管理中对于校正信息不对称、规避道德风险及约束经营行为具有明显的效果，已经成为一项成熟且重要的管理手段。定点公立医院医疗保险信用等级制度的基本内容是根据预先制定的考核标准对定点医院进行考核，确定定点医院的信用等级，通过媒体将考核结果向社会公布，并在医院加挂相应信用等级的标牌。社会声望是体现公立医院外部形象的主要内容之一，无论经济状况如何，医务人员都希望所在公立医院具有较好的社会声望。有研究表明，公立医院信用等级制度的实施对定点公立医院的社会声望具有显著影响，为了获取较好的社会声望，定点公立医院的医务人员普遍倾向于提高或维持较高信用等级，以维持患者的就诊数量。

这一制度主要从三个方面改变了医保机构在与公立医院博弈中的弱势地位：一是扩大社会影响，信用等级向社会公布会影响公众就医流向，从而影响定点公立医院的经济收入；二是增加作用机制，该制度在原有管理措施所具有的约束机制的基础上增加了激励机制的作用，从而使之具有奖励和惩罚的双向作用；三是拓展管理手段，在原有经济手段的基础上进一步增加了社会声望手段的作用。

（2）医保定岗医师制度

医疗服务的质量和性价比决定医疗保险制度的绩效，而在医疗服务过程中，医师的作用处于关键地位。因此建立对医生的医疗服务行为激励约束机制，是医保约束医生合理诊疗和合理用药的重要内容。声誉是医生传达其医术和医德信息的最有效工具，声誉机制是最有效的长期激励机制，可以有效地利用声誉机制规范和约束医生的行为。医保定岗医师制度是一种重要的声誉机制。医保定岗医师制度是指由医保机构对医师为参保人提供的医疗服务进行绩效考评并根据评估结果对医师进行管理的一项专门制度。被认定为医保定岗医师的医师，是符合国家执业资格要求，能够遵守国家医疗保险法律法规，遵守医疗保险服务协议的医师。实行医保定岗医师制度，建立定岗医师准入、激励、约束、退出机制，可以加强医保机构对医生医疗服务行为的管理，约束诊疗行为，引导合理用药，从而有效控制医疗费用的不合理增长和保证医疗服务质量。

8.2.4　医疗服务智能审核机制

互联网信息技术的发展为医保实现医疗服务智能审核与监控提供了技术支撑，也大大提高了办事效率与监管效能，提升了医保部门的管理服务水平，因此，应该建立医保部门的医疗服务智能审核机制。

医保智能审核机制的直接体现是建立医保智能审核及监控系统，一个科学有效的智能审核监控系统应该包括以下内容：首先，建立智能审核规则数据库，该数据库包括临床知识库、医保政策库和医药标准数据库；其次，智能审核系统应该实现实时审核，包括事前指导、事中监控和稽核事后追溯等功能；最后，智能审核系统应该提供决策支持，包括决策支付和绩效评价，决策支付主体需要纳入公立医院治理的直接参与主体，如医院、药店、医生、参保人和经办机构，绩效评价内容应包括对医保基金的绩效评价和药品与项目费用支付的评价等。基于此，具体的医保智能审核及监控系统结构如图 8 -1 所示。①

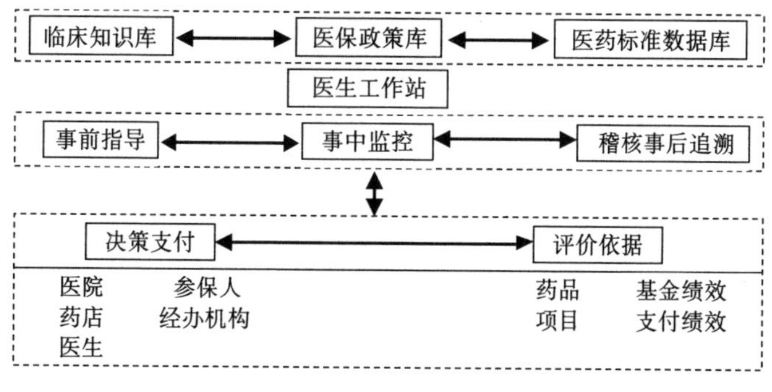

图 8 -1　医保智能审核及监控系统结构

① 杨燕绥. 中国老龄社会与养老保障发展报告（2014）[M]. 北京：清华大学出版社，2015：139.

另外，医疗服务智能审核机制应该在公立医院及医生的医疗服务行为监控与约束方面发挥重要作用。所以在医疗服务智能审核机制下，医保部门要依据参保人的参保信息、诊疗信息、执行明细和收费信息，对公立医院及医生的套保行为、违规行为和诱导需求行为进行监管，以保障患者医疗服务的质量、用药合理性与收费合规性。具体的审核监管内容如图 8 -2 所示。①

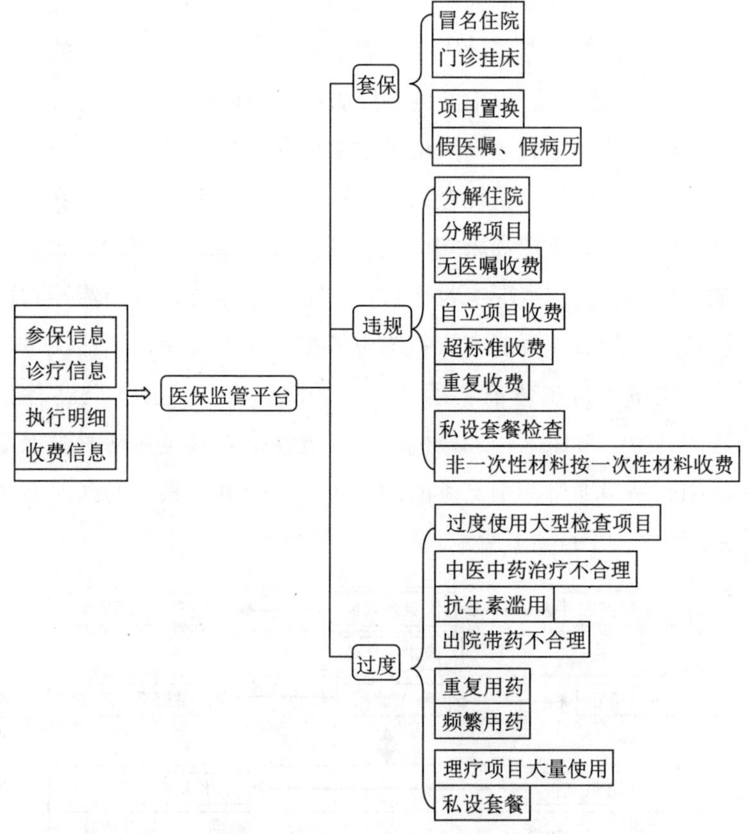

图 8 -2 医保智能审核监管的内容

① 杨燕绥．中国老龄社会与养老保障发展报告（2014）［M］．北京：清华大学出版社，2015：140.

在套保行为方面，主要监管指标包括：冒名住院、门诊挂床、项目置换和假医嘱、假病历等。违规行为方面，主要监管指标包括：分解住院、分解项目、无医嘱收费、自立项目收费、超标准收费、重复收费、私设套餐检查和非一次性材料按一次性材料收费等。诱导需求行为方面，主要监管指标包括：过度使用大型检查项目、中医中药治疗不合理、抗生素滥用、出院带药不合理、重复用药、频繁用药、理疗项目大量使用和私设套餐等。

8.2.5　社会参与监督机制

诚如前文所述，治理是实现多方参与主体共赢的过程，实现公立医院良好治理的医保激励效果，还需要将其他主体纳入治理框架，发挥患者、公众、专业组织等主体的监督作用，建立医疗服务的社会参与监督机制。

（1）患者评价与监督

虽然政府和医保审核等部门已经有了比较完善和符合医学规律的医疗服务管理措施，但患者是医疗服务水平与效果的直接感受者与直接利益关联方，只有患者参与医疗服务管理才有利于管理和控制公立医院医疗服务的数量和质量。医保应该将患者对医疗服务提供主体的评价与反馈信息作为考核指标，纳入对公立医院的激励约束机制中，像上文英国公立医院医疗服务监督体系中的患者满意度，将其作为考核公立医院医疗服务效率的重要参考指标。

（2）专业机构评价与监督

第 2 章已经提出，医疗服务社团组织、医疗服务专业评价组织、医疗政策学术团体等专业机构与组织具有重要的评价和监督功能，他们通过建立规则、评价表彰和学术研讨等措施进行同行业自律，不仅能够独立而客观地评价或鉴定公立医院的医疗服务质量，对医院的管理决策和发展战略形成影响，而且他们的评价结果具有一定的社会公信力，可以一定程度上促进医生诊疗行为和临床路径的改变。因此，医保应该鼓励社会组织、专业评价组织、学术团体和行业自律组织等参与对公立医院的监督管理，将其评价与考核结果作为对公立医院医疗服务绩效的参考。

（3）社会公众评价与监督

社会公众是非常重要的第三方监督群体，将了解医疗信息的患者家属、大众媒体和社会居民纳入公立医院医疗服务的治理体系，形成有效的社会公众第三方评价和监督力量，能够对公立医院提升服务态度、提高医疗质量、控制医疗成本形成良好的外部监督环境。建立第三方评价监督机制也是实现第三方治理主体维护自身健康权利与健康诉求的有效渠道和必要措施。特别是在当前互联网信息分享、资讯传播迅速的现实环境下，建立第三方评价监督机制的社会条件成熟，所能动员的社会公众基础广，且成本小，能够帮助行政监管部门更大范围地形成对公立医院良好医疗行为监督的外部制约力量和包围圈。

8.2.6 信息披露机制

充分而规范化的信息披露机制不仅是保护患者健康权益的重要手段，也可以为医疗卫生监督部门提供重要的决策工具。建立有效的信息披露机制，主动、及时、真实、准确地披露医患保等主体的信息，对于提高卫生部门和公立医院的形象，形成透明公正的执医就医外部环境，减少由医疗市场信息不对称造成的负面效应，激励约束监管部门和公立医院行为，具有积极作用。具体而言，信息披露机制具有检验医疗服务工作、促进医疗机构改善服务、动员社会公众参与监督、专业机构制定评价标准和监督机构实现监督的综合治理功能。信息披露机制同时也是上述建立谈判机制、公众参与和评价制度的必要条件。

针对我国医保机构在信息披露机制建设方面的薄弱现状，建议医保借助信息技术致力于信息网络平台的建设，将医患保等主体信息及时地在平台上进行公布和披露。具体而言，要将有关医疗保险的政策法规、医疗发展规划、经办机构发展状况、监督及患者维权渠道、医保基金收支情况、参保缴费及报销信息、医药采购信息、医保违规违法处理等信息及时传递给社会公众，另外医院医疗服务、诊疗质量和医疗费用等情况也应定期发布。

8.3　保障医保激励约束机制良好运行的政策建议

鉴于医改主体的多元性、公立医院改革的综合性和复杂性，以及医疗服务市场信息不对称特征，通过医保的激励约束机制撬动公立医院在体制和机制层面的改革还需要同步进行其他制度层面改革与完善。基于此，本书从理念、制度设计、机制改革、制度完善等方面提出具体的政策建议，这些政策建议也是实现公立医院良好治理、保障医保激励约束机制有效运行的配套措施。

8.3.1　坚持社会治理理念以深化公立医院改革

公立医院治理是建立国家治理体系，实现治理能力现代化的重要内容，也是社会治理体系的重要组成部分。在西方学界，社会治理被喻为“第三条道路”，能够弥补“政府失灵”和“市场失灵”。在“新医改”的攻坚阶段，针对当前我国公立医院改革过程中出现的政府规制失效、市场失灵问题，应当坚持社会治理理念来深化公立医院改革，加强改革的顶层设计，明确政府与市场的功能，发挥政府在改革过程中的主导作用，发挥市场在医疗资源配置过程中的决定性作用。

首先，治理是实现利益关联方合作共赢的过程，坚持社会治理理念深化公立医院改革要注重顶层设计，具备全局观，加强对医疗、医保和医药联动改革的系统性、整体性和协同性考量。就当前国家所倡导的公立医院“三医联动”改革而言，医疗、医保、医药是治理主体，三者具有很强的关联性，深化医改不能仅从一方着手，这样容易形成改革的“孤岛”或“洼地”，甚至出现“拆东墙补西墙”现象，而提高公立医院治理成本。所以坚持社会治理理念深化公立医院改革必须统筹考虑医疗、医保和医药三方中政府、公立医院、医保机构、医生、患者、关联企业等利益关联方的利益，发挥各自优势与作用，做好顶层设计，使各项改革措施能够相互衔接、相互促进，解决好治理过程中的矛盾与问题。

其次，深化公立医院改革要发挥政府的主导作用，落实政府办医的主体责任。公立医院只是我国国民基本公共卫生服务提供的平台和载体，真正承担基本医疗服务供给责任的主体是政府，深化公立医院改革就必须坚持政府的主导作用。政府主导作用主要表现：一是制度与机制设计责任，市场在调配医疗资源方面比政府有效率，但要保证基本医疗服务的公平性，实现居民看病的可及性，往往需要政府进行科学合理的制度与机制设计，以保障医疗服务市场秩序，规范医疗行为，这些制度与机制包括全民医保体系、医保筹资与支付机制、财政补偿机制、监管机制、医保基金管理制度、弱势群体特殊救助制度、医药方面的法律法规制度等，同时需要提高各项制度与机制的公信力；二是财政投入和补贴责任，鉴于医疗服务的准公共产品属性，政府在财政投入时须制订科学合理的投入计划，针对公立医院的功能定位和医疗服务特征落实财政补偿责任；三是监督管理责任，解决医疗市场普遍存在的信息不对称问题，抑制供给方的诱导需求、过度消费医保资源等行为，需要政府承担对医疗主体监管的责任，通过卫生、医保等监管机构的严格监管达到保证医疗服务质量、控制医疗费用不合理增长以及有效配置医疗资源的目标。

最后，要充分发挥市场机制在医疗资源配置中的决定性作用。卫生管理部门应从公立医院的微观管理领域退出，仅保留卫生规划、资质认证、标准设定、业务指导等宏观管理职能；确立公立医院的独立法人地位，提高其自主办医的效率；引入市场竞争机制，精简公立医院数量，破除公立医院在医疗服务市场上的强垄断性，鼓励社会资本办医，形成多元化办医格局；放松医疗服务技术价格和药品价格的政府规制，形成市场价格机制。加强上述方面的改革与制度完善，才能有效提升公立医院的治理效率，使医保对公立医院的激励约束机制奏效。

8.3.2　加快推进基本医疗服务均等化水平建设

均等化是保证居民看病可及性和公平性的基础，也是“三医联动”改革有效实施在硬件层面的保障。在公立医院治理过程中，基本医疗服务均等化要求实现各项医疗保障制度的一体化建设、医疗卫生资源在各级医疗机构间的优化配置。因而，本书认为公立医院医保激励约束机制的有效发挥有赖于我国基本医疗服务均等化改善，具体应从以下三方面进行推进：

第一，整合各项医疗保险制度，推进“三保合一”的基本医疗保险管理体制。具体而言，应当将“新农合”、城居保、职工医疗保险统一纳入到人社部门统一管理，因为当前各地方的人社部门管理着职工医保和城居保，将三项制度进行整合交由人社部门归口管理，有利于产生制度的规模效应，降低管理成本，提高管理效率。虽然截止到 2016 年 7 月份，全国已有 17 个省（市、自治区）明确了“三保”归口人社部门管理，其中 9 个省份实现了制度的全面整合，但是仍有一半的省级地区未能实现“三保合一”，一些地方的基本医保还由卫生部门管理。因而，各级地方政府要加快医疗保险制度的“碎片化”整合步伐。

第二，加强医疗资源优化配置，实现医疗资源向农村、边远等基层地区和基层医疗机构倾斜，改善区域间、各级医疗机构之间医疗资源配置的非均等化状况。具体而言，从中央到地方要尽快推进基本医疗服务规划及医疗资源配置标准的制定工作，做好区域医疗卫生资源的统筹规划；按照“填平补齐”原则，继续统筹推进县级医院建设工作，提升县域医院的覆盖水平，增强县域医院的辐射能力；继续坚持“强基层”原则，医疗卫生基础设施建设和医务人员配给要向农村、边区地区、二三级公立医院、社区诊所等基层医疗机构倾斜，提高老边农地区、基层医疗机构的医疗服务供给能力；改善基层医疗机构“缺医少药”的局面，加强家庭医生或全科医师培养，建立完善的常用药品供应制度，等等。

第三，未雨绸缪，推进有关“医养结合”方面的基本医疗服务均等化水平建设。这是应对严峻老龄化，降低老年人医疗费用的重要举措，也是发达国家医疗服务供给层面新的发展方向。鉴于当前我国人口快速老龄化的国情，老年人的医疗卫生服务需求和生活照料需求叠加的趋势越来越明显，国家应当加快推进老年人医疗与养老相结合的基本医疗服务均等化水平建设。具体而言，要建立符合国情的医养结合政策体系、标准规范和管理制度；培养符合现实需求的专业化医养结合人才；通过多种形式建成一批兼具医疗卫生和养老服务资质与能力的医疗卫生机构或养老机构，形成覆盖城乡、规模适宜、功能合理的医养结合服务网络；提升基层医疗卫生机构为居家养老提供上门服务的能力，实现老年人的健康养老服务可及性。

8.3.3 建立法人化的公立医院管理体制

当前我国公立医院管理体制暴露出很多问题，例如政府卫生管理部门仍然采用行政管控式的管理监督方式、医院的自主决策能力弱、产权虚化、运营管理效率低下、责权利不统一和缺乏完善的内外部监管机制等。可以说，科学的公立医院管理体制是实现公立医院现代化管理的标志，是对公立医院激励约束的有效保障，也是公立医院实现内部治理的重要内容。

为了指导发展中国家实现公立医院管理体制良好治理的目标，世界银行提出将公立医院从原来完全依附于政府的预算制单位，转变为政府继续保留所有权，但医院具有一定自主权的组织，以提高公立医院的绩效。① 在公立医院管理体制改革的具体设计方面，世界银行两位经济学家 Preker

① Alexander S. Preker, April Harding. Innovations in Health Service Delivery [M]. Washington, D. C.: T he World Bank, 2003.

和 Harding 归纳发达国家医院改革的有益经验和借鉴新制度经济学、治理理论、公共选择理论、规制管理等学术研究成果，建立了一个用于分析组织有效变革的理论框架，被称为 Preker－Harding 模型（如图 8－3 所示）。这个模型适用于评估公立医院市场化组织变革的状况：横轴刻画了四种不同类型的医院，即预算制医院、自主化医院、法人化医院和私有化医院；纵轴为影响组织改革的五个不同的关键维度，即决策权、市场竞争、剩余索取权、可问责性和社会功能。①

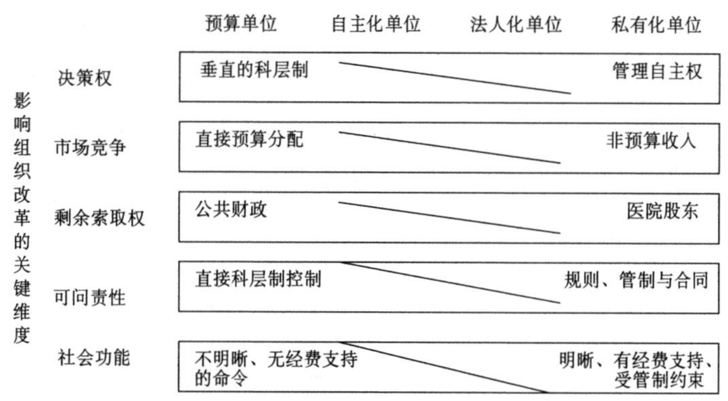

图 8－3　组织可供选择的 Preker－Harding 模型

就 Preker－Harding 模型五个改革维度的最佳配置而言，自主化和法人化管理体制是最优的路径选择，而基于我国公立医院管理体制的改革试点成效②而言，法人化管理体制优势更明显、管理效率更高，法人化模式符合我国当前的改革趋势。随着市场经济体制改革的深入发展和事业单位改革的破冰，建立和完善现代公立医院管理制度，建立公立医院法人化管理体制成为改革的必然选择。政府行政部门应从微观管理领域退出，让公立医院在竞争的市场环境下为民众提供更好的基本医疗服务，利用理事会等形式的法人化管理结构，促进公立医院的自主化发展，同时作为举办者，

① Alexander S. Preker, April Harding. Innovations in Health Service Delivery [M]. Washington, D. C.: T he World Bank, 2003.

② 公立医院管理体制的改革试点成效详见赵建国和廖藏宜载于《财经问题研究》2014 年第 12 期的《我国基层公立医院管理体制改革实践模式分析》文章内容。

政府理应建立完善的补偿机制和监督制度来保障公立医院的社会职能。①

根据 Preker－Harding 模型的理论分析机理，本书从提升公立医院内部治理效果的角度出发，设计和构建具有可操作性的公立医院法人化管理体制结构（如图 8－4 所示），即在理事会组织结构保证公立医院管理运行效率的同时，通过建立内外部双向管理机制来保障公立医院的“公益性”。理事会制度的法人化组织结构能够实现所有者的控制权、决策权、监督权和经营者管理权的分权和制衡，这种结构可以保证医院有充足的剩余索取权和决策权，同时监督权、决策权与经营权在内部的分离和制衡可以有效保证公立医院实现政府（所有权）作为举办者所要求的社会功能。对于可问责性目标的实现，可以通过公立医院内外部的双向管理机制来保证。完善的内部管理机制，如决策机制、用人机制、激励机制和监督机制等，可以规范和保障医院的管理效率；适宜的外部管理机制，如政府行政监管单位、独立董事制度、市场竞争机制、完备的法律法规、成熟的信息披露制

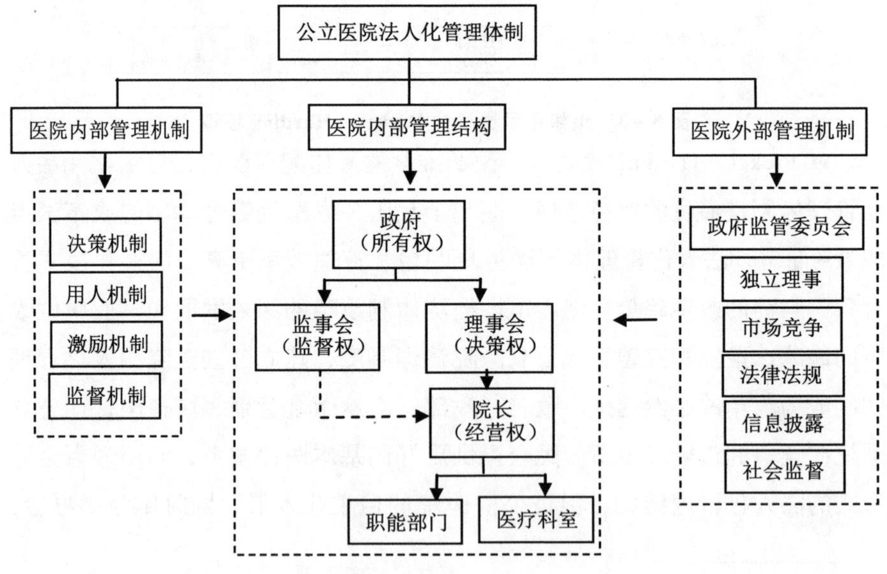

图 8－4 公立医院法人化管理体制选择路径

① 方鹏骞．中国公立医院法人治理结构及其路径研究［M］．北京：科学出版社，2010：317.

度和社会监督机制等，可以确保对公立医院运营和管理的有效监督。①

总之，公立医院法人化管理体制一方面可以提高医院的管理效率，另一方面也可以确保政府所要求的社会功能。在法人化管理体制结构下，通过理事会组织结构实现医院内部管理的管办分开，权力相互制衡，同时建立完善的内部管理机制保障管理结构的运行效率，建立合理的外部管理机制消除公立医院权力和决策机构的目标和角色冲突，实现有效的外部监督，确保其“公益性”。

8.3.4　构建科学的公立医院财政补偿机制

上文已经通过实证数据分析了公立医院政府财政补偿责任缺乏问题，要在保障公立医院公益性的同时实现医疗服务提供的效率，则需要建立科学的财政补偿机制。公立医院的财政补偿机制不单单是要改变当前“以药养医”“以设备养医”的补偿局面②，还需要完善政府的公共财政投入机制、合理调整医疗技术服务价格及医保的支付补偿机制，保证公立医院能够通过合理的收入来源实现正常运营。公立医院财政补偿机制的改革效果应当是扭转公立医院的收入来源结构，降低药占比，提高医疗技术服务收入比重，规避药品流通过程中的寻租行为，降低不合理的医疗费用比重，最终成为发挥公立医院激励效果的重要工具。具体的政策建议如下：

第一，落实政府办医的财政责任，完善公共财政投入机制。根据第 2 章对公立医院的功能定位，可以界定政府办医的财政投入范围。本书认为，政府办医的公共财政投入范围有：公立医院的基础建设运营经费，包括基础建设费用、大型设备采购配置费用和政策性补贴费用（包括符合政策规定的离退休人员补贴、政策性亏损、重点学科建设与发展、前沿学术

---

① 赵建国，廖藏宜．我国基层公立医院管理体制改革实践模式分析［J］．财经问题研究，2014（12）：123～130.

② 蔡昱，龚刚，张前程．以医师价值之回归革除“以药养医”——基于理论模型视角的论证［J］．南开经济研究，2013（1）：40～52.

领域研究等）；公立医院承担的属于基本卫生服务方面的费用，包括公立医院在社区卫生服务、传染病慢性病等疾病预防、公共卫生突发性事件应对管理、救灾赈灾、援外、边远贫困区救助等公共服务提供过程中的费用；对专业性公立医院的政策性投入，如妇幼保健医院（包括妇产医院和儿童医院）、传染病防治医院、职业病防治医院、精神病院、中医院、少数民族医院等的财政投入。

第二，尝试实行医疗技术服务的市场定价机制。虽然医疗服务市场存在信息不对称问题，容易造成医疗机构的价格垄断等市场失灵问题，需要进行政府规制。但是市场才是最有效率的力量，虽然当前医疗技术服务实行政府指导和市场调节的价格机制，但现行机制实质上仍是无效率的政府管制价格。因而，本书认为政府可以放开对医疗技术服务的定价，通过发挥市场对价格的调节作用，以医保谈判方式形成灵活合理的医疗技术服务价格。

8.3.5 改革现有医务人员人事薪酬制度

上文已经论及当前医院人事薪酬制度的不合理性，没有体现医务人员的人力资本价值，抑制了医务人员提供医疗技术服务的积极性，缺乏激励效果，而且也是引致寻租和诱导需求行为，造成医疗费用不合理增长和看病贵问题的重要因素。因此，改革我国公立医院医务人员现有人事薪酬制度，研究制定适应医疗行业特点的人事薪酬制度，建立健全科学、合理的收入分配激励约束机制，是当下深化公立医院改革的紧迫议题。

本书认为公立医院医务人员人事薪酬制度改革目标应该是，取消医务人员的事业单位编制，释放人力资本的劳动积极性，然后改革现有薪酬体系，特别是对医生而言，应当建立一个以岗位、职称、年资为基础的固定工资（基本工资）为主，以超时超额工作津贴及受同行认可成就的奖励性工资为辅的薪酬体系，使医生的医技与所得相对等，实现薪酬体系的良好激励效果。具体而言，相关的改革政策有以下几点：

第一，推动公立医院人事制度改革，取消医务人员的事业单位编制。取消医务人员的事业单位编制，实施人事聘用制度改革，这有利于医务人才的流动，提高医疗服务的质量和效率。依据 2014 年《事业单位人事管理条例》（国发〔2014〕625 号）的改革要求，建议在全国公立医院全面推进聘用制度和岗位管理制度，落实医院的用人自主权，实施按需设岗、按岗择人、双向选择、竞争上岗、合同管理、定编定岗不固定人员、开放透明、职责明确的岗位管理机制，同时也加大对医务人员技能素质和职业道德水平的监督和培训。

第二，探索建立科学合理的医务人员薪酬待遇体系。根据已有医院薪酬制度，在保证医院内在公平性基础上，结合医疗行业特点，重新探索合理的公立医院医务人员薪酬待遇制度，完善收入分配的激励约束机制。一是正面引导医生收入预期，适当提高公立医院医生的合法薪酬水平。一般而言，医生的薪酬待遇保持在社会平均工资 2 倍到 4 倍左右较为适宜，并依据职称水平和业务能力实施动态调整机制。二是完善绩效工资制度，同工同酬，实现绩效与工资薪酬、职位升迁、职称评定等挂钩，同时建立奖励性工资，覆盖 20% 左右的医生。该奖励并非创收性质的奖励，而是类似于英国临床卓越奖的激励待遇。三是提高现有医务人员超时超额工作的加班工资标准，实现白衣天使的尊严与价值。四是从生命周期考量医务人员的价值，将医务人员的绩效工资纳入养老金计发基数，以保证终身收入平衡和体面生活。五是合理拉开医务人员之间的收入差距，产生激励效果，比如将收入分配向临床一线员工、业务骨干人员、重点学科研究与实践研究人员、关键岗位职工等倾斜。

8.3.6　引入社会资本实现多元化办医格局

诚如本书理论部分所论及的，医疗服务市场上不只是公立医院可以提供公益性的基本医疗服务，只要政府规范好医院的办医行为，无论公立医院还是民营医院，都可以为国民提供优质的医疗卫生服务，这一点在美国和德国等国家已经得到了实践证明。鉴于当前我国公立医院的强垄断性，政府应当适当放开社会资本办医门槛，鼓励和引导社会力量进入医疗服务市场，实现多元化的办医格局。多元化办医格局的形成一方面有助于缓解当前医疗服务市场上供给短缺的局面，解决“看病难”问题；另一方面可以通过私立医院的竞争发展倒逼公立医院提升服务质量、服务水平和服务态度，形成医疗机构间长效的激励机制，促进医疗机构的良性竞争与科学发展。具体的完善政策与措施有以下几点：

第一，将社会资本办医纳入政府的医疗卫生规划范围。这样可以从行政法规与区域社会发展战略层面保证社会办医力量的地位和合理性，通过统筹公立医院与民营医院的发展规划，有益于提高医疗卫生资源的配置效率，引导多元办医主体的良性竞争。

第二，放宽医疗服务市场的准入条件。建议政府逐步放宽社会资本举办医疗机构的准入条件或资质，鼓励有经济实力和社会责任的企业、商业保险机构、慈善机构、基金会等社会资本（包括外资）依法举办民营医院和私人诊所。与之同时，要简化政府部门的行政审批流程，提高服务社会资本办医的行政效率，这也是服务型政府的内在体现。

第三，改善多元主体办医的社会环境。包括地方政府要切实落实对社会资本在人才、土地、税收、投融资、服务能力等方面的扶持政策，放宽民营医院的数量、规模、布局及大型医用设备购置限制，放开非公立医疗机构医疗技术服务价格的市场调节，完备多元主体办医的法律法规等。

第四，鼓励体制内的医生开展多点执业。多点执业有利于提高医生的执医激励性，也有利于分级转诊制度的构建，政府应当逐步放开公立医院医生开办私人或合伙人制诊所。

第五，规范社会办医秩序，对社会资本实行合理监管。社会资本办医不同于政府办医，资本具有趋利动机，对于参与医疗服务供给领域的社会资本力量应当实施政府监管和行业自律性监督。对于政府监管而言，监管并不是行政管理，而是要通过监管体制和机制建设，通过法律法规，规范社会办医秩序，对违法违纪行为进行严厉惩治，为社会办医营造良好环境。

8.3.7　完善医疗保障运行机制

医疗保障运行机制是公立医院治理的重要保障机制，也是医保实现对公立医院有效激励约束的重要配套工具，能够在“医疗、医保、医药”三医联动改革中发挥重要作用。针对当前我国医疗保障制度过程中面临的诸多问题，本书建议应当借鉴管理式医疗的先进经验，从分级诊疗机制、医保付费方式、医疗服务网络、医患保信任机制等方面来完善我国医疗保障的运行机制。

第一，加快建立公立医院的分级诊疗体系，明确“社区首诊、分级诊疗、双向转诊”的流程和规则，实现患者的合理流动，解决医疗资源优化配置问题。分级诊疗体系的建立有赖于“强基层建设”与“充足人才支撑”，这也是“新医改”领域供给侧改革的重要体现。“强基层建设”要求从硬件设施方面持续对基层医疗机构基础设施、医疗设备、常用药物等方面的投入和建设；“充足人才支撑”要求从医务人员配给方面保障基层诊所的医疗服务质量，卫生部门需要加大对家庭医生或全科医师人才的培养，医科院校也要改革医务人才的培养方案，大型公立医院也要加强对基层医疗机构的人才交流、坐诊、培养与输送。

第二，改革医保付费方式。第 4 章已经设计了 DRGs - PPS 付费方式，本部分不再详述，需要强调的是，在探索 DRGs - PPS 医保付费方式改革过程中，为了减少各利益集团的改革阻力，建议引入卫生、人社、医保、财政、医学专家和人大代表等多主体协商制度，设定、审议、定期更新付费标准。

第三，建立以医保机构为主导的，各级医疗机构资源共享、信息互通、转诊顺畅、专科协调的一体化医疗服务网络。一体化医疗服务网络是美国管理式医疗给我国的重要制度启发，一方面可以整合现有医保机构与医疗机构的资源，降低管理成本，提高管理效率，另一方面也有利于分级诊疗制度的建设。

第四，建立医患保三方信任机制。针对当前公立医院医疗服务过程中紧张而又严峻的医患矛盾和信任危机，比如医患纠纷与暴力事件频发、患者的医疗服务满意度低、医患保信任程度不高等问题①，建议建立医患保信任机制。具体而言，应加强对公立医院医疗服务信息的透明和披露制度建设；建立医生误诊、医疗纠纷等行为的应急处理机制；提高医务人员的职业道德、医疗声望、服务质量和服务态度；加强医院、医生与患者的互动和沟通；提升患者及患者家属对疾病诊疗的风险感知程度；重新评估医生与患者信任关系，对医务人员、患者和患者家属的心理健康状况进行摸底，并针对信任度较低的方面进行预警与因应，等等。

8.3.8 促进药品市场健康发展

针对我国“以药养医”和“药品乱象”问题，政府有责任促进药品市场健康发展，以利于发挥公立医院医保激励约束机制的作用。促进药品市场健康发展不仅要通过制度建设与行为规范来保证医疗服务市场中的药品质量，也要实现基本药物制度的可及性，解决药价虚高问题，降低药品费用。因而，本书建议从以下六个方面进行制度完善和药品行为规范。

第一，完善基本药物制度。基本药物制度在实现医疗服务可及性，降低医疗费用方面能够发挥积极作用，虽然在实践过程中还存在诸多问题，但政府应当不断巩固和完善我国的基本药物制度，加强政府在基药目录遴选、价格管理、生产流通的招投标采购、支付报销、质量监控、检测评估等多个环节的管理。

第二，建设药品供应保障体系。近年来被立案调查的跨国药企“GSK”（葛兰素史克）、阿什利康、辉瑞和罗氏等行贿腐败案件暴露了我

---

① 汪新建，王丛．医患信任关系的特征、现状与研究展望［J］．南京师范大学学报（社会科学版），2016（2）：102～109.

国药品生产和流通环节问题，规范药品供应保障秩序，建设药品供应保障体系，应成为当务之急。

第三，提高公立医院的基药占比和基药放用量，实现基药的可及性，降低医疗费用和减轻患者看病负担。当前基本药物制度在二三级基层公立医院的使用比例还很低，基药的放用量也不大，针对这一问题，从量化指标来看，要严格执行 2014 年 7 月国家卫计委《关于二、三级医院基药配备使用比例征求意见稿》的相关规定，二级公立医院基本药物使用金额占比达 40%～50% 左右，三级医院占比达 25%～30%，以调节和改善公立医院基药配备使用比例较低的现象。

第四，提升基层医疗机构的药品供应保障水平。针对基层和较为偏远地区“无药可医”问题，政府必须采取有效政策措施来解决我国药品供应体系中的薄弱环节。比如，在地方政府设立相关部门专门负责协调基层医疗机构的药品短缺问题，鼓励零售药店和连锁经营店通过政策扶持实现对基层和边远地区的铺设，建立药企与药商对基层医疗机构和边远地区的药品供应协议，相关差价予以财政补贴。

第五，改革药品价格形成机制。当前我国实行药品的政府定价、政府指导价和市场调节价，虽然发改委颁布了《关于印发推进药品价格改革意见的通知》（发改价格〔2015〕904 号），逐步建立以市场为主导的药品价格形成机制，放开了部分药品的政府定价，但是改革不彻底。本书建议政府针对市场上流通的药品展开充分的价格信息采集，建立大数据，将已有药品分为自费药和医保目录药，并对不同种类药品进行差异性改革。对于医保支付药品而言，政府应当参与定价，由医保基金管理部门与其他相关部门协调参与定价过程并主导定价，特别是考虑到可及性，要对常用药和特价药要设定最高限价。而对于自费药品而言，针对其中市场竞争充分的药品，定价权力应交给市场，实施完全放开的市场定价机制，但要加强政府的价格监督；针对市场竞争不充分的药品应采取政府、厂商、医疗机构等多方参与的招投标或者价格谈判制度。另外，对于新药和专利药品要逐步实行定价前药物经济性评价制度，对仿制药品要实行价格从低定价制度，抑制低水平重复建设，而且还要严格控制药品流通环节的差价率，引导公立医院合理用药。

第六，严厉打击基本药品流通领域的寻租腐败行为。如前文所述，在药品生产流通环节，参与主体为追求自身利益最大化，往往会铤而走险，积极寻租或腐败丛生，导致药价虚高和药品质量问题。基本药品的权力寻租必然导致药品价格偏离正常水平，造成“看病贵、看病难”现状，同时医药企业的行贿腐败问题也会导致基药质量得不到保证，造成国民用药安全问题。因此，政府要从法制和制度规范层面消除基药寻租、腐败问题的产生，堵住寻租空间和政策漏洞，医药监管部门也要加强基药生产流通的秩序规范，尽量从源头上遏制基药违法违规行为的发生。

8.3.9 推动“互联网+”医疗健康和智慧医疗建设

在大数据时代，互联网技术（包括通信技术、云计算、物联网、大数据等）不断成熟，医疗与互联网相结合，推动了互联网与传统医疗健康服务的深度融合，所形成的“互联网+”医疗健康与智慧医疗是医疗领域改革发展的新兴业态，因而政府要与时俱进，推动“互联网+”医疗健康和智慧医疗建设，助力医疗卫生体制改革和公立医院治理。

“互联网+”医疗健康是以互联网为载体、以信息技术为手段（包括通信技术、云计算、物联网、大数据等）、与传统医疗健康服务深度融合而形成的一种新型医疗健康服务业态的总称①。“互联网+”医疗健康可应用于医疗服务、公共卫生、药物管理、计划生育、医疗保障、综合管理、电子商务等医疗卫生各个领域，包括网络健康教育、医疗健康信息查询、在线疾病风险评估和疾病诊疗咨询、网上就诊预约、网上或远程医疗服务、线上医疗支付、互联网延伸医嘱与电子处方、诊疗报告查询、药品配

① 孟群．“互联网+”医疗健康的应用与发展研究［M］．北京：人民卫生出版社，2015：4.

送、在线健康检测、慢病管理、康复指导、基因检测及由云医院、网络医院等提供的多种形式的医疗健康服务。于此而言，“互联网 +”医疗健康能够完全对接传统医疗健康服务和管理，在医疗服务模式、卫生管理方式、疾病预防控制、居民自我健康管理等方面产生重要影响，对深化公立医院改革、解决医疗卫生资源纵向流动、实施分级转诊、提高服务能力和服务质量、提高管理水平和监管效率，及对居民就诊模式、支付方式和健康管理等有重要促进作用。

智慧医疗是指在医疗领域实现医疗信息、设备信息、药品信息、人员信息和管理信息等的数字化采集、处理、存储、传输、共享等，实现物资管理可视化、医疗信息和医疗过程数字化、医疗流程科学化、服务沟通人性化。智慧医疗是一个以患者信息为本的协作体系，该体系把患者的基本信息、各种健康信息、医疗服务等相关信息整合起来，以期达到诊疗精确化、成本集约化和就诊便捷化，最终实现疾病有效预防和提高全民健康水平。智慧医疗可以提高公立医院的管理效率、优化服务流程，提升医生的诊疗水平和工作效率，使药品和医疗器械供应链中的供应商、物流企业可以准确掌握医疗机构的库存信息，提前部署配送，节约仓储成本，使医保机构和商业保险公司根据大数据中疾病谱的变化情况，有针对性地提供医疗服务，节约医疗资源，也利于患者的便捷高效就诊和健康预防。

本书认为我国实施“互联网 +”医疗健康和智慧医疗要充分利用已有的医疗健康信息化设施，依托居民电子健康档案、电子病历和人口基础数据库，强化卫生信息标准研发和应用，加强国家和省级卫生综合管理平台及区域（市、县）卫生信息平台建设，提升平台对各业务系统的综合集成功能，实现信息联通、交换和共享。另外，也要充分利用物联网、大数据等新兴信息技术，加强知识库建设，逐步向智慧健康和智慧医疗转变。而且，还要高度重视医疗领域共同体的信息安全和隐私保护，对健康咨询和诊疗服务的提供者进行数字证书认证。

基于上述机理，可以勾勒出“互联网 +”健康医疗和智慧医疗下公立医院对居民实现健康管理和疾病治疗的生态系统，也是未来公立医院医疗服务的新型供给模式，如图8－5所示。该生态系统或医疗服务供给模式体现了国民个性化及便捷性的健康需求，符合公立医院治理趋势，将智能决策、精准医疗、便捷就医、智慧患者等整合在一起。

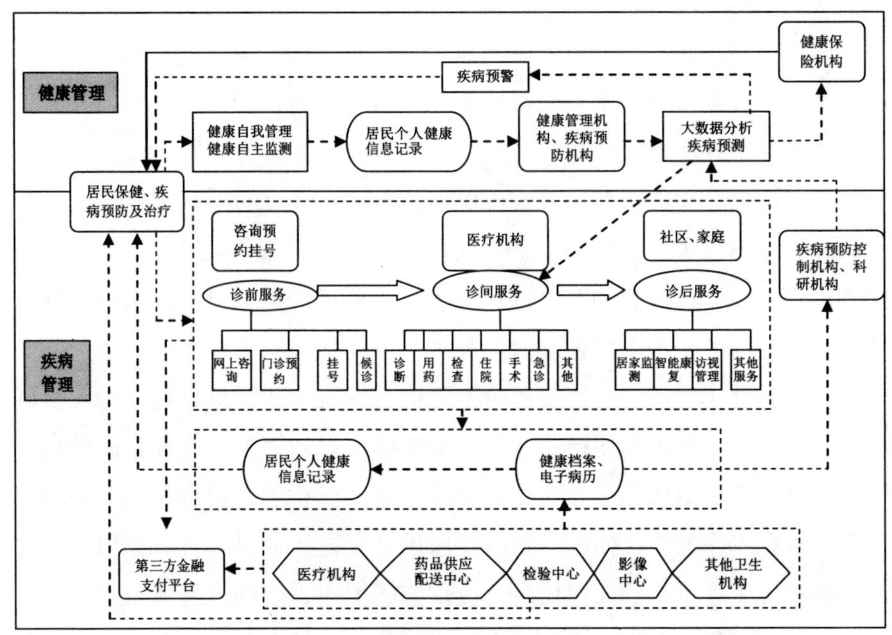

图8－5 基于“互联网＋”医疗健康与智慧医疗技术的公立医院医疗服务供给模式

8.4 本章小结

本章是全书的总结与升华，根据第2章的分析框架，结合理论分析、实证结果和美英日福建三明的改革经验，构建了实现公立医院良好治理的医保激励约束机制，实现本书选题的研究目标，以期能为政府部门从治理机制层面，以医保为切入点，通过医保激励约束机制撬动公立医院体制机制层面的改革，破解公立医院改革困境，为促进公立医院“三医联动”改革提供学理支撑和决策依据。

本章认为医保激励约束机制需要考虑各利益关联方的利益诉求，因而构建医保激励约束机制应当实现如下目标：①政治目标，激励约束机制设计要确保医保能够兼顾政府委托人、公立医院代理人和自身利益的多重委托代理任务，确保公立医院能够切实履行好政府所赋予的办医职责，最终实现政府作为委托人的健康保障责任；②社会目标，医保激励约束机制的设计要围绕使患者获得“可及、可靠、安全、可负担”的医疗卫生服务目标进行，激励公立医院为国民提供质优价廉的医疗服务，切实解决“看病难、看病贵”问题；③经济目标，控制公立医院医疗费用的不合理增长，使医疗费用增长与国民经济发展水平和居民可负担能力保持一致，同时确保医保基金的收支平衡；④制度安排目标，实现公立医院医疗服务提供的效率与公益性，正向激励医方提供质优价廉的医疗服务，保障医疗服务的质量与效率，提高医疗服务提供方的积极性，同时控制医疗费用的不合理增长，规范医疗服务提供主体的诊疗行为，抑制诱导需求行为，引导合理用药，解决“药价虚高”等问题，保障公立医院的公益性。

基于以上目标，本书认为实现公立医院良好治理的医保激励约束机制体系应当包括医保谈判机制、DRGs－PPS 医保支付机制、医疗服务评估考核机制、医疗服务智能审核机构、社会参与监督机制、信息披露机制六个子系统。

同时，为了保障医保激励约束机制的良好运行，本部分进一步从理念、制度设计、机制改革、制度完善等方面提出具体的政策建议，这些政策建议包括：①坚持社会治理理念来深化公立医院改革，加强改革的顶层设计，明确政府与市场的功能，发挥政府在改革过程中的主导作用，发挥市场在医疗资源配置过程中的决定性作用。②加快推进基本医疗服务均等化水平建设，实现各项医疗保险制度的一体化建设、医疗卫生资源在各级医疗机构间的优化配置。③建立法人化的公立医院管理体制，在法人化管理体制结构下，通过理事会组织结构实现医院内部管理的管办分开，权力相互制衡，同时建立完善的内部管理机制保障管理结构的运行效率，建立合理的外部管理机制消除公立医院权力和决策机构的目标和角色冲突，实现有效的外部监督，确保其“公益性”。④构建科学的公立医院财政补偿机制，落实政府办医的财政责任，完善公共财政投入机制，实行医疗技术服务的市场定价机制。⑤改革现有医务人员人事薪酬制度。首先要取消医务人员的事业单位编制，然后改革现有薪酬体系，特别是对医生而言，应当建立一个以岗位、职称、年资为基础的固定工资（基本工资）为主，以超时超额工作津贴及受同行认可成就的奖励性工资为辅的薪酬体系，使医生的医技与所得相对等，实现薪酬体系的良好激励效果。⑥引入社会资本实现多元化办医格局。⑦完善医疗保障运行机制，包括完善分级诊疗机制、医保付费方式、医疗服务网络、医患保信任机制等。⑧促进药品市场健康发展，包括完善基本药物制度，建设药品供应保障体系，提高公立医院的基药占比和基药放用量，提升基层医疗机构的药品供应保障水平，改革药品价格形成机制和严厉打击基本药品流通领域的寻租腐败行为等。⑨推动“互联网 +”医疗健康和智慧医疗建设。

第 9 章

主要结论及研究展望

本书立足国家推进公立医院“三医联动”改革的现实背景，以医保激励约束为切入点，从管理式医疗视角研究了医疗保险对公立医院的激励约束效果和机制问题。基于国内外现有研究成果、医疗服务市场特性、我国公立医院医疗服务提供过程中由信息不对称导致的市场失灵和委托代理失效引致的政府失灵问题，提出了管理式医疗的理论机理，依据理论机理和公共政策分析理论，建立了管理医疗下医疗保险对公立医院激励约束的理论模型和分析框架；在分析框架指导下，分析了公立医院的改革历程和医保的激励约束现状；从公立医院医疗服务提供绩效、医生诊疗行为和合理用药三个维度，实证测度了医保控费、医保付费和药品规制对公立医院的激励约束效果；分别从管理式医疗、医疗服务监管、医疗费用控制和“三医联动”改革等视角各有侧重地介绍了美国、英国、日本和中国福建三明市在医保对公立医院激励约束方面的典型性经验；最后构建了实现公立医院良好治理的医保激励约束机制。本章将对以上研究内容进行主要结论归纳，并指出有待后续研究的要点。

9.1　主要结论

归纳各章的研究结果，可以总结出如下结论：

第一，本书从医保对公立医院激励约束的视角定义了管理式医疗的概念，认为管理式医疗并非医疗卫生体制层面的变革，而是运行机制层面的治理创新。管理式医疗是医疗、医保和医药领域运行机制的治理方式，在公立医院治理过程中，发挥医疗保险的第三方激励约束作用，通过医保付费机制、控费机制、医疗服务谈判机制、医疗服务质量监管机制等政策工具或手段，控制公立医院医疗费用的不合理增长，保证医疗服务提供的效率与公益性，规范医生诊疗行为，引导公立医院合理用药，实现卫生资源合理配置，促进各利益关联方回归本职功能，最终实现公立医院的良好治理目标。

第二，从我国医疗保险、公立医院改革和医保激励约束现状的分析来看，可以得出以下结论：①我国基本上建立起了“全民医保”制度体系，全民医保在保障居民健康权益、分散疾病风险、促进公共卫生服务均等化等方面发挥了重要作用。就医保基金的收支、结余状况来看，总量上，我国医保筹资与支出水平增长较为稳定，但从 2008 年开始医保基金的收入增长速率变缓，2010 年之后明显慢于支出速率。同时医保基金结余过多问题突出，2010 年之后医保基金的累计结余增长趋势加快，到 2014 年医保基金累计结余规模已经超过万亿元，这暴露出我国医保基金管理效率不高、筹集有余而支付不足等问题，一定程度上影响了对公立医院的激励约束效果。②从医保付费方式现状来看，我国各地方主要有总额预付、按项目付费、按人头付费、按服务单元付费和按病种付费等方式，各地方医保付费方式的特点为总额预算下的多种付费方式并存的复合付费模式，但总体上还是以按项目付费为主。从我国医保付费改革趋势来看，以按病种分组付费（DRGs）为主的复合付费方式将是改革的重要方向。③从公立医院的发展与运行现状来看，公立医院无论是医疗资源发展规模、收入规模，还是医疗服务提供效率，都处于绝对地位，是我国医疗服务提供的主体。④总结公立医院治理过程中医保激励约束存在的问题，主要表现为：一是医保制度体系与经办机构存在诸多问题，包括医保体系呈现“碎片化”制度特征、医保第三方付费方式缺乏激励约束效果、单一的医保经办模式、医保机构的监管能力有限；二是公立医院医疗服务供给层面存在医疗资源总量供给不足、配置不均衡、各级公立医院医疗服务提供效率差异大、多元化办医发展滞后等问题；三是公立医院医疗服务需求层面存在政府医疗保障投入不足、医疗费用增长过快、药品和检查费用过高等问题。

第三，测度医保控费对公立医院医疗服务提供绩效的影响，可以得到以下结论：①在我国实行医疗费用总额预算管理的现状下，医保有效控费的治理机理是公立医院医疗服务提供效率性和公益性的保证。②医疗费用规模的增长无益于公立医院医疗服务效率的提升。从全国数据看，2014 年全国医疗费用规模增长过快，而公立医院医疗服务效率在缓慢下降。从分省数据看，2014 年我国 31 个省份医疗费用规模均在上涨，但在公立医院医疗服务效率方面，有 16 个省份的测度值在下降，且公立医院医疗服务效率的非均等化问题严重，测度值最低的广西壮族自治区与测度值最高的北京市相差 5.21 倍。如果嵌入经济发展水平变量进行关联性分析，则会发现，医疗费用规模与医疗服务效率的适应性水平与地区经济发展水平的关联性不大。③在当前总额预算制下，医保对公立医院药品费用控制失效，而对检查费用控制取得了一定政策效果，药品费用和检查费用是患者医疗费用增长的重要原因，政府财政补偿不到位造成了公立医院和患者医疗费用的增长，降低药占比、提高医疗服务费用占比、提升财政补偿水平，有助于降低公立医院的医疗总费用和患者的看病负担，实现公立医院医疗服务的公益性。④实现公立医院效益性与公益性相均衡的财政补偿水平可以有效解决公立医院公益性偏离和政府财政补偿责任无法界定等问题，以辽宁省为例，要实现公立医院的公益性，政府对公立医院医疗服务的财政最优补偿水平应为当前标准的 2 倍。

第四，测度医保付费对公立医院医生诊疗行为的影响，可以得出以下结论：①根据医生诱导需求理论模型及其效用最大化的测算结果，在无约束条件下，作为理性经济人，理论上医生会过度提供医疗服务量。相关推论有两个：一是在医疗服务市场化严重的情况下，如果政府财政补偿不足，公立医院要求医生创收，则必然导致诱导需求行为产生；二是只要药品或医疗服务项目间存在边际利润差，医生就会凭借诊疗信息优势，诱导患者选择高价的药品或医疗服务项目。②按项目付费和预付制对医生诊疗行为的激励约束效率都不能实现帕累托最优。在医保按项目付费机制下，无论逐利偏好程度如何，医生在诊疗过程中都会产生医疗资源的过度提供问题，而且医生的努力程度会随逐利偏好的增强而减弱，患者所获得的医疗服务质量也会随医生逐利偏好的增强而降低。在医保预付制下，当医生没有逐利偏好时，理论上医保能够通过预付金额的科学调整机制实现激励约束的帕累托最优效率，但随着医生逐利偏好的增强，医生诊疗行为的医疗服务要素投入水平会逐渐降低，患者所获得的医疗服务质量也会下降，控费目标与保障医疗服务质量目标二者不能同时实现，而且“总额预付”会诱致公立医院出现通过控制床位减少对医保支付患者或医疗成本过高患者提供诊疗服务的“秦岭难题”。③随着信息技术与疾病分组技术的发展与成熟，世界主要国家医保控费由被动控费变为主动控费，由粗旷式管理转向精细管理，医保付费方式改革逐渐呈现由单一付费向以DRGs为主的组合式付费转变趋势。④DRGs－PPS（总额预付下的按病种分组付费方式）是实现公立医院有效控费，激励保障医疗服务质量，从源头上约束医生诱导需求动机，提高公立医院管理效率的良好机制选择，是对医生诊疗行为激励约束机制的帕累托改进。DRGs－PPS付费机制通过对病例组合及付费的标准化，激励医院加强临床管理与诊疗规范，促进疾病治疗的合理化，并降低医疗成本，进而控制医疗费用。

第五，测度医保药品规制对公立医院医药行为的影响，可以得到以下结论：①药品规制政策在调整公立医院费用结构、控制药品费用方面取得了一定效果，但药占比下降幅度并不大，说明现行药品规制政策还有进一步强化空间。同时从药品规制政策未来的预测效果来看，现行药品规制政策的效果不佳，单纯的药占比下降并不能扭转药品费用的持续加快上涨趋势。②“药品零差率”政策的本质是药品加价15%政策的翻版，既不能对市场机制失灵产生有效的矫正作用，也无法从“治本”角度去除公立医院采购或选择高价药品的趋利动机。③我国“药品零差率”规制政策不合理。该结论的依据在于：从实施过程中产生的消极影响来看，“药品零差率”政策不仅导致药品在集中招标采购过程中出现“药价虚高”与“药价虚低”并存的“药价扭曲”问题，也引发了基层医疗机构医疗服务的可及性问题，使某些欠发达地区基层医疗机构陷入“运转难以为继”的境地，而且更加剧了医药双方的合谋问题，导致“回扣泛滥”，产生医疗腐败问题，无益于约束公立医院的不合理用药行为；从国外的政策实践来看，强制性通过零差率规制政策限制流通领域的药品价格并不是发达国家的通用作法。④实现我国公立医院合理医药行为的药品规制路径选择为：一是建立遵循市场价值规律的药品价格形成机制，应着力进行两方面的政策完善，取消“药品零差率”管制政策和实施政府只管医保支付价并动态调整的政策；二是构建基本药物供应保障体系，其设计思路是通过激励机制来实现利益关联方目标和制度目标的激励相容，最终达到整合基本药物供应保障体系的供给和需求，实现规范公立医院医药行为的治理目标。

第六，国内外公立医院治理实践经验对我国公立医院治理的经验与政策启示有：①对于医改而言，运行机制层面的建设与改革效果要强于对体制层面的重构和改革，面对现有问题进行医疗改革需要慎重考虑是否有必要从体制层面进行重构。从美英日等国医改历程来看，他们并非是推倒重构新的医疗卫生体制，而是基于本国国情，从运行机制层面进行体制层面的结构性制度调整。所以我国公立医院改革并不一定非得从体制层面进行大刀阔斧地重构或建制，可以灵活发挥运行机制的作用，从供给侧改革来解决已有问题。②我国医疗卫生服务均等化建设要“重基层、重预防”，如若基层医疗卫生服务体系不健全、不完善，医疗资源会随着改革的不断深入而出现向大医院、综合性医院集中的“虹吸效应”问题，从而阻碍改革进程。另外，“防未病胜于治已病”，重视疾病预防和健康管理无论是对减轻居民看病负担，还是降低国家疾病治疗费用，都发挥了重要作用，而且随着我国人口老化速度加快及医疗卫生的财政负担日益增大，通过健康管理和合理的医疗资源配置来抑制医疗卫生费用增长，将疾病保险转化为健康保险，降低患病风险，减少疾病支付费用，会成为今后医疗体制的重要改革方向。③需要破除我国公立医院办医的垄断性地位，强化医疗服务提供的市场竞争意识，提高医疗服务供给的可及性。公立医院仅是医疗服务提供的平台，而非医疗服务公益性保障的唯一载体。④公立医院改革非常复杂，需要进一步强化监管部门的职能与责任，可以实施“大医疗保障”的管理机构建制，这也符合当前世界“大医疗保障”建制改革的方向。

第七，医保激励约束机制需要考虑各利益关联方的利益诉求，因而构建医保激励约束机制应当实现如下目标：①政治目标，激励约束机制设计要确保医保能够兼顾政府委托人、公立医院代理人和自身利益的多重委托代理任务，确保公立医院能够切实履行好政府所赋予的办医职责，最终实现政府作为委托人的健康保障责任；②社会目标，医保激励约束机制的设计要围绕使患者获得“可及、可靠、安全、可负担”的医疗卫生服务目标进行，激励公立医院为国民提供质优价廉的医疗服务，切实解决“看病难、看病贵”问题；③经济目标，控制公立医院医疗费用的不合理增长，使医疗费用增长与国民经济发展水平和居民可负担能力保持一致，同时确保医保基金的收支平衡；④制度安排目标，实现公立医院医疗服务提供的效率与公益性，正向激励医方提供质优价廉的医疗服务，保障医疗服务的质量与效率，提高医疗服务提供方的积极性，同时控制医疗费用的不合理增长，规范医疗服务提供主体的诊疗行为，抑制诱导需求行为，引导合理用药，解决“药价虚高”等问题，保障公立医院的公益性。基于以上目标，本书认为实现公立医院良好治理的医保激励约束机制体系应当包括医保谈判机制、DRGs－PPS医保支付机制、医疗服务评估考核机制、医疗服务智能审核机构、社会参与监督机制、信息披露机制六个子系统。同时，为了保障医保激励约束机制的良好运行，本书进一步从理念、制度设计、机制改革、制度完善等方面提出具体的政策建议，这些政策建议包括：①坚持社会治理理念来深化公立医院改革；②加快推进基本医疗服务均等化水平建设；③建立法人化的公立医院管理体制；④构建科学的公立医院财政补偿机制；⑤改革现有医务人员人事薪酬制度；⑥引入社会资本实现多元化办医格局；⑦完善分级诊疗、医保付费、医疗服务网络、医患保信任等方面的医疗保障运行机制；⑧促进药品市场健康发展；⑨推动“互联网＋”医疗健康和智慧医疗建设。

9.2　研究展望

医改是一个世界性难题和历史性难题，其复杂性和艰巨性一言难以述尽，一些发达国家由于医改陷入了经济社会发展困境，某些国家仍然挣扎在医改困境中苦冥思策。医圣孙思邈先生有言：“古之善为医者，上医医国，中医医人，下医医病”，寥寥几语，便将“医”之内涵跃然纸上。“世为邦本，本固而邦宁”，医疗卫生事业不仅是国民健康的保障，也是国家安宁富强的根本。随着对健康需求的增加，国民对医疗卫生事业发展的要求也越来越多。公立医院正是承载国民基本医疗卫生服务需求的守门人，我国政府自 2009 年启动新医改以来，一直围绕“保基本、强基层、建机制”理念对公立医院进行建制与改革，探寻破解公立医院治理困境的有效路径。短短 7 年多时间，我国基本建立了覆盖全国 95% 区域的全民医保体系，很多制度从无到有，从有到不断健全，国民看病可及性得到了很大提升；不断提高基本公共卫生服务均等化水平，基层医疗机构医疗服务供给的薄弱环节得到了有效改善；在公立医院运行机制改革方面，全面推进破除“以药养医”为关键环节的管理体制、补偿机制、价格机制、药品采购、分级诊疗、人事编制、收入分配、医保机制、监管机制等层面的制度完善与创新，也取得了不错进展。这些改革政策对于扭转公立医院的逐利倾向，回归公益性轨道，激活医务人员医疗服务积极性，解决“看病难、看病贵”问题，缓解医疗费用不合理增长等方面，实现了一定的政策效果。

然而，已经出台的公立医院改革政策并没有实现既定的改革预期，当下我国医改工作已涉入“深水区”，仍然面临公立医院公益性与效益性矛盾、全民基本医保管理和运行机制不完善、医生不规范行医、医患保冲突凸显、医保激励约束作用不大、社会办医面临制度性障碍、医疗费用不合理增长、基层卫生人才匮乏、药品价格虚高等突出问题，这些现实问题成为制约公立医院治理的现实困境。医保作为公立医院治理的第三方，可以起到有效的激励、约束和监督作用，构建医疗保险对公立医院的激励约束机制，以医保为抓手，实现“医疗、医保和医药”协同联动改革，最终实现公立医院良好治理目标，这也是国家当前推行公立医院“三医联动”改革的初衷。本书立论背景正是基于此，前文也对相关问题进行了初步探索，以期能对深化我国公立医院改革有所裨益。

总体而言，本书从管理式医疗视角来研究医疗保险对公立医院的激励约束效果及机制问题，阐述了管理式医疗理论机理，梳理了我国公立医院的改革历程和医保激励约束现状，实证测度了医保控费对公立医院医疗服务绩效的影响、医保付费对公立医院医生医疗行为的影响和医保药品规制对公立医院医药行为的影响，并根据理论分析及实证研究结果构建了公立医院良好治理的医保激励约束机制。但“学术之路漫长而深邃，吾将上下而求索”，以上研究内容只是从发挥医保作为第三方实现对公立医院激励约束作用的视角进行的学术探究，受限于研究数据与研究水平，本书还存在诸多不足。具体而言，研究不足有以下方面：

首先，鉴于医疗相关数据的可得性，本书未能对相关问题进行全面论证与深入分析。由于我国没有公立医院医疗服务行为的大数据进行具体统计，在病种治疗、药品使用、医生开药与处方行为、费用分类等方面缺乏全国性的微观数据，这对于选择合适变量来研究医保对公立医院的控费效果，利用一手数据来实证观测医生的诊疗行为方面，存在相当难度。可能导致研究结论不具强有力的说服力，这是本书研究的遗憾之处。

其次，理论基础的厚度不够。医疗改革是个复杂的系统项目，研究医疗领域的学术问题必须掌握经济学、管理学、医学、社会学、社会保障学、财政学等多学科的理论知识和研究方法，方能为医改症结点号脉，并针对具体问题进行深入研究。但囿于学识水平，本书仅运用管理式医疗的理论机理来破题，对于健康经济学、博弈论等理论基础运用不纯熟，可能导致在佐证某些观点和论据上显得说服力不够，这不失为一大遗憾之处。

最后，研究深度不够，对于诸多研究要点未能涉及或展开深入分析。比如没有对当前我国医保付费方式进行深入分析，没有涉及医保对公立医院内部管理的激励约束影响研究，未能结合我国的实际情况对医保的经办能力、医保与公立医院医疗服务谈判机制、医保对药品流通的监管等内容进行深入分析，等等。

针对上述论及的研究不足，本书认为以下几点有重要的学术深入价值，值得后续研究跟进，以期能对公立医院改革研究有兴趣的学界同仁有所启发。第一，重视医疗大数据，将“新医改”后公立医院的沉淀数据作为一门科学进行深入挖掘与分析，有利于从更微观视角论证我国公立医院存在的细节问题，完善当前的改革制度；第二，可以展开 DRGs－PPS 医保付费研究，一方面对美国和德国 DRGs－PPS 医保付费的实践效果、有益经验进行实证研究、经验总结和对比分析，另一方面也可运用中国数据来论证 DRGs 与 PPS 付费方式在激励公立医院运营方面的功效；第三，可以尝试运用实验经济学分析方法来演绎信息不对称下医生的诱导需求行为及对患者卫生费用支出的影响，研究结果将对规范医院和医生的“过度检查”“过度用药”“开大处方”等不合理行为具有重要的参考价值，这对解决医疗主体的诱导需求问题，减轻国家的财政支出负担和民众的看病负担，具有重要的现实意义。对以上这些研究要点进行学术深探将会产生大量前沿而有成效的研究成果，亦是本书后续研究的起点及今后科研努力的方向。

参考文献

[1] 安格斯·莱恩，莫伊拉·菲施巴赫，吉利恩·霍格，安妮·史密斯．医疗卫生服务管理导论［M］．李鲁，译．北京：中国人民大学出版社，2012.

[2] Charlie Kenney. 医改传奇从经典到精益——讲述美国弗吉尼亚梅森医院追求完美患者体验的精彩故事［M］．李建军，等，译．人民军医出版社，2015.

[3] 曹永福，等．公立医院回归公益性的体制难题及政策建议［J］．山东大学学报，2011（1）：152～156.

[4] 陈建国．委托——代理视角的公立医院管理体制改革［J］．经济体制改革，2010（1）：34～39.

[5] 陈庆云．公共政策分析（第二版）［M］．北京：北京大学出版社，2011.

[6] 陈欣．公立医院激励约束机制研究［D］．天津大学，2011.

[7] 陈瑶，代涛．公立医院补偿机制改革的国际经验与启示［J］．中国医院，2011（7）：16～19.

[8] 陈中楼，许媛媛．新医改中的几个“导向性问题”——基于安徽省财政推进县级公立医院改革的实践［J］．卫生经济研究，2016（1）：10～13.

[9] 代志明．“三明医改”模式可以复制吗？——兼与钟东波先生商榷［J］．郑州轻工业学院学报（社会科学版），2015（4）：35～38.

[10] 丁继红，朱铭来．论我国医疗保险制度改革与医疗费用增长的有效控制 [J]. 南开经济研究，2004 (4)：96～99.

[11] 董恩宏，鲍勇．患者信任——医疗质量管理评价方法及其应用 [M]. 北京：企业管理出版社，2016.

[12] 杜创．价格管制与过度医疗 [J]. 世界经济，2013 (1)：116～140.

[13] 方鹏骞．中国医疗卫生事业发展报告2015——中国公立医院改革与发展专题 [M]. 北京：人民出版社，2016.

[14] 方鹏骞．中国公立医院法人治理结构及其路径研究 [M]. 北京：科学出版社，2010.

[15] 菲利普·朗曼．最好的医疗模式——公立医院改革的美国版解决方案 [M]. 李玲，等，译．北京：北京大学出版社，2011.

[16] 傅黎瑛，吕晓敏．我国公立医院审计委员会制度构想 [J]. 财经论丛，2016 (1)：65～73.

[17] 干春晖，周习，郑若谷．不完美信息、供给者诱导需求与医疗服务质量 [J]. 财经研究，2007 (8)：97～107.

[18] 高春亮，毛丰付，余晖．激励机制、财政负担与中国医疗保障制度演变 [J]. 管理世界，2009 (4)：66～74.

[19] 高红梅．公立医院药品价格法律制度——以国家干预为视角 [M]. 北京：社会科学文献出版社，2015.

[20] 高山，石建伟．公立医院道德风险与声誉治理研究 [M]. 杭州：东南大学出版社，2014.

[21] 贡森，葛延风，王列军．中国公立医院医生薪酬制度改革研究 [M]. 北京：社会科学文献出版社，2016.

[22] 高一红．公立医院激励机制改革的难点和对策 [J]. 中国卫生资源，2014 (11)：424～426.

[23] 戈文鲁，葛洪刚，兰迎春．治理我国医疗服务领域供方道德风险的策略研究 [J]. 中国卫生政策研究，2010 (4)：57～62.

[24] 顾海，李佳佳. 中国城镇化进程中统筹城乡医疗保障制度研究：模式选择与效应评估 [M]. 北京：中国劳动社会保障出版社，2013.

[25] 顾昕. 公共财政转型与政府卫生筹资责任的回归 [J]. 中国社会科学，2010 (2)：103～120.

[26] 顾昕. 行政型市场化与中国公立医院的改革 [J]. 公共行政评论，2011 (3)：15～31.

[27] 顾昕. 全民医疗保险与公立医院中的政府投入：德国经验的启示 [J]. 东岳论丛，2013 (2)：53～59.

[28] 顾昕. 全球性公立医院的法人治理模式变革——探寻国家监管与市场效率之间的平衡 [J]. 经济社会体制比较，2006 (1)：46～55.

[29] 顾昕. 医疗卫生资源的合理配置：矫正政府与市场双失灵 [J]. 国家行政学院学报，2006 (3)：39～43.

[30] 顾昕. 中国基本药物制度的治理变革 [J]. 中国行政管理，2009 (11)：48～52.

[31] 顾昕. 走向有管理的竞争——医保经办服务全球性改革对中国的启示 [J]. 学习与探索，2010 (1)：163～166.

[32] 国务院医改办调研组. 公立医院改革情况调研 [J]. 宏观经济管理，2013 (2)：21～23.

[33] 郭科，顾昕. 公立医院管理中的激励机制：多任务委托代理理论的视角 [J]. 经济学动态，2015 (10)：49～58.

[34] 阚为，孙虹. 公私医院合作办医与政府作用机制研究 [J]. 湖南社会科学，2015 (6)：78～81.

[35] 郝模. 论三项改革联动和公立医院管理体制改革 [J]. 中华医院管理杂志，2002 (1)：4～11.

[36] 郝模. 医药卫生改革相关政策问题研究 [M]. 北京：科学出版社，2009.

[37] 何谦然，邓大松，李玉娇. 中国公立医院改革历程的公共政策评估 [J]. 社会保障研究，2014 (1)：3～13.

[38] 何谦然. 中国公立医院改革研究 [D]. 武汉大学, 2014.

[39] 何毅. 全民医保：从“碎片化”到基金整合 [M]. 北京：中国金融出版社, 2014.

[40] 何文炯, 等. 基本医疗保险“系统老龄化”及其对策研究 [J]. 中国人口科学, 2009 (2): 158~174.

[41] 何文炯. 退休政策与医疗保险基金 [J]. 中国医疗保险, 2012 (8): 15~17.

[42] 贺蕾, 等. 医药卫生体制改革效果评估框架及指标体系研究 [J]. 中国卫生信息管理杂志, 2014 (5): 468~473.

[43] 侯建林. 公立医院薪酬制度的国际比较 [M]. 北京：北京大学医学出版社, 2016.

[44] 胡爱平, 王明叶. 管理式医疗——美国的医疗服务与医疗保险 [M]. 北京：高等教育出版社, 2010.

[45] 胡善联. 中国医改的焦点、难点和痛点 [J]. 卫生经济研究, 2015 (12): 3~7.

[46] 湖北省襄阳市财政局课题组. 完善基层医疗卫生机构补偿机制问题研究 [J]. 财政研究, 2013 (2): 9~13.

[47] 黄汉明, 厉莉. 医药价格改革对医疗费用和医保支出的影响—基于江苏省南京市区级公立医院的分析 [J]. 中国卫生政策研究, 2014 (5): 56~62.

[48] 黄菊, 赵茜倩, 潘习龙. 新医改政策下医疗服务的价格模型 [J]. 中国医院管理, 2009 (4): 18~20.

[49] 黄顺康, 廖智柳. 破除我国“以药养医”的机制设计分析 [J]. 甘肃社会科学, 2014 (3): 113~117.

[50] 姜锡明, 孟利国, 王海燕. 新疆县级公立医院卫生服务效率实证研究 [J]. 新疆社会科学, 2015 (11): 146~150.

[51] 江其玟. 我国公立医院医疗服务收益管理体系构建——理论与对策 [M]. 南京：东南大学出版社, 2012.

［52］ 蒋帅，等．基于 DEA 模型的广西 41 家县级公立医院效率研究［J］．中国医院管理，2015（3）：13～15.

［53］ 蒋涌．医疗保障筹资模式的效率研究——基于道德风险的视角［M］．北京：人民出版社，2015.

［54］ 匡莉．公立医院规模持续扩张机制与调控策略——理论模型与实证研究［M］．广州：中山大学出版社，2011.

［55］ 孔令大，刘国恩，等．公立医院管理体制改革研究［J］．中国卫生事业管理，2014（3）：164～167.

［56］ 雷海潮．公立医院公益性的概念与加强策略研究［J］．中国卫生经济，2012（1）：10～12.

［57］ 李军山．医疗费用增长控制——理论基础与制度设计［M］．北京：经济科学出版社，2013.

［58］ 李玲，江宇．公立医院改革如何破题［J］．中共中央党校学报，2009（4）：97～101.

［59］ 李玲，江宇．关于公立医院改革的几个问题［J］．国家行政学院学报，2010（4）：107～110.

［60］ 李玲，江宇．中国公立医院改革：问题、对策和出路［M］．北京：社会科学文献出版社，2012.

［61］ 李玲，王健．我国公立医院的技术效率分析：数据包络分析的应用［J］．中国卫生政策研究，2008（3）：51～57.

［62］ 李玲．医改和国家治理现代化［J］．中国机构改革与管理，2014（12）：30.

［63］ 李玲，等．公立医院管理与考核的国际经验及启示［J］．中国卫生政策研究，2010（5）：17～23.

［64］ 李文敏，方鹏骞．中国公立医院法人治理的基本条件与政策障碍分析——基于委托代理理论视角［J］．公共管理与政策评论，2013（1）：45～51.

［65］ 李习平．公立医院利益相关者演化博弈均衡研究［J］．中国卫生

经济，2015（2）：86～89.

［66］李新平．医疗保障制度的效率分析［M］．天津：南开大学出版社，2015.

［67］李玉丹，张文斌．基于公益性的公立医院补偿机制分析［J］．医学与社会，2011（4）：9～12.

［68］李珍．社会保障理论（第二版）［M］．北京：中国劳动社会保障出版社，2012.

［69］廖藏宜．公立医院管理体制改革模式的优化比较——基于 Preker－Hardings 模型分析［D］．东北财经大学，2012.

［70］刘飞跃．公立医院适宜规模及财政保障机制研究［M］．北京：中央编译出版社，2014.

［71］刘凤芹．新制度经济学［M］．北京：中国人民大学出版社，2015.

［72］刘君，何梦乔．我国医疗服务价格调整政策的福利效应评析——基于我国省市 2002～2007 年的面板数据分析［J］．软科学，2010（5）：6～10.

［73］刘丽杭．公立医院改革：寻求政府与市场之和谐平衡［J］．江西社会科学，2009（5）：17～23.

［74］刘自敏，张昕竹，孟天广．公立医院经济性目标与公益性目标监管分析——基于共同代理理论的研究［J］．上海交通大学学报（医学版），2015（1）：117～123.

［75］卢洪友，连玉君，卢盛峰．中国医疗服务市场中的信息不对称程度测算［J］．经济研究，2011（4）：94～108.

［76］罗建，方亦兵．我国基本医疗保险基金的抗风险能力与影响因素［J］．求索，2013（3）：12～15.

［77］罗健，郭文．我国医疗保险基金面临的问题及对策［J］．湖南师范大学社会科学学报，2014（4）：84～88.

［78］罗力，孔辉，刘芳．以医疗费用控制为核心的医药卫生体制改

革逻辑步骤［J］. 中国卫生政策研究，2009（6）：23～26.

［79］罗力 . 我国公立医院逐利的目的、动机、条件和内部激励［J］. 中国卫生政策研究，2009（3）：23～28.

［80］罗力 . 中国公立医院改革——关注运行机制和制度环境［M］. 上海：复旦大学出版社，2010.

［81］马本江 . 基于委托代理理论的医患交易契约设计［J］. 经济研究，2007（12）：72～81.

［82］毛鹏远，徐浩，王长青 . 基于文献计量学视角的公立医院外部监管研究现状分析［J］. 南京医科大学学报（社会科学版），2015（12）：456～459.

［83］孟群 . "互联网 +" 医疗健康的应用与发展研究［M］. 北京：人民卫生出版社，2015.

［84］苗卫军，陶红兵 . 对公立医院公益性的内涵及外延的分析［J］. 医学与社会，2009（4）：28～29.

［85］庞瑞芝 . 我国城市医院经营效率实证研究——基于 DEA 模型的两阶段分析［J］. 南开经济研究，2006（4）：71～81.

［86］仇雨临 . 医疗保险［M］. 北京：中国劳动社会保障出版社，2008.

［87］人力资源和社会保障部社会保险事业管理中心 . 医疗保险付费方式改革经办管理城市实例［M］. 北京：中国劳动社会保障出版社，2012.

［88］舍曼·富兰德，艾伦·古德曼，迈伦·斯坦诺 . 卫生经济学（第五版）［M］. 海闻，王健，于保荣，译 . 北京：中国人民大学出版社，2010.

［89］舒燕 . 关于医院规模经济的实证分析［J］. 技术经济与管理研究，2009（6）：19～21.

［90］宋吉华 . 医疗体制改革与公立医院经济社会效益分析［J］. 山东社会科学，2010（3）：172～174.

[91] 孙长学，张璐琴．我国全民医保制度整合与优化设计研究［M］．北京：中国计划出版社，2016.

[92] 唐纳德·E·坎贝尔．激励理论：动机与信息经济学（第二版）［M］．王新荣，译．北京：中国人民大学出版社，2013.

[93] 王阿娜．医疗费用的控制与医疗保险支付方式的改革［J］．宏观经济研究，2012（5）：76～79.

[94] 王丙毅，尹音频．德国医疗管制模式的特点、改革取向及借鉴意义［J］．理论学刊，2008（7）：58～61.

[95] 王大平，孔昭昆，王苏生．中国医改的政策选择——基于激励机制设计理论的视角［M］．北京：清华大学出版社，2015.

[96] 王俊，等．中国居民卫生医疗需求行为研究［J］．经济研究，2008（7）：105～117.

[97] 王文娟，杜晶晶．“医药分开”政策对医疗费用的影响机制探索——医生收入、医院收入的中介效应［J］．中国软科学，2015（12）：25～35.

[98] 吴传俭，王玉芳．社会医疗保险可持续发展机制研究［M］．北京：经济科学出版社，2014.

[99] 吴宗勇，齐军．公立医院与民营医院合作模式研究［J］．中国医院，2015（1）：27～29.

[100] 谢作诗，王亚男．经济学视野中的医患矛盾［J］．学术月刊，2015（1）：85～92.

[101] 徐敢．公立医院补偿机制系统建模与仿真研究［M］．北京：中国医药科技出版社，2016.

[102] 薛林南，等．公立医院取消以药养医后的补偿机制分析及建议［J］．医院管理论坛，2015（12）：17～20.

[103] 杨顺心，代涛，黄菊．财政补助对县级公立医院经济运行的影响：基于试点县的实证分析［J］．中国卫生经济，2016（1）：10～13.

[104] 杨同卫．患者普遍信任的结构与培育途径［J］．经济管理，

2015 (12): 163~170.

[105] 杨燕绥. 社会保障 [M]. 北京: 清华大学出版社, 2011.

[106] 杨燕绥. 中国老龄社会与养老保障发展报告 (2014) [M]. 北京: 清华大学出版社, 2015.

[107] 杨燕绥, 岳公正, 杨丹. 医疗服务治理结构和运行机制——走进社会化管理型医疗 [M]. 北京: 中国劳动社会保障出版社, 2009.

[108] 杨以文, 郑江淮. 医疗服务供给、价格水平与社会福利增进——基于中国 1992~2008 年经验数据分析 [J]. 经济与管理研究, 2011 (6): 55~62.

[109] 姚岚, 熊先军. 医疗保障学 (第 2 版) [M]. 北京: 人民卫生出版社, 2013.

[110] 姚宇. 控费机制与我国公立医院的运行逻辑 [J]. 中国社会科学, 2014 (12): 60~81.

[111] 叶靖, 赵云. 公立医院改革中公益性与积极性均衡的实现路径 [J]. 卫生经济研究, 2015 (1): 30~32.

[112] 于保荣, 等. 医疗服务成本及价格体系研究 [M]. 济南: 山东大学出版社, 2012.

[113] 余晖. 一个独立智库笔下的新医改 (上册、下册) [M]. 北京: 中国财富出版社, 2014.

[114] 俞卫. 公立医院改革: 公益性、财政补偿和治理模式 [J]. 中国卫生政策研究, 2011 (7): 25~27.

[115] 俞卫, 许岩. 公立医院财政补助制度失灵的原因及改进建议 [J]. 中国卫生政策研究, 2013 (9): 29~35.

[116] 袁洪斌. 医保应对公立医院改革调整补偿机制的思考 [J]. 卫生软科学, 2015 (12): 777~779.

[117] 曾菊英. 公立医院公益性效率监管研究 [M]. 北京: 中国社会科学出版社, 2015.

[118] 赵建国, 廖藏宜. 我国基层公立医院管理体制改革实践模式分

析 [J]. 财经问题研究, 2014 (12): 123～130.

[119] 赵棣. 困境与未来: 中国公立医院的改革之路 [M]. 北京: 科学出版社, 2011.

[120] 赵明, 马进. 浙江省公立医院规模经济实证研究 [J]. 上海交通大学学报 (医学版), 2010 (1): 91～93.

[121] 赵云. 公立医院体制机制与医疗保险付费方式适配性研究 [M]. 北京: 经济科学出版社, 2014.

[122] 赵云. 新三医联动改革模式——全面深化医改的战略选择 [M]. 北京: 科学出版社, 2015.

[123] 翟绍果. 从医疗保险到健康保障的偿付机制研究 [M]. 中国社会科学出版社, 2014.

[124] 詹国彬, 周玲. 基于医疗服务价格规制的缺陷及其改进策略 [J]. 中共福建省委党校学报, 2013 (2): 76～81.

[125] 詹国彬. 公立医疗机构民营化改革的模式及其比较 [J]. 公共管理学报, 2009 (4): 61～68.

[126] 詹积富. 三明市公立医院综合改革 [M]. 福州: 福建人民出版社, 2014.

[127] 詹姆斯·亨德森. 健康经济学 [M]. 向运华, 等, 译. 北京: 人民邮电出版社, 2008.

[128] 詹晓波, 林素萍, 刁鸿锦. 鲶鱼效应的蜕变: 民营医院的困境与对策 [J]. 卫生经济研究, 2014 (2): 13～15.

[129] 张奇林. 美国医疗保险制度研究 [M]. 北京: 人民出版社, 2005.

[130] 张维迎. 博弈论与信息经济学 [M]. 上海: 格致出版社, 上海三联出版社, 上海人民出版社, 2012.

[131] 张仲芳. 实现公立医院公益性的补偿机制研究 [J]. 学习与实践, 2013 (11): 83～88.

[132] 郑大喜. 基于成本核算的公立医院补偿机制改革——美国经验

及对我国的启示 [J]. 中国卫生政策研究, 2014 (7): 56~62.

[133] 郑大喜. 公立医院管理体制改革的经济学视角 [J]. 医学与哲学, 2005 (5): 6~8.

[134] 郑大喜. 公立医院社会效益和经济效益的辩证关系 [J]. 现代医院管理, 2005 (12): 3~6.

[135] 周丽. 我国公立医院行为绩效——价格管制下的实证研究 [M]. 北京: 经济科学出版社, 2011.

[136] 周绿林. 我国医疗保险费用控制研究 [M]. 南京: 江苏大学出版社, 2013.

[137] 朱凤梅. 1985~2015 年我国医疗卫生体制改革逻辑评述 [J]. 中国卫生经济, 2016 (1): 5~9.

[138] 朱·弗登博格, 让·梯若尔. 博弈论 [M]. 黄涛, 等, 译. 北京: 中国人民大学出版社, 2010.

[139] 朱恒鹏. 管制的内生性及其后果: 以医药价格管制为例 [J]. 世界经济, 2011 (7): 64~90.

[140] 朱恒鹏. 还医生以体面: 医疗服务走向市场定价 [J]. 财贸经济, 2010 (3): 123~129.

[141] 朱恒鹏. 基本药物制度: 路在何方 [J]. 中国社会科学院研究生院学报, 2010 (5): 46~52.

[142] 朱恒鹏. 医疗体制弊端与药品定价扭曲 [J]. 中国社会科学, 2007 (4): 89~103.

[143] 朱恒鹏, 昝馨, 向辉. 财政补偿体制演变与公立医院去行政化改革 [J]. 经济学动态, 2014 (12): 61~71.

[144] 朱利安·图德·哈特. 医疗服务的政治经济学: 英国国家医疗服务系统从哪里来, 到哪里去 [M]. 林相森, 丁煜, 译. 上海: 上海人民出版社, 2014.

[145] 左根永. 我国农村地区基本药物供应保障体系研究——制度设计、运行结果和交易费用 [M]. 北京: 经济科学出版社, 2012.

[146] Abbott A. L. , 2011, "Community Benefits and Health Reform: Creating New Links for Public Health and Not - for - Profit Hospitals", Public Health Management Practice, No. 6, PP524 -529.

[147] Adam Oliver, 2005, "The English National Health Service: 1979 - 2005", Health Economics, Vol. 14, PPS75 -S99.

[148] Alan Lyles, Bryan R Luce, Anne M Rentz, 1997, "Managed Care Pharmacy, Socioeconomic Assessments and Drug Adoption Decisions", Social Science & Medicine, Vol. 45, No. 4, PP511 -521.

[149] Alessandra Ferrario, Panos Kanavos, 2015, "Dealing with Uncertainty and High Prices of New Medicines: A Comparative Analysis of the Use of Managed Entry Agreements in Belgium, England, the Netherlands and Sweden", Social Science & Medicine, Vol. 124, No. 1, PP39 -47.

[150] Aletras V. , 1999, "A Comparison of Hospital Scale Effects in Short - run and Long - run Cost Functions", Health Economics, Vol. 8, PP521 -530.

[151] Alexander S. Preker, April Harding, 2003, "Innovations in Health Service Delivery", Washington, D. C. : T he World Bank.

[152] Amir Shmueli, Piet Stam, Jürgen Wasem, Maria Trottmann, 2015, "Managed Care in Four Managed Competition OECD Health Systems", Health Policy, Vol. 119, No. 7, PP 860 -873.

[153] Amy M Kilbourne, et al. , 2010, "Financial Incentives and Accountability for Integrated Medical Care in Department of Veterans Affairs Mental Health Programs", Psychiatric Services, Vol. 61, No. 1, PP38 -44.

[154] Andrea L. Kjos, Nguyen Thanh Binh, Caitlin Robertson, John Rovers, 2016, "A Drug Procurement, Storage and Distribution Model in Public Hospitals in a Developing Country", Research in Social and Administrative Pharmacy, Vol. 12, No. 3, PP371 -383.

[155] Andrew E. Clark, Carine Milcent, 2011, "Public Employment and Political Pressure: The Case of French Hospitals", Journal of Health Economics,

Vol. 30, No. 5, PP1103 -1112.

[156] Arrieta A., Prado A. G., 2016, "Non - elective C - sections in Public Hospitals: Capacity Constraints and Doctor Incentives", Applied Economics, Vol. 48, No. 49, PP1 -13.

[157] Arrow K., 1963, "Uncertainty and the Welfare Economics of Medical Care", American Economic Review, Vol. 53, No. 5, PP941 -973.

[158] B. L. Bobbitt, E. Rockswold, 2016, "Behavioral Health Service Delivery, Managed Care, and Accountable Care Organizations", Encyclopedia of Mental Health (Second Edition).

[159] Baji P., Pavlova M., Gulácsi L., Zsófia H. C., Groot W., 2012, "Informal Payments for Healthcare Services and Short - Term Effects of the Introduction of Visit Fee on these Payments in Hungary", International Journal of Health Planning & Management, Vol. 27, No. 1, PP63 -79.

[160] Barnum H., Kutzin J., 1993, "Public Hospitals in Developing Countries: Resource Use, Cost, and Financing", Baltimore, MD: John Hopkins University Press.

[161] Barros C., Menezes A., Peypoch N., Solonanda B., Vieira J., 2008, "An Analysis of Hospital Efficiency and Productivity Growth Using the Luenberger Indicator", Health Care Management Science, Vol. 11, No. 4, PP373 -381.

[162] Bernd Rechel, 2009, "Investing in Hospitals of the Future", European Observatory on Health Systems and Policies, PP67 -85.

[163] Bernd Rechel, et al., 2016, "Hospitals in Rural or Remote Areas: An Exploratory Review of Policies in 8 High - income Countries", Health Policy, Vol. 120, No. 7, PP758 -769.

[164] Berta P., Callea G., Martini G., Vittadini G., 2010, "The Effects of Upcoding, Cream Skimming and Readmissions on the Italian Hospitals Efficiency: A Population - based Investigation", Economic Modelling, Vol. 27,

No. 4, PP812 -821.

[165] Bupe. G. Mwanza, Charles Mbohwa, 2015, "An Assessment of the Effectiveness of Equipment Maintenance Practices in Public Hospitals", Procedia Manufacturing, Vol. 4, PP307 -314.

[166] C. Molinari, L. Morlock, J. Alexander, C. A. Lyles, 1993, "Hospital Board Effectiveness: Relationships between Governing Board Composition and Hospital Financial Viability", Health Services Research, Vol. 28, No. 3, PP358 -377.

[167] Cam Donaldson, Jon Magnussen, 1993, "DRGs: The Road to Hospital Efficiency", Health Policy, Vol. 21, No. 1, PP47 -64.

[168] Carina Fourie, Nikola Biller - Andorno, Verina Wild, 2014, "Systematically Evaluating the Impact of Diagnosis - related Groups (DRGs) on Health Care Delivery: A Matrix of Ethical Implications", Health Policy, Vol. 115, No. 2 -3, PP157 -164.

[169] Cesar Ernesto Abadia, Diana G. Oviedo, 2009, "Bureaucratic Itineraries in Colombia. A theoretical and Methodological Tool to Assess Managed - care Health Care Systems", Social Science & Medicine, Vol. 68, No. 6, PP1153 - 1160.

[170] Chen M., Wang L., Chen W., et al., 2014, "Does Economic Incentive Matter for Rational Use of Medicine? China's Experience from the Essential Medicines Program", Pharmaco Economics, Vol. 32, No. 3, PP245-255.

[171] Christina Marsh Dalton, Patrick L. Warren, 2016, "Cost Versus Control: Understanding Ownership through Outsourcing in Hospitals", Journal of Health Economics, Vol. 48, No. 7, PP1 -15.

[172] Clement J., Valdmanis V., Bazzoli G., Zhao M., Chukmaitov A., 2008, "Is Better? An Analysis of Hospital Outcomes and Efficiency with A DEA Model of Output Congestion", Health Care Management Science, Vol. 11, No. 1, PP67 -77.

[173] Congressional Budget Office, 2007, "Prescription Drug Pricing in the Private Sector", Washington, D. C. : Congressional Budget Office.

[174] Crainich D. , Leleu H. , Mauleon A. , 2008, "The Optimality of Hospital Financing System: The Role of Physician - manager Interactions", International Journal of Health Care Finance and Economics, Vol. 8, PP245 - 256.

[175] D. W. Light, 1994, "Managed Care: False and Real Solutions", The Lancet, Vol. 344, No. 8931, PP1197 - 1199.

[176] Daniëlle Duijmelinck, Wynand van de Ven, 2016, "What can Europe Learn from the Managed Care Backlash in the United States?", Health Policy, Vol. 120, No. 5, PP509 - 518.

[177] David E Grembowski, Karen S Cook, Donald L Patrick, Amy Elizabeth Roussel, 2002, "Managed Care and the US Health Care System: A Social Exchange Perspective", Social Science & Medicine, Vol. 54, No. 8, PP1167 - 1180.

[178] David E. Harrington, Edward A. Sayre, 2010, "Managed Care and Measuring Medical Outcomes: Did the Rise of HMOs Contribute to the Fall in the Autopsy Rate?", Social Science & Medicine, Vol. 70, No. 2, PP191 - 198.

[179] David Scheller - Kreinsen, Wilm Quentin, Alexander Geissler, Reinhard Busse, on behalf of the EuroDRG group, 2013, "Breast Cancer Surgery and Diagnosis - related Groups (DRGs): Patient Classification and Hospital Reimbursement in 11 European Countries", The Breast, Vol. 22, No. 5, PP723 - 732.

[180] Denise Anthony, 2003, "Changing the Nature of Physician Referral Relationships in the US: The Impact of Managed Care", Social Science & Medicine, Vol. 56, No. 10, PP2033 - 2044.

[181] Diana Rojas, Chiara Seghieri, Sabina Nuti, 2014, "Organizational Climate: Comparing Private and Public Hospitals within Professional Roles", Suma de Negocios, Vol. 5, No. 11, PP10 - 14.

[182] Editorial, 2007, "Design A Model Healthcare System", American Journal of Public Health, Vol. 97, No. 12, PP2126 -2128.

[183] Eggleston K. , Ling L. , Qingyue M. , et al. , 2008, "Health Service Delivery in China: A Literature Review", Health Econ, Vol. 17, No. 2, PP149 -165.

[184] Eggleston K. , Yip W. , 2004, "Hospital Competition Under Regulated Prices: Application to Urban Health Sector Reforms in China", International Journal of Health Care Finance and Economics, Vol. 4, PP343 -368.

[185] Eggleston Karen, Wang Jian, Rao Keqin, 2008, "From Plan to Market in the Health Sector: China's Experience", Journal of Asian Economics, Vol. 19, No. 5 -6, PP400 -412.

[186] Enthoven A. C. , Croson F. J. , Shortell S. M. , 2007, "Redefining Healthcare: Medical Homes or Archipelagos to Navigate?", Health Affair, Vol. 26, PP1366 -1372.

[187] Erin E. Trish, Bradley J. Herring, 2015, "How do Health Insurer Market Concentration and Bargaining Power with Hospitals Affect Health Insurance Premiums?", Journal of Health Economics, Vol. 42, No. 7, PP104 -114.

[188] Evagelia Lappa, Georgios Giannakopoulos, 2013, "E -health Information Management According Types of DRGs and ICD Classification Systems: Greek Perspectives and Initiatives", Procedia -Social and Behavioral Sciences, Vol. 73, PP246 -250.

[189] Ewan Ferlie, Gerry Mcgivern, Louise FitzGerald, 2012, "A New Mode of Organizing in Health Care? Governmentality and Managed Networks in Cancer Services in England", Social Science & Medicine, Vol. 74, No. 3, PP340-347.

[190] Folland S, Goodman AC, Stano M. , 2007, "The Economics of Health and Health Care (5th ed.)", Upper Saddle River, NJ: Pearson Prentice Hall.

[191] G. P. Mays, et al. , 2009, "Public Health Delivery Systems: Evidence, Uncertainty, and Emerging Research Needs", American Journal of Preventive Medicine, Vol. 36, No. 3, PP256 -265.

[192] Gemma B. W. Voss, Pascal G. P. Limpens, Lou J. H. Brans - Brabant, André van Ooij, 1997, "Cost - variance Analysis by DRGs: A Technique for Clinical Budget Analysis", Health Policy, Vol. 39, No. 2, PP153 -166.

[193] Gemma B. W. E. Voss, etc. , 1994, "Explaining Cost Variations in DRGs 'Acute Myocardial Infarction' by Severity of Illness", Health Policy, Vol. 28, No. 1, PP37 -50.

[194] Genni Lynch, Marion Tower, Lorraine Venturato, 2015, "Identifying Outcomes Associated with Co - managed Care Models for Patients Who have Sustained a Hip Fracture: An Integrative Literature Review", International Journal of Orthopaedic and Trauma Nursing, Vol. 19, No. 3, PP140 -154.

[195] Giorgia Marini, Andrew Street, 2007, "A Transaction Costs Analysis of Changing Contractual Relations in the English NHS", Health Policy, Vol. 83, PP17 -26.

[196] Hartwig J. , 2008, "What Drives Healthcare Expenditure? Baumol's Model of 'Unbalanced Growth' Revisited", Journal of Health Economics, Vol. 27, PP603 -623.

[197] Ingrid Mur - Veeman, Arno Van - Raak, Aggie Paulus, 2008, "Comparing Integrated Care Policy in Europe: Dose Policy Matter", Health Policy, Vol. 85, PP172 -183.

[198] James Marton, Aaron Yelowitz, Jeffery C. Talbert, 2014, "A Tale of Two Cities? The Heterogeneous Impact of Medicaid Managed Care", Journal of Health Economics, Vol. 36, No. 7, PP47 -68.

[199] Jane Duckett, 2011, "The Chinnese State's Retreat from Health: Policy and the Politics of Retrenchment", London: Routledge.

[200] Jay Pan, Gordon G. Liu, Chen Gao, 2013, "How does Separating

Government Regulatory and Operational Control of Public Hospitals Matter to Healthcare Supply?", China Economic Review, Vol. 27, No. 12, PP1 -14.

[201] Jeffrey P. Cohen, William Gerrish, J. Robert Galvin, 2010, "Health Care Reform and Connecticut's Non - Profit Hospitals", Health Care Finance, Vol. 37, No. 2, PP1 -7.

[202] Joanna Anna Jończyk, 2015, "The Impact of Human Resource Management on the Innovativeness of Public Hospitals in Poland", Procedia - Social and Behavioral Sciences, Vol. 213, No. 12, PP1000 -1007.

[203] Karaesmen I., Nakshin I., 2007, "Applying Pricing and Revenue Management in US Hospitals - New Perspective", Journal of Revenue and Pricing Management, Vol. 6, No. 4, PP256 -259.

[204] Katherine Baicker, Michael E. Chernew, Jacob A. Robbins, 2013, "The Spillover Effects of Medicare Managed Care: Medicare Advantage and Hospital Utilization", Journal of Health Economics, Vol. 32, No. 6, PP1289 -1300.

[205] Kathryn L. Wagner, 2016, "Shock, but No Shift: Hospitals' Responses to Changes in Patient Insurance Mix", Journal of Health Economics, Vol. 49, No. 9, PP46 -58.

[206] Leiyu Shi, Douglas A. Singh, 2010, "Essentials of the US Health Care System", 2th edition, Boston: Jones and Bartlett Publishers.

[207] Levaggi R., 2005, "Hospital Healthcare: Pricing and Quality Control in A Spatial Model with Asymmetry of Information", International Journal of Health Care Finance and Economics, Vol. 5, PP327 -349.

[208] Li Chang, 2011, "The Effect of Health Payment Reforms on Cost Containment in Taiwan Hospitals: The Agency Theory Perspective", Health Care Finance, Vol. 38, No. 1, PP11 -31.

[209] Liaropoulos L., Siskou O., Kaitelidou D., Theodorou M., Katostaras T., 2008, "Informal Payments in Public Hospitals in Greece", Health

Policy, Vol. 87, No. 1, PP72 -81.

[210] Liu G., Li L., Hou X., Xu J., Hyslop D., 2009, "The Role of For-profit Hospitals in Medical Expenditures: Evidence from Aggregate Data in China", China Economic Review, Vol. 20, No. 4, PP625 -633.

[211] Liu X., Liu Y., Chen N., 2000, "The Chinese Experience of Hospital Price Regulation", Health Policy and Planning, Vol. 15, No. 2, PP157 -163.

[212] Lu H., Lian Y., Lu S., 2011, "Measurement of the Information Asymmetric in Medical Service Market of China", Economic Research, Vol. 4, PP94 -106.

[213] M. Marochini, 2013, "Council of Europe and the Right to Bealthcare - Is the European Convention on Human Rights Appropriate Instrument for Protecting the Right to Healthcare?", Zbornik Pravnog Fakulteta Sveučilišta U Rijeci, Vol. 34, PP729 -760.

[214] Mangano A., 2010, "An Analysis of the Regional Differences in Healthcare Utilization in Italy", Health & Place, Vol. 16, No. 2, PP301 -308.

[215] Mao W, Tang S, Chen W, 2013, "Does Perverse Economic Incentive Lead to the Irrational Uses of Medicines?", Pharmacoecon, Vol. 13, No. 6, PP693-696.

[216] Marc Roberts, William Hsiao, Peter Berman, Michael Reith, 2008, "Getting Health Reform Right: A Guide to Improving Performance and Equity", Oxford University Press.

[217] Margaret McManus, et al., 2015, "Incorporating the Six Core Elements of Health Care Transition Into a Medicaid Managed Care Plan: Lessons Learned From a Pilot Project", Journal of Pediatric Nursing, Vol. 30, No. 5, PP700-713.

[218] Martine Audibert, et al., 2013, "Health Insurance Reform and Efficiency of Township Hospitals in Rural China: An Analysis from Survey Data",

China Economic Review, Vol. 27, No. 12, PP326 -338.

[219] Martine M. Bellanger, Wilm Quentin, Siok Swan Tan, 2013, "Childbirth and Diagnosis Related Groups (DRGs): Patient Classification and Hospital Reimbursement in 11 European Countries", European Journal of Obstetrics & Gynecology and Reproductive Biology, Vol. 168, No. 1, PP12 -19.

[220] Matsuura T., Sasaki M., 2012, "Can the Health Insurance Reforms Stop an Increase in Medical Expenditures for Middle and Old - aged Persons in Japan?", International Journal of Health Care Finace & Economics, Vol. 12, No. 2, PP163 -187.

[221] Meijer C. D., Donnell O. O., Koopmanschap M., Doorslaer E. V., 2013, "Health Expenditure Growth: Looking Beyond the Average Through Decomposition of the Full Distribution", Journal of Health Economic, Vol. 32, PP88 -105.

[222] Neil Gilbert, 2002, "Transformation of the Welfare State: The Silent Surrender of Public Responsibility", New York: Oxford University Press.

[223] Neill L., Rauner M., Heidenberger K., Kraus M., 2008, "A Cross - national Comparison and Taxonomy of DEA: Based Hospital Efficiency Studies", Socio - Economic Planning Sciences, Vol. 42, No. 3, PP158 -189.

[224] Nikolaos P., Haralampos K., etc, 2013, "Reforming Reimbursement of Public Hospitals in Greece During the Economic Crisis: Implementation of a DRG System", Health Policy, No. 1, PP14 -22.

[225] Paul J. Feldstein, 2005, "Health Care Economics", 6th edition, Thomson Delmar Learning.

[226] Randall Owen, Tamar Heller, Anne Bowers, 2016, "Health Services Appraisal and the Transition to Medicaid Managed Care from Fee for Service", Disability and Health Journal, Vol. 9, No. 2, PP239 -247.

[227] Rikke Søgaard, Søren Rud Kristensen, Mickael Bech, 2015, "Incentivising Effort in Governance of Public Hospitals: Development of a Delega-

tion－based Alternative to Activity－based Remuneration”, Health Policy, Vol. 119, No. 8, PP1076－1085.

[228] Robert S. Zeiger, et al., 2016, “Utilization and Costs of Severe Uncontrolled Asthma in a Managed－Care Setting”, The Journal of Allergy and Clinical Immunology: In Practice, Vol. 4, No. 1, PP120－129.

[229] S. Glied, K. Janus, 2008, “Managed Care”, International Encyclopedia of Public Health.

[230] Sarah L Barber, etc, 2014, “The Hospital of the Future in China: China's Reform of Public Hospitals and Trends From Industrialized Countries”, Health Policy and Planning, No. 3, PP367－378.

[231] Sixma H. J., Kerssens J. J., Campen C. V., Loe Peters M. A., 1998, “Quality of Care from the Patients' Perspective: From Theoretical Concept to a New Measuring Instrument”, Health Expectations An International Journal of Public Participation in Health Care & Health Policy, Vol. 1, No. 2, PP82－95.

[232] Srivastava R., Downie J., Hall J., Reynolds G., 2016, “Costs of Children with Medical Complexity in Australian Public Hospitals”, Journal of Paediatrics & Child Health, Vol. 52, No. 5, PP566－571.

[233] Tao Wang, Xiaodong Li, Pin－Chao Liao, Dongping Fang, 2016, “Building Energy Efficiency for Public Hospitals and Healthcare Facilities in China: Barriers and Drivers”, Energy, Vol. 103, No. 5, PP588－597.

[234] Taran Thune, Andrea Mina, 2016, “Hospitals as Innovators in the Health－care System: A Literature Review and Research Agenda”, Research Policy, Vol. 45, No. 8, PP1545－1557.

[235] Tetiana Stepurko, 2014, “To Pay or Not to Pay? A Multicountry Study on Informal Payments for Health－Care Services and Consumers' Perceptions”, Health Expectations An International Journal of Public Participation in Health Care & Health Policy, Vol. 18, No. 6, PP2978－2993.

[236] Thomas E. McGuire, 1991, "DRGs: The State of the Art, Circa 1990", Health Policy, Vol. 17, No. 2, PP97 -119.

[237] Tomás Escobar - Rodríguez, Lourdes Bartual - Sopena, 2015, "Impact of Cultural Factors on Attitude toward Using ERP Systems in Public Hospitals", Revista de Contabilidad, Vol. 18, No. 2, PP127 -137.

[238] Uwe Klein - Hitpaβ, David Scheller - Kreinsen, 2015, "Policy Trends and Reforms in the German DRG - Based Hospital Payment System", Health Policy, Vol. 119, No. 3, PP252 -257.

[239] Van Wijinggaarden J D H, Antoinette A de Bont, Robbert Huijsman, 2006, "Learning to Cross Boundaries: the Integration of A Health Network to Deliver Seamless Care", Health Policy, Vol. 79, PP203 -213.

[240] Varkevisser M., Caoos C., Schut F., 2008, "Defining Hospital Markets for Antitrust Enforcement: New Approaches and Their Applicant Ability to the Netherlands", Health Economics, Policy and Law, Vol. 3, No. 1, PP7 - 29.

[241] Varkevisser M., Stphanie A., Frederik T., 2010, "Assessing Hospital Competition When Prices Don' t Matter to Patients: The Use of Time - elasticities", International Journal of Health Care Finance and Economics, Vol. 10, PP43 -60.

[242] Wang C., Rao K., Wu S., et al, 2013, "Health Care in China: Improvement, Challenges, and Reform", Chest, Vol. 143, No. 2, PP524 - 531.

[243] Wang H., 2009, "A Dilemma of Chinese Healthcare Reform: How to Redefine Government Rroles?", China Economics Review, Vol. 20, PP598 -604.

[244] Wang H., Zhang L., Yip W., et al, 2011, "An Experiment in Payment Reform for Doctors in Rural China Reduced Some Unnecessary Care but Did Not Lower Total Costs", Health Affairs, Vol. 30, No. 12, PP2427 -

2436.

[245] Wang K. M. , 2011, "Health Care Expenditure and Economic Growth: Quantile Panel – type Analysis", Economic Modelling, Vol. 28, PP1536 –1549.

[246] William B. Weeks, Marie Jardin, Alain Paraponaris, 2015, "Characteristics and Patterns of Elective Admissions to For – Profit and Not – For – Profit Hospitals in France in 2009 and 2010", Social Science & Medicine, Vol. 133, No. 5, PP53 –58.

[247] World Bank, 2010, "Fixing the Public Hospital System in China", Washington, D. C. : The World Bank.

[248] Woutersea B. , Huisman M. , Meijbooma B. , Deeg D. , Polder J. , 2013, "Modeling the Relationship between Health and Healthcare Expenditures Using A Latent Markov Model", Journal of Health Economics, Vol. 32, No. 2, PP423 –439.

[249] Xu W. W. , Wynand P. M. M. van de Ven, 2009, "Purchasing Healthcare in China: Competing Oenon –competing Third –party Purchaser", Health Policy, Vol. 92, No. 5, PP305 –312.

[250] Ying C. N. , 2011, "The Productive Efficiency of Chinese Hospitals", China Economic Review, Vol. 22, No. 3, PP428 –439.

[251] Yip W, Hsiao W, Chen W, et al, 2012, "Early Appraisal of China's Huge and Complex Health –care Reforms", Lancet, Vol. 379, PP833 –842.

[252] Yip W. , Hsiao W. C. , 2008, "The Chinese Health System at a Crossroads", Health Affairs, Vol. 27, No. 2, PP460 –468.

[253] Zeynep Or. , 2014, "Implementation of DRG Payment in France: Issues and Recent Developments", Health Policy, Vol. 117, No. 2, PP146 –150.

后　记

公立医院在我国医疗服务供给体系中处于绝对核心地位，在提供基本医疗服务和保障国民健康方面做出了巨大贡献，其改革与发展一直是我国医疗卫生事业中的重要内容。但随着经济社会体制变革和国民健康保障需求的增长，如何保障公立医院基本医疗服务供给的效率性、公益性和可及性，同时提升其现代医院管理水平，也成为历次医改着重解决的重要问题。在2009年新医改确定的医疗体制改革五大重点任务中，唯有公立医院改革进展缓慢，且体制机制矛盾越来越突出，问题越来越复杂，至今未有良策破解，是目前深化医改阶段业界和学术界非常关注的议题，非常值得深入研究。

本书是我博士论文的集结出版，基于“三医联动”背景，探讨医保对公立医院的激励约束问题，尝试从机制层面寻找公立医院的良好治理方略。本书也是我学生生涯科研学习成果的一个重要总结，希望能对国家公立医院改革事业贡献自己的绵薄之力。

本书的出版离不开导师赵建国教授的悉心指导。赵老师为人谦和、师德高尚，学术严谨、视野开阔。从入大学到博士毕业，我跟着赵老师学习了十年，在做人、学术、生活、行政、做事等几乎所有方面，他倾囊相教，有求必应，无一不对我影响深刻。感谢导师的知遇与授业之恩，直至我现在工作了，他依然时刻关心着我的事业发展与生活问题，并尽心提供力所能及的帮助。

也感谢博士后合作导师杨燕绥教授的精心栽培。来到清华大学医院管理研究院跟着杨老师从事医保方面的博士后研究工作，使我的科研思维和学术视野有了质的提升。在清华工作的两年，杨老师指导我在医保领域最前沿学术方向上进行了大量的理论探索和实践研究，和杨老师的诸多合作成果已经在多个改革城市落地实践。得益于杨老师的指导，这两年我进一步将研究方向聚焦到医保支付方式上，特别是DRG付费，已经形成一套自己的思维体系，阶段性研究成果正在指导多个省市改革。再次感谢杨老师的指导与授渔之恩。

很荣幸来到中国政法大学政治与公共管理学院工作，开启了我职业生涯的新起点，感谢学院领导和同事们的关心与帮助。唯愿在新的平台，继续努力，保持慎独之心，在教学、科研和学科建设方面，多做出自己的贡献。

感谢教育部人文社会科学研究基金和中国政法大学“双一流”建设专项经费对本书出版的资助！感谢中国财政经济出版社编辑对本书的精心校编！

感恩这个伟大的时代，感谢祖国的繁荣稳定为我们这些热爱学术的青年学者创造了良好的学术空间。由于本人的水平有限，本书若有谬误之处，恳请各界朋友一如既往地批评指正。

廖藏宜

2020年3月于中国政法大学